Rajesh Gupta / Robert Matthews / Lev Bangiyev
Dinko Franceschi / Mark Schweitzer

PET/MR Imaging

A Case-Based Approach

PET/MR 成像

病例解析

主 编 〔美〕拉杰什·古普塔 等
主 译 黄云超 孙 华
副主译 陈晓娟 陈 龙

天津出版传媒集团
天津科技翻译出版有限公司

著作权合同登记号：图字：02-2020-152

图书在版编目（CIP）数据

PET/MR 成像：病例解析/（美）拉杰什·古普塔（Rajesh Gupta）等主编；黄云超，孙华主译. —天津：天津科技翻译出版有限公司，2022.4

书名原文：PET/MR Imaging: A Case-Based Approach

ISBN 978-7-5433-4182-1

Ⅰ. ①P… Ⅱ. ①拉… ②黄… ③孙… Ⅲ. ①计算机X线扫描体层摄影 ②磁共振成像 Ⅳ. ①R814.42 ②R445.2

中国版本图书馆 CIP 数据核字（2021）第 245231 号

授权单位：Springer Nature Switzerland AG
出　　版：天津科技翻译出版有限公司
出 版 人：刘子媛
地　　址：天津市南开区白堤路 244 号
邮政编码：300192
电　　话：022-87894896
传　　真：022-87893237
网　　址：www.tsttpc.com
印　　刷：天津新华印务有限公司
发　　行：全国新华书店
版本记录：787mm×1092mm　16 开本　20.5 印张　350 千字
2022 年 4 月第 1 版　2022 年 4 月第 1 次印刷
定价：220.00 元

（如发现印装问题，可与出版社调换）

主译简介

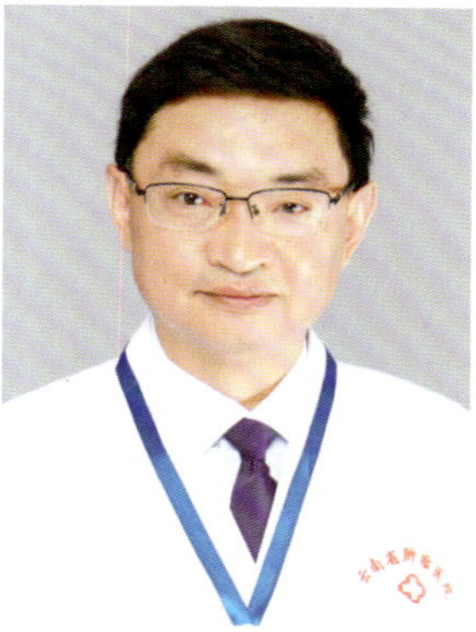

黄云超　博士、博士研究生导师，二级教授。云南省癌症中心主任，云南省肿瘤医院暨昆明医科大学第三附属医院院长。

担任中国抗癌协会肺癌专业委员会常务委员、中国医师协会肿瘤多学科诊疗专业委员会常务委员、中国医师协会胸外科医师分会常务委员、中华预防医学会肿瘤预防与控制专业委员会常务委员、中国肺癌防治联盟云南分盟主任委员、中国西部肺癌研究协作中心云南分中心主任委员、中国肺癌防治联盟云南省肿瘤医院肺结节诊治分中心主任委员、云南省肺癌防治协会会长、云南省医师协会肿瘤多学科诊疗专业委员会主任委员、云南省医师协会胸外科医师分会主任委员、云南省抗癌协会肺癌专业委员会主任委员。

长期致力于云南省高发肺癌的防治工作，并推动肺癌、食管癌、纵隔肿瘤等的防治工作，成立了云南省癌症中心，并担任肺癌国际合作基地主任、云南省高发肺癌防治研究创新团队首席科学家、云南省恶性肿瘤临床医学研究中心主任、云南省肿瘤临床医学中心主任。

作为第一负责人承担国家自然科学基金项目8项。以第一完成人先后获云南省科学技术进步奖特等奖1项，一等奖1项，二、三等奖12项。培养硕士研究生80余名，博士研究生30余名。主编《临床肺癌学》《实用胸部肿瘤外科诊断与治疗》《食管癌多学科综合治疗学》《临床肿瘤学概论》《临床肿瘤外科学》《临床肿瘤内科学》《临床肿瘤放射治疗学》《临床肿瘤病理学》等多部教材及专著，参编《肺科学》《中国肺癌临床治疗指南》(2009、2011、2014、2015版)和《癌症早诊早治项目技术方案》(2011年版)，主译《癌症分子生物学机制、靶点和治疗》和《PET/MRI, PET/CT及SPECT/CT解剖图谱》等。担任《中国胸心血管外科临床杂志》《中国肺癌杂志》《中国心血管病研究》《昆明医科大学学报》等杂志编委。在国内外杂志发表论文150余篇，其中SCI 30余篇。

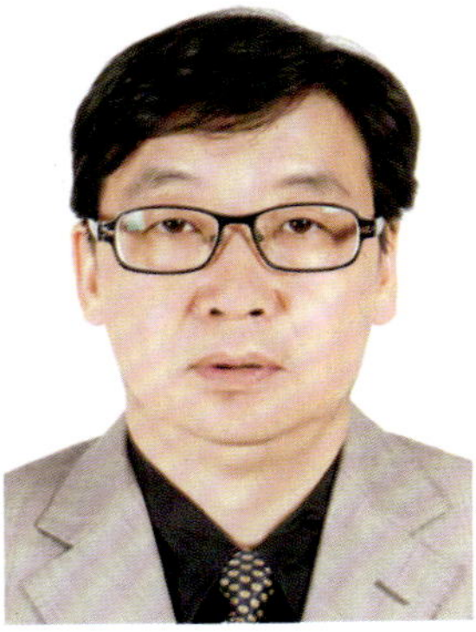

孙华 主任医师、教授、硕士研究生导师，云南省肿瘤医院暨昆明医科大学第三附属医院 PET/CT 中心主任。从事影像医学与核医学工作35年，涉及普通放射诊断、特殊放射诊治、介入放射诊治、CT诊断、PET/CT诊断等，具有扎实的专业理论知识和丰富的临床实践经验。

曾获得云南省科学技术进步奖三等奖3项，主持国家自然科学基金地区项目1项。参与编写全国高等医学院校规划教材《核医学》和《临床肿瘤影像学》等专著4部，主译《PET/MRI, PET/CT及SPECT/CT解剖图谱》。发表SCI论文4篇，在省级以上刊物发表论文30余篇。现负责全科室的业务、科研、教学及行政工作。

目前担任中国医师协会核医学医师分会第四届委员会委员及第四届委员会临床诊断工作组组员、中国医师协会核医学医师分会信息宣传二作委员会委员、中华医学会核医学分会第二届“^{68}Ga显像与精准诊疗”工作委员会常务委员及第十一届委员会PET学组委员、中国肺癌防治联盟云南分盟委员及云南省肿瘤医院肺结节诊治分中心副主任、中国西部肺癌研究协作中心云南分中心委员、云南省医学会核医学分会常务委员、云南省医院协会核医学管理专业委员会副主任委员、云南省预防医学会乳腺癌专业委员会常务委员、云南省肺癌防治协会第一届理事、云南省医师协会肿瘤生物治疗医师分会第二届委员会委员、云南省抗癌协会肿瘤影像专业委员会第二届委员会委员及肉瘤专业委员会第一届委员会委员、云南省抗癌协会康复会及肿瘤防治科普专业委员会第一届委员。

译者名单

主　译　黄云超　孙　华

副主译　陈晓娟　陈　龙

秘　书　李进丹　云南省肿瘤医院　昆明医科大学第三附属医院

杨聪慧　云南省肿瘤医院　昆明医科大学第三附属医院

译　者　(按姓氏汉语拼音排序)

蔡文立　麻省总医院　哈佛医学院

陈　龙　云南省肿瘤医院　昆明医科大学第三附属医院

陈晓娟　中国医学科学院血液病医院

丁莹莹　云南省肿瘤医院　昆明医科大学第三附属医院

管一晖　复旦大学附属华山医院

韩春雷　芬兰国家 PET 中心

何志礼　香港养和医院

黄云超　云南省肿瘤医院　昆明医科大学第三附属医院

雷玉洁　云南省肿瘤医院　昆明医科大学第三附属医院

李　铭　复旦大学附属华东医院

李　志　中山大学附属第六医院

李淑娟　云南省肿瘤医院　昆明医科大学第三附属医院

廖承德　云南省肿瘤医院　昆明医科大学第三附属医院

聂建云　云南省肿瘤医院　昆明医科大学第三附属医院

濮永祝　云南省肿瘤医院　昆明医科大学第三附属医院

孙　华　云南省肿瘤医院　昆明医科大学第三附属医院

孙　龙　厦门大学附属第一医院

孙夕林　哈尔滨医科大学附属第四医院

汪　春　云南省肿瘤医院　昆明医科大学第三附属医院

王雪鹃　北京大学肿瘤医院

吴湖炳　南方医科大学南方医院

谢　燃　云南省肿瘤医院　昆明医科大学第三附属医院

杨聪慧　云南省肿瘤医院　昆明医科大学第三附属医院

赵　升　云南省肿瘤医院　昆明医科大学第三附属医院

周智洋　中山大学附属第六医院

编者名单

James Bai, MD Department of Radiology, Stony Brook University Hospital, Stony Brook, NY, USA

Lev Bangiyev, DO Department of Radiology, Stony Brook University Hospital, Stony Brook, NY, USA

David Capaldi, MD, MBA Department of Radiology, Stony Brook University Hospital, Stony Brook, NY, USA

Matthew Comito, MD Department of Radiology, Stony Brook University Hospital, Stony Brook, NY, USA

Ana M. Franceschi, MD Department of Radiology, NYU Langone Medical Center, New York, NY, USA

Michael Goodman, BA Stony Brook University School of Medicine, Stony Brook University Hospital, Stony Brook, NY, USA

Amit Gupta, MD Department of Radiology, Stony Brook University Hospital, Stony Brook, NY, USA

Apar Gupta, MD, MBA Department of Radiation Oncology, Rutgers Cancer Institute of New Jersey, New Brunswick, NJ, USA

Rajesh Gupta, MD Department of Radiology, Stony Brook University Hospital, Stony Brook, NY, USA

Michael J. Hoch, MD Department of Radiology and Imaging Sciences, Emory University Hospital, Atlanta, GA, USA

Robert Matthews, MD Department of Radiology, Stony Brook University Hospital, Stony Brook, NY, USA

Frank Papik, BA Stony Brook University School of Medicine, Stony Brook University Hospital, Stony Brook, NY, USA

Anastasia Plaunova, MD Department of Radiology, Stony Brook University Hospital, Stony Brook, NY, USA

David Pouldar, MD Albany Medical Center, College of Medicine, Albany, NY, USA

Anuj Rajput, MD Department of Radiology, Stony Brook University Hospital, Stony Brook, NY, USA

Laura L. Rosenkrantz, BS, MS Stony Brook University School of Medicine, Stony Brook University Hospital, Stony Brook, NY, USA

Elham Safaie, MD Department of Radiology, Stony Brook University Hospital, Stony Brook, NY, USA

Christopher Shackles, DO Department of Radiology, Stony Brook University Hospital, Stony Brook, NY, USA

Priya Sharma, MD Department of Psychiatry, Parkwood Institute, Western University, London, ON, Canada

Timothy M. Shepherd, MD, PhD Department of Radiology, NYU Langone Medical Center, New York, NY, USA

Eric van Staalduinen, DO Department of Radiology, Stony Brook University Hospital, Stony Brook, NY, USA

Joseph R. Stein, DO Department of Radiology, Stony Brook University Hospital, Stony Brook, NY, USA

Dharmesh Tank, MD Department of Radiology, Stony Brook University Hospital, Stony Brook, NY, USA

Kelly Tisovic, MD Department of Neurology, Stony Brook University Hospital, Stony Brook, NY, USA

Jerrin Varghese, MD Department of Radiology, Stony Brook University Hospital, Stony Brook, NY, USA

Kavitha Yaddanapudi, MD Department of Radiology, Stony Brook University Hospital, Stony Brook, NY, USA

Mark K. Youssef, MD Department of Radiology, Stony Brook University Hospital, Stony Brook, NY, USA

Jingyu Zhou, MD Department of Radiology, Stony Brook University Hospital, Stony Brook, NY, USA

中文版前言

PET/MRI是非侵入性融合成像领域最激动人心的最新发展之一。

自R.Raylman在1991年的博士论文中提到了PET和MRI的组合,1997年PET/MRI同机检测首次运用于科学研究，2010年该技术得以运用于临床实践中。自2010年推出以来,全球已安装了大约100台PET/MRI设备。

“器械不利,以卒予敌”,精良的设备是与疾病战斗的利器。与PET/CT相比,PET/MRI除了可以同时提供解剖和分子信息，还具有更出色的软组织对比度和更少的电离辐射,在肿瘤、心脑血管疾病及神经科学领域起着广泛而不可替代的作用;尤其在大脑、头颈部、肝脏和骨盆等软组织肿瘤和神经系统疾病的成像中,优势尤为显著。磁共振多参数成像及功能成像的先天优势令PET/MRI备受期待,精细解剖融合精准示踪的成像模式必将提供更有价值的信息,从而更好地服务于广大患者。

“兵不杂则不利,长兵以卫,短兵以守”,PET/MRI如要发挥更大的作用,亟须新的PET示踪剂赋能加权,这也正是核医学分子影像学发展的核心驱动力。

译者水平有限,虽如履薄冰,恐差错难免。恳请各位同仁、专家学者不吝指正,以便再版时完善。

序言

PET是一种功能成像技术，通过注射放射性标记的配体来实现对各种生理过程的高敏感性显示。放射性标记的配体一般是内源性化合物的类似物，或者是对特定分子具有高亲和力的分子。尽管已经研发了许多放射性示踪剂并将其用于正常和疾病条件下的一系列研究中，但目前只有少数几个被批准用于临床，其中最主要的是葡萄糖类似物 ^{18}F-氟代脱氧葡萄糖(FDG)。FDG在体内的代谢途径与葡萄糖相似，第一步通过己糖激酶进行磷酸化的糖酵解，由于其分子内的氟取代了羟基，故将其截留在细胞内，因此，无法沿着糖酵解途径进行。由于FDG和葡萄糖会竞争进入细胞，因此，在注射FDG之前需要禁食以降低和稳定基线的血糖浓度。此外，胰岛素水平应处于基线水平，以防止FDG进入骨骼肌和心肌。恶性肿瘤组织高摄取葡萄糖不仅是由于其增殖导致的代谢需求增加，也是由于恶性肿瘤细胞对无氧糖酵解的普遍偏好，这是因为肿瘤细胞往往存在瓦博格效应：即使在氧气充足的情况下，癌细胞依然通过糖酵解获取能量，虽然这比有氧糖酵解获取的能量少很多[1]。

尽管FDG PET对多种癌症高度敏感，但其提供的结构信息通常有限，空间分辨率较低，且有中等剂量的电离辐射(约10mSv)。此外，有时很难将异常摄取与下列情况区分开来：正常摄取方式及其变化，或其他病理状况（如感染和炎症)，这些情况也可以导致FDG高摄取[2]。同样，良性病变(如良性原发性腮腺肿瘤和甲状腺腺瘤)也可表现为局灶性高摄取。

与单独使用PET相比，PET/CT旨在提高敏感性和特异性，同时显著改善的解剖学细节为准确定位提供了有用信息[3]。PET和CT系统在单个机架中彼此相邻并共用同一检查床，使基于CT的详细结构图像与PET功能数据实现高度配准，而无须软件配准。此外，CT为校正PET图像中的γ射线衰减提供了一种快速而准确的方法。PET/CT现在已是临床标准，可用于初始分期、治疗反应评估、复发监测以及预后预测。PET分子成像可以反映代谢变化，而代谢变化的发生时间比解剖学变化要早，因此，PET也已成为研发和筛选候选癌症药物的宝贵工具[4]。

PET/CT的一个缺点是，CT会增加辐射剂量，因为PET本身已经产生了一定的辐射剂量[5]。实际上,仅 CT 检查的辐射剂量即为 PET 示踪剂剂量的数倍。因此,临床已经开发出低剂量 CT 扫描方案,与诊断性 CT 扫描方案(有时不必要)相比,可以降低 CT 辐射剂量[6]。CT 的另一个局限性是软组织对比度较低,无法对头颈部、肌肉骨骼和骨盆区域的结构进行充分评估。

与 CT 相反,MRI 可以通过使用多种脉冲序列来增强不同的组织特性,且无须使用造影剂也可以在不同的软组织类型和结构异常之间产生极佳的对比度。各不同序列主要反映 T1 和 T2 弛豫特性,并由此衍生出多种序列,例如,压水、压脂和扩散加权成像。MRI 在具有高空间分辨率和敏感性的结构成像方面具有优势。目前已研发出功能性成像模式(例如,功能磁共振成像)并不断完善,但尚未广泛应用于临床。

因此,人们早已意识到,PET/MRI 可能是比 PET/CT 更为强大的成像模式组合,其最初的原型系统始于 20 世纪 90 年代,一直持续到现在[7]。MRI 不涉及电离辐射,因此与 PET/CT 相比,PET/MRI 对患者的潜在长期风险较小。MRI 可以在单次成像期间采集多个图像集,每个图像集都有独特的对比机制。而且,MRI 可以与 PET 同时执行,进一步优化了图像的空间对齐方式,并且可以同时评估多个功能参数,这对脑成像研究具有重大意义。

但是,PET 和 MRI 的紧密集成在技术上比 PET/CT 更具有挑战性。这是因为传统 PET 组件易受与 MRI 相关的强静态和快速波动的电磁场影响，同时 MRI 易受位于视野内的 PET 硬件引起的伪影、涡流及射频辐射的影响[7]。例如,常规 PET 扫描仪中使用的光电传感器(光电倍增管)对磁场高度敏感,并且在 MRI 强静磁场中根本不起作用。幸运的是,强大而紧凑的固态光电检测器的引入,包括雪崩光电二极管(APD)和硅光电倍增管(SiPM),为这种成像方法提供了更快发展的机会。早期的临床系统是顺序成像仪,与 PET/CT 十分相似,不同之处在于,PET 和 MRI 机架是分开的,位于患者床的两端,以最大程度地减少交叉干扰[8]。飞利浦只投入了很少的研发成本，其 Ingenuity TF 便将这两种模块的最佳性能发挥到极致[9],甚至具备了飞行时间(TOF)功能,但是却没有实现像 PET/CT 那样快速成像。

为了使总的成像时间最短并且能够同时探索多种功能检测，人们研发了一体化 PET/MRI。西门子公司推出了首款同时进行扫描的 PET/MRI，即 Biograph mMR[10],它基于 APD 光电传感器,可在 3T MRI 内为 PET 提供典型的全身空间分辨率和较长的轴向视场(25cm)。随后,GE 医疗推出了基于 SiPM 光电传感器的 Signa PET/MRI[11],它具有相似的算法和性能,不同之处在于它能够改善时间分辨率，从而可以进行TOF采集和处理以改善SNR[12]。尽管所有PET/MRI系统的临床应用情况和挑战都相似，但本书中的所有病例均采用西门子公司Biograph mMR PET/MR扫描仪。

技术挑战

衰减

PET/MRI的一个特殊挑战是仅使用MRI数据来可靠地进行PET衰减校正。这种校正对PET数据的影响高达一个数量级，对于定量和半定量(标准摄取值或SUV)PET成像至关重要。在PET/CT中，CT可以提供准确的光子衰减系数(mu值)，然后可以通过双线性方法(即CT衰减校正)将其稳健地转化为PET能量(511keV)[13]。但是，MRI的工作原理完全不同，无法直接确定光子衰减系数。

第一种也是最常见的MR衰减校正方法是使用Dixon MRI序列将组织分为脂肪和水两类，然后利用它们已知的衰减系数(分别为0.085/cm和0.095/cm)生成mu图像。不幸的是，Dixon序列无法定义已知具有最高mu值的骨骼。由于骨骼通常仅占成像体积的一小部分，这在一定程度上弥补了上述不足，但骨骼邻近的区域依然受到影响。此外，Dixon分割算法可以在大约10%的时间内混淆组织类别[14]，因此，需要采取其他措施(通常是手动)来验证衰减校正的准确性。

一种更新的方法是使用超短回波时间(UTE)序列对骨骼进行衰减校正。尽管这是一个改进，但到目前为止，此序列仅限于头颈部成像，并且常常低估了骨骼，高估了含气腔隙。最近的方法是将患者优化的MRI序列与已经同时接受MRI和CT检查的患者图像集或数据库进行比较。尽管到目前为止，这对脑部成像或许是最好的方法，但是对于那些解剖结构在数据库中未很好表示的患者来说，目前尚不清楚效果如何，而将其扩展应用到人体仍然是一个挑战。显然，研发改进的衰减校正方法依然诱人[15]。

空间分辨率

一体化PET/MRI系统中的另一个问题是由所谓的视差效应导致的FOV边缘的空间分辨率降低。当PET检测器靠近FOV时，这种视差效应尤为突出。典型的PET/CT系统的孔径约为60cm，而PET检测器的直径更大，为80~90cm，部分原因是为了减少视差的影响。但是在一体化PET/MRI系统中，PET系统必须安装在MRI的封闭孔内，这意味着不能将检测器放置得更远以降低视差效果。现代的迭代图像重建方法可以通过将点扩展函数合并到算法中来减小这种影响，尽管这可以在某种程度上恢复分辨率，但是图像噪声会有所增大。然而，一个优点是小直径减少了检测器的数量并增加了轴向接受角，从而改善了检测灵敏度并降低了成本。

结论

PET/MRI在临床上还是相对较新的技术，因为价格昂贵且缺乏大规模验证研究，其在临床中的应用尚未完全展开。使用的早期阶段主要集中于临床可行性及其与PET/CT在检测病变方面的优劣差异。在随后的几年中，PET/MRI将发展到一定阶段：在某些恶性肿瘤检测方面优于PET/CT[17,18]，并在非肿瘤研究领域发挥重要作用，例如，神经退行性疾病的评估。然而，PET/MRI的常规临床应用仍存在一定障碍。癌症专家在PET/CT方面具有丰富的经验，但是对PET/MRI认识不足，主要是因为MRI复杂的术语、多种成像序列和不同的对比机制。本书旨在向已经熟悉PET/CT的肿瘤科医师、放射科医师和其他专业医师介绍PET/MRI的细微差别。我们希望执业医师对PET/MRI的优点和缺点有深入的了解，从而使这项新技术在患者管理中发挥最大的作用。

Paul Vaska
纽约州立大学石溪分校
放射与生物医学工程系

参考文献

1. Bensinger SJ, Christofk HR. New aspects of the Warburg effect in cancer cell biology. Semin Cell Dev Biol. 2012;23:352–61.
2. Metser U, Even-Sapir E. Increased (18)F-fluorodeoxyglucose uptake in benign, nonphysiologic lesions found on whole-body positron emission tomography/computed tomography (PET/CT): accumulated data from four years of experience with PET/CT. Semin Nucl Med. 2007;37:206–22.
3. Wechalekar K, Sharma B, Cook G. PET/CT in oncology—a major advance. Clin Radiol. 2005;60:1143–55.
4. Kelloff GJ, Hoffman JM, Johnson B, Scher HI, Siegel BA, Cheng EY, et al. Progress and promise of FDG-PET imaging for cancer patient management and oncologic drug development. Clin Cancer Res. 2005;11:2785–808.
5. Fahey F, Stabin M. Dose optimization in nuclear medicine. Semin Nucl Med. 2014;44:193–201.
6. Xia T, Alessio AM, De Man B, Manjeshwar R, Asma E, Kinahan PE. Ultra-low dose CT attenuation correction for PET/CT. Phys Med Biol. 2012;57:309–28.
7. Vaska P, Cao T. The state of instrumentation for combined positron emission tomography and magnetic resonance imaging. Semin Nucl Med. 2013;43:11–8.
8. Cho ZH, Son YD, Kim HK, Kim KN, Oh SH, Han JY, et al. A fusion PET-MRI system

with a high-resolution research tomograph-PET and ultra-high field 7.0 T-MRI for the molecular-genetic imaging of the brain. Proteomics. 2008;8:1302–23.

9. Zaidi H, Ojha N, Morich M, Griesmer J, Hu Z, Maniawski P, et al. Design and performance evaluation of a whole-body ingenuity TF PET-MRI system. Phys Med Biol. 2011;56:3091–106.
10. Delso G, Fürst S, Jakoby B, Ladebeck R, Ganter C, Nekolla SG, et al. Performance measurements of the Siemens mMR integrated whole-body PET/MR scanner. J Nucl Med. 2011;52:1914–22.
11. Grant AM, Deller TW, Khalighi MM, Maramraju SH, Delso G, Levin CS. NEMA NU 2–2012 performance studies for the SiPM-based ToF-PET component of the GE SIGNA PET/MR system. Med Phys. 2016;43:10.
12. Surti S. Update on time-of-flight PET imaging. J Nucl Med. 2015;56:98–105.
13. Kinahan PE, Hasegawa BH, Beyer T. X-ray-based attenuation correction for positron emission tomography/computed tomography scanners. Semin Nucl Med. 2003;33:166–79.
14. Ladefoged CN, Hansen AE, Keller SH, Holm S, Law I, Beyer T, et al. Impact of incorrect tissue classification in Dixon-based MR-AC: fat-water tissue inversion. EJNMMI Phys. 2014;1:101.
15. Ladefoged CN, Law I, Anazodo U, St. Lawrence K, Izquierdo-Garcia D, Catana C, et al. A multi-centre evaluation of eleven clinically feasible brain PET/MRI attenuation correction techniques using a large cohort of patients. Neuroimage. 2016;147:346–59.
16. Rezaei A, Defrise M, Bal G, Michel C, Conti M, Watson C, et al. Simultaneous reconstruction of activity and attenuation in time-of-flight PET. IEEE Trans Med Imaging. 2012;31:2224–33.
17. Heusch P, Nensa F, Schaarschmidt B, Sivanesapillai R, Beiderwellen K, Gomez B, et al. Diagnostic accuracy of whole-body PET/MRI and whole-body PET/CT for TNM staging in oncology. Eur J Nucl Med Mol Imaging. 2015;42:42–8.
18. Sher AC, Seghers V, Paldino MJ, Dodge C, Krishnamurthy R, Krishnamurthy R, et al. Assessment of sequential PET/MRI in comparison with PET/CT of pediatric lymphoma: a prospective study. AJR. Am J Roentgenol. 2016;206:623–31.

前　言

在过去的几年中，PET/MRI的临床应用发展迅速，为各种疾病的诊断和治疗提供了新的方法。由于这是临床领域中一项相对较新的工作，因此，收集整理一系列高质量的PET/MRI病例资料具有一定的难度。开始一项新的工作经常会有一定程度的不确定性和焦虑感。在这种情况下，我们依赖可以帮助我们获得信心和专业知识的参考资料。我们编写这本书的目的是为低年资医师提供基于病例的PET/MRI概述。

PET/MRI图像的解读需要了解PET和MRI的原理。与CT相比，MRI的原理更为复杂，并且需要全面理解各种MRI序列。

本书中收集的PET/MRI病例包括良性和恶性病变，按照系统分类。每个病例都包括病史、诊断、影像学表现和讨论4部分。根据详细的影像学表现以及讨论中描述的疾病病理、PET和MRI影像学特征来确立最终诊断。每个病例后面都有推荐阅读资料，可供读者更深入地研究各个病例。本书中的病例资料历经数年收集而成，涵盖了临床工作中经常遇到的一系列病例。

本书旨在为放射科和核医学科住院医师、研究员和执业医师以及各个专业的临床医师简要介绍PET/MRI。随着PET/MRI的临床应用不断增多，我们相信读者会日益发现本书的参考价值和实用性。

Rajesh Gupta
Robert Matthews
Lev Bangiyev
Dinko Franceschi
Mark Schweitzer
纽约州立大学石溪分校

致　谢

感谢石溪大学医院放射科和临床医师、技术人员、护士和后勤人员。此外，还要感谢 Springer 出版公司的编辑和策划人员，是他们使这本书得以顺利出版。

献给我的妻子 Priya,是她的爱和鼓励使我前行。献给我的家人,尤其是我的父亲 Vipin 和我的兄弟 Apar。献给我的母亲 Ankan,永远怀念她,感激她。献给我的导师和合著者,他们终身学习的态度让我感动。

Rajesh Gupta

献给所有 Matthews 和 Stone 家族成员。

Robert Matthews

献给我的妻子 Elina,还有我的孩子 Sharon 和 Alan,他们是我人生前进的动力。献给我的父母 Yakov 和 Natalya,感谢他们给予我生命。

Lev Bangiyev

献给我的妻子 Maja 和我们的孩子 Ana,Dora,Nika 和 Dinko Domagoj,感谢他们的爱、鼓励和支持。献给我的父母,深切缅怀他们,没有他们的教导,我不会有今天的成就。

Dinko Franceschi

献给我美丽的妻子 Sheryl,感谢她的爱与支持。献给 Shira 和 Daniel,是他们让我懂得了深入了解疾病的重要性。

Mark Schweitzer

目 录

第 1 部分

肌骨系统

病例 1

复发性高级别肉瘤

Rajesh Gupta

病史

患者女，74 岁，既往诊断为左下肢肉瘤，已行截肢手术。现残端触及肿块，考虑复发（图 1.1）。

诊断

复发性高级别肉瘤。

影像学表现

- 左残端内侧可见边界清晰的病变，T1 呈低信号，T2 呈中等信号（直箭头）。
- 增强后强化不均匀，边缘强化明显（三角箭头）。
- PET/MR 融合图像显示，胫骨残端远端病灶 FDG 不均匀性异常浓聚，提示复发。

讨论

肉瘤是起源于间叶的恶性肿瘤，可能发生于肌肉、骨骼、脂肪或结缔组织中。肉瘤通常以肿块的形式出现，其组织病理分型多种多样，临床表现各异。评估肿瘤的分级非常重要，因其影响分期、预后和治疗方案的选择。

MR 是评估肉瘤的主要影像学方法，尤其是那些发生在软组织的肉瘤。MR 能够可靠地识别筋膜下的肿瘤深度、肿瘤大小、生长情况和内部信号特征。高级别肿瘤 T1 呈等高信号，T2 呈不均匀高信号，增强后强化不均匀。在 MR 图像上，肿瘤边界不清和瘤周对比增强反映了肿瘤的浸润性和侵袭性更强，提示病理分级更高。

FDG-PET 显像可以通过摄取 FDG 的强度可靠地区分低级别与高级别肉瘤。FDG 可以在大肿块中发现小范围的高分化，从而指导活检。FDG-PET 可有效地用于肉瘤的分期及监测治疗反应。融合成像设备 PET/MR 可以准确评估肉瘤及周围软组织受累程度，并提供功能代谢活动信息，以实现准确的肿瘤分级和分期。PET/MR 可以检测肿块周围的卫星灶及远处转移，一次检查即可实现完整评估。

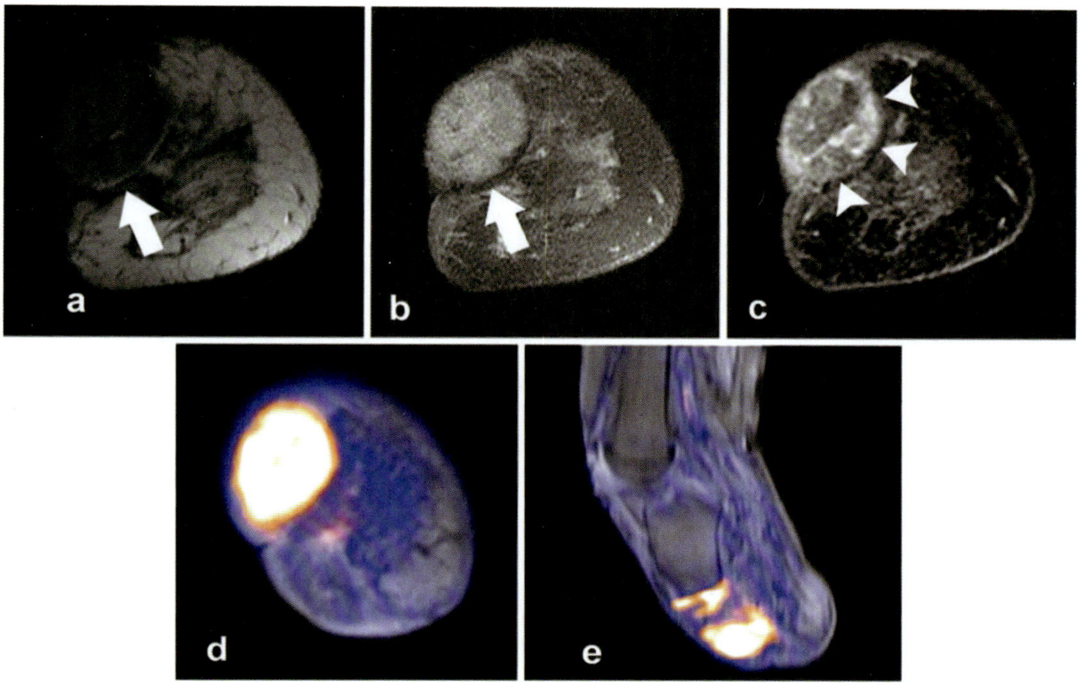

图 1.1 (a)残端 T1 TSE 序列轴位图像;(b)T2 TSE 序列脂肪抑制图像;(c)T1 GRE 序列脂肪抑制对比增强轴位图像;(d)PET/MR T1 VIBE 序列轴位融合图像;(e)PET/MR T1 VIBE 序列矢状位融合图像。

(陈龙 周智洋 译)

推荐阅读

Eary JF, Conrad EU. Imaging in sarcoma. J Nucl Med. 2011;52:1903–13.

Zhao F, Ahlawat S, Farahani SJ, Weber KL, Montgomery EA, Carrino JA, et al. Can MR imaging be used to predict tumor grade in soft-tissue sarcoma? Radiology. 2014;272:192–201.

病例 2

肺癌骨转移

Rajesh Gupta

病史

患者女，78 岁，既往诊断为肺癌，全身多处骨痛（图 2.1）。

诊断

肺癌骨转移（腺癌）。

影像学表现

- T11 椎体在 T1 反相位图像上呈高信号，STIR 序列呈明显高信号，提示脂肪含量减少。
- PET/MR 图像显示 T11 椎体明显摄取 FDG（直箭头）。
- C7 椎体出现类似的 STIR 高信号，FDG 摄取增高（弯箭头）。

讨论

骨转移瘤往往源自多种原发性肿瘤，其中最常见的是肺癌、乳腺癌、肾细胞癌和前列腺癌。骨转移瘤可能无症状或引起局部骨痛，其并发症包括病理性骨折、脊髓受压以及高钙血症或低钙血症。

骨转移瘤影像学检查的目的是及早发现转移，评估治疗反应并识别有骨折风险的椎骨。此外，在确定骨折是否引起脊髓压迫（此种情况下可能需要手术干预）方面也很有用。凭借其较高的软组织对比度和较高的空间分辨率，MR 可以很早地检测出骨髓转移灶。T1 和 STIR 序列尤其适用于骨髓评估，并且对肾功能不佳的患者无须进行静脉造影。T1 图像在检测椎骨转移方面的敏感性最高，但特异性较低。增加 STIR 序列在某种程度上提高了特异性。一般而言，受累的骨髓 T1 呈低信号，这是由于脂肪细胞被肿瘤细胞所替代，而 STIR 和 T2 图像的信号却增加了。如果使用对比剂，这些恶性病变将出现不同程度的强化。单纯的成骨性病变在 T1、T2 以及 STIR 序列上均呈低信号。一次扫描全身成像的融合成像技术越来越受欢迎。

与化学位移脂肪抑制技术相比，Dixon 技术提供了均匀的脂肪和水分离。此外，Dixon 还具有更短的扫描时间和保持图像信噪比的优势。Dixon MR 序列可以提供异相和同相图像、纯脂肪和纯水图像。骨转移瘤中肿瘤组织取代了正常骨髓，并且在反相成

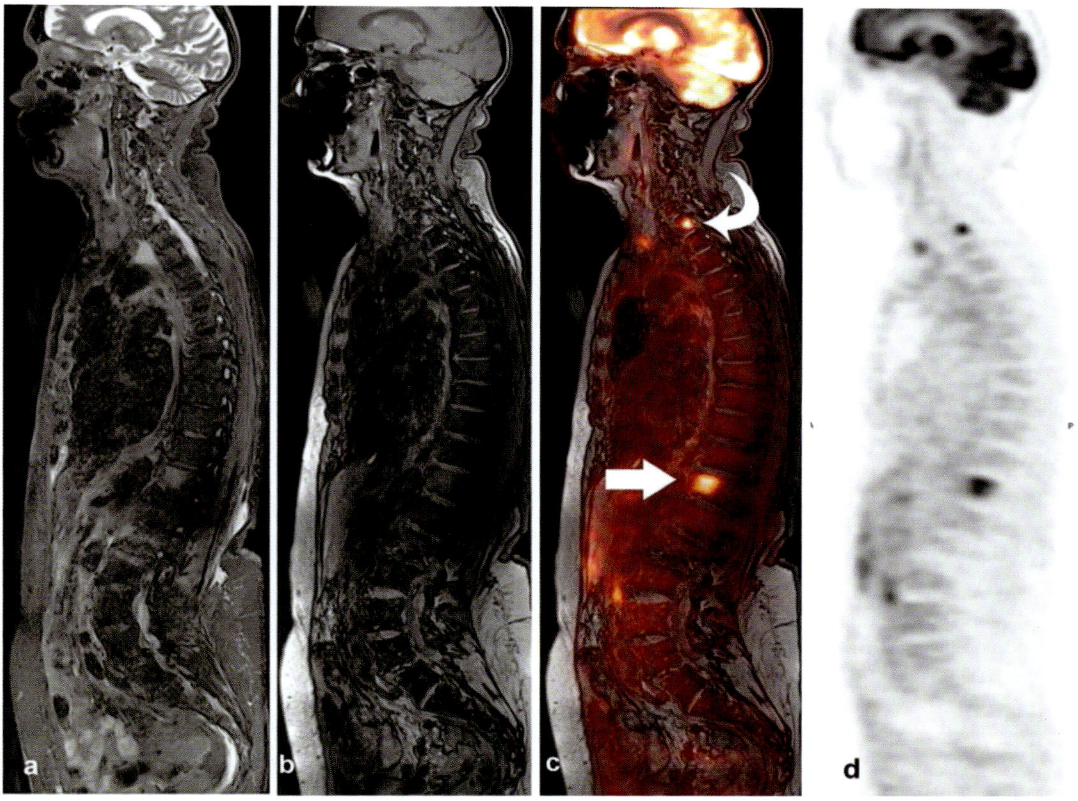

图 2.1 (a)STIR 序列矢状位图像;(b)Dixon T1 反相位矢状位图像;(c)PET/MR Dixon T1 反相位矢状位融合图像;(d)PET 矢状位图像。

像中信号不会丢失。基于 Dixon 的全身 MR 在检测骨转移,特别是在乳腺癌方面,已显示出比骨扫描更好的特异性和敏感性。

单从敏感性的角度而言,MR 和 PET 显像在检测转移方面大致相同,但又各有特点:MR 具有更好的分辨率,并且可以检测到较小的病变,而 PET 具有在全身图像上有效检测病变的能力。FDG 在 PET/MR 中的使用可对恶性骨骼病变及其对治疗的反应进行优异的解剖定位和功能评估。

(黄云超 汪春 译)

推荐阅读

Costelloe CM, Kundra V, Ma J, Chasen BA, Rohren EM, Bassett RL Jr, et al. Fast Dixon whole-body MRI for detecting distant cancer metastasis: a preliminary clinical study. J Magn Reson Imaging. 2012;35(2):399–408.

Heindel W, Gübitz R, Vieth V, Weckesser M, Schober O, Schäfers M. The diagnostic imaging of bone metastases. Dtsch Arztebl Int. 2014;111(44):741–7.

O'Sullivan GJ, Carty FL, Cronin CG. Imaging of bone metastasis: an update. World J Radiol. 2015;7(8):202–11.

病例 3

良性脊索残余

Rajesh Gupta

病史

患者女，24 岁，淋巴瘤治疗后再分期（图 3.1）。

诊断

良性脊索残余。

影像学表现

- L3 椎体内可见边界清楚的病灶，T1 呈低信号，STIR 序列上呈高信号（直箭头）。
- 未见明显摄取 FDG。
- 未见骨质破坏及骨外病灶。

讨论

脊索是人类的一种胚胎结构，诱导脊柱形成后消失，仅在椎间盘的髓核内留下细胞残余物。一般认为脊索退化可以在任何时刻停滞，留下的脊索细胞可以发生增生。尸检时，偶尔会在胎儿和成年椎骨中发现脊索残余，“巨大的脊椎脊索残余”和“脊索错构瘤”的术语已经不再使用了，现在统称为“良性脊索细胞瘤”。这些肿瘤是脊索细胞起源的骨内病变。良性脊索残余需要与脊索瘤鉴别，脊索瘤是起源于脊索细胞的恶性病变。

部分 MR 征象有助于鉴别脊索瘤与良性脊索残余。尽管两者都出现在中线，T1 呈低至中等信号，T2 呈高信号；但脊索瘤通常会有强化，具有破坏性和侵袭性，且病灶中往往有软组织成分。与此相反，良性的脊索细胞残余物往往被限制在未膨胀的骨中，并且不会增强。

良性脊索残余在 FDG-PET 显像时不会显示代谢增高。脊索瘤最常出现在尾骨区域，且报道显示其 FDG 摄取不均匀性增高。尽管良性的脊索残余往往是偶然被发现的，但 PET/MR 可以对这些良性病变进行彻底评估，以排除恶性潜能。

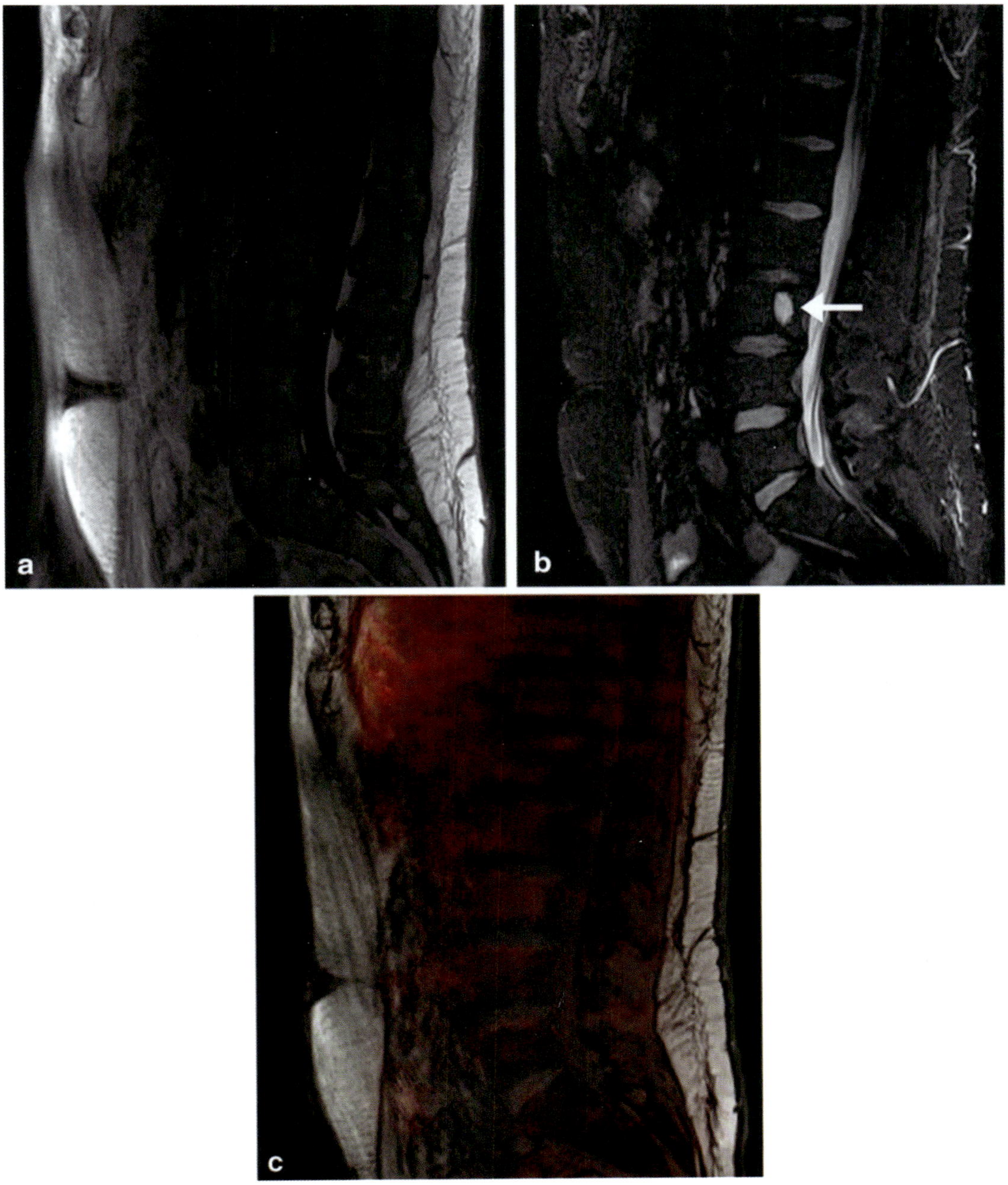

图 3.1　(a)Dixon T1 脂肪相矢状位图像；(b)STIR 序列矢状位图像；(c)PET/MR STIR 序列矢状位融合图像。

（孙华　陈龙　译）

推荐阅读

Kreshak J, Larousserie F, Picci P, Boriani S, Mirra J, Merlino B, et al. Difficulty distinguishing benign notochordal cell tumor from chordoma further suggests a link between them. Cancer Imaging. 2014;14:4.

Park SA, Kim HS. F-18 FDG PET/CT evaluation of sacrococcygeal chordoma. Clin Nucl Med. 2008;33(12):906–8.

Yamaguchi T, Iwata J, Sugihara S, McCarthy EF Jr, Karita M, Murakami H, et al. Distinguishing benign notochordal cell tumors from vertebral chordoma. Skelet Radiol. 2008;37(4):291–9.

病例 4

尤文肉瘤

Apar Gupta

病史

患者女，13 岁，右侧膝盖疼痛，放射至右下肢外侧（图 4.1）。

诊断

骨尤文肉瘤。

影像学表现

• 起源于腓骨近端的巨大肿块，质子密度加权（PDW）成像呈高信号，T1 呈等信号。

• 肿块替代了右侧腓骨近端骨髓，同时渗透并破坏了骨皮质，在低信号皮质内可见信号强度较高的区域（三角箭头）。

• 肿块累及周围软组织（弯箭头）。

• 融合图像上明显高代谢活性提示恶性病变。

• T2 图像上，骨膜反应在骨皮质处呈低信号的双线样结构（直箭头）。

• 肿块引发的水肿 T2 呈高信号，但无 FDG 摄取。

讨论

尤文肉瘤是儿童第二大最常见的恶性原发性骨肿瘤，最常见的骨肉瘤。其占所有儿童癌症的 3%。尤文肉瘤通常发生于 4~25 岁，10~15 岁发病率最高；男性患者发病率稍高，白种人更容易罹患。股骨是最常见的发病部位，其次是髂骨、胫骨、肱骨、腓骨、肋骨和骶骨。肿瘤部位疼痛是最常见的症状。从病理上来看，尤文肉瘤是一种小而圆的蓝色细胞肿瘤，具有染色体易位的核型异常，涉及 11 号和 22 号染色体。它与其他尤文肉瘤家族肿瘤（如原始神经外胚层肿瘤和 Askin 肿瘤）具有相同的易位和显微特征。临床上的治疗包括全身化疗，必要时行手术或放射治疗，或两者兼而有之。30%的尤文肉瘤会发生转移，患者就诊时以转移性疾病为首要表现，骨、肝或肺是最常见的转移部位。

在影像学上，尤文肉瘤的典型表现为虫蛀样、破坏性的侵入性改变，常规 X 线片上可见明显的骨质密度减低、缺失，常伴有软组织肿块形成。MR 显示骨髓替代、皮质破坏和周围软组织肿块。病灶在 T1 图像上呈

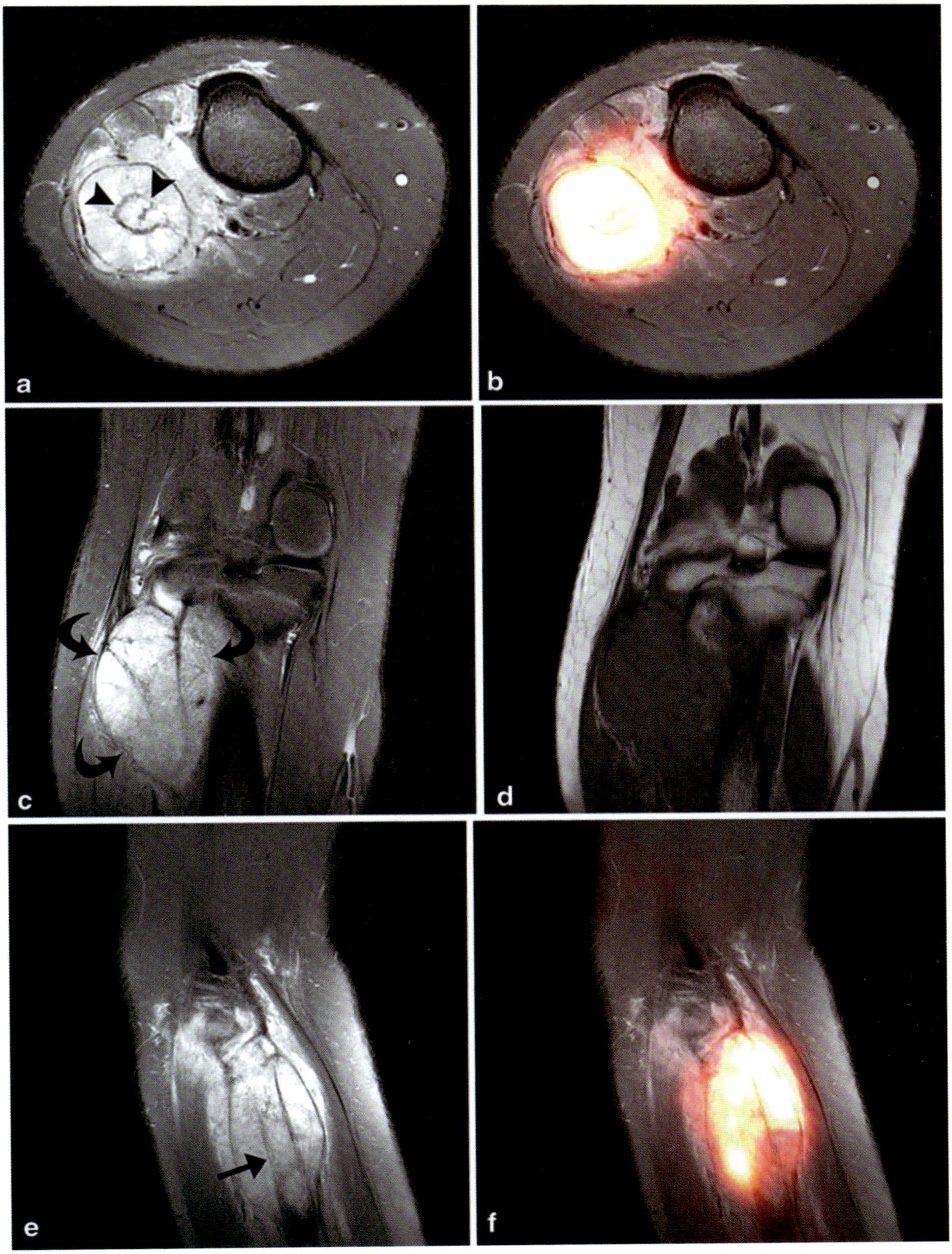

图 4.1 (a)PDW 脂肪抑制轴位图像;(b)FDG-PET/MR PDW 脂肪抑制轴位融合图像;(c)PDW 脂肪抑制冠状位图像;(d)T1 TSE 序列冠状位图像;(e)T2 脂肪抑制矢状位图像;(f)PET/MR T2 脂肪抑制矢状位融合图像。

均匀的低至中等信号强度；在T2图像上，由于其细胞密度较高，呈典型的低至中等信号强度。当病灶较大时，T2图像和质子密度成像以高信号为主，且可能代表出血或坏死。此外，当肿瘤通过哈弗斯管和皮层的神经血管通道时，T2图像上可见线性低信号条纹。增强后肿瘤明显强化。

FDG-PET为尤文肉瘤的代谢活动提供了独特的信息。PET所获得的功能信息可以评估肿瘤的组织学分级，这有助于分期、再分期和评估患者的治疗反应。FDG-PET有助于预测患者在新辅助治疗前后的预后。FDG-PET已被证明在检测淋巴结或骨转移以及确定肿瘤复发方面优于其他方法。由于肿瘤的生化特性改变早于其形态变化，PET显像获得的功能信息可以评估治疗的反应。FDG-PET与MR联合应用于手术计划中，有助于勾画肿瘤边界。PET/MR可以更好地评估尤文肉瘤，因其提供了重要的生理信息和精确的解剖定位。

（孙华 陈龙 译）

推荐阅读

Bestic JM, Peterson JJ, Bancroft LW. Use of FDG PET in staging, restaging, and assessment of therapy response in Ewing sarcoma. Radiographics. 2009;29(5):1487–500.

Murphey MD, Senchak LT, Mambalam PK, Logie CI, Klassen-Fischer MK, Kransdorf MJ. From the radiologic pathology archives: Ewing sarcoma family of tumors: radiologic-pathologic correlation. Radiographics. 2013;33(3):803–31.

病例 5

多发性骨髓瘤

Rajesh Gupta

病史

患者男，57 岁，后背部剧烈疼痛(图 5.1)。

诊断

多发性骨髓瘤。

影像学表现

- STIR 序列图像上，可见脊柱多发高信号病灶伴中度不均匀性 FDG 摄取增高。
- T6 和 T7 椎体压缩性骨折伴轻度代谢增高，椎体后突致椎管狭窄(直箭头)。
- 脊髓未见确切压迫征象。

讨论

多发性骨髓瘤是最常见的骨原发性恶性肿瘤。骨髓瘤多发于老年患者，是仅次于非霍奇金淋巴瘤的第二大常见血液系统恶性肿瘤。它起源于红骨髓，由成熟浆细胞的单克隆增殖形成。本病在男性和非洲人后裔中更为普遍，常见的症状和体征包括贫血、骨痛、肾功能不全、疲劳、高钙血症和体重减轻。虽然有不同的治疗方案，但总的 5 年生存率很低。

MR 和 FDG-PET 在多发性骨髓瘤中的应用日益增多，因为这些方法可以早期发现骨受累，将前体病变与真正的多发性骨髓瘤鉴别开来，更好地确定溶解性病变，检测髓外疾病，预测预后和评估治疗反应。多发性骨髓瘤的骨髓受累包括脂肪被肿瘤组织替代，表现为 T1 信号强度降低，T2 或 STIR 信号升高，反相位成像对早期骨髓受累的检测特别有价值。骨髓受累的 MR 表现类型包括：正常骨髓、微结节型(呈混杂或椒盐样外观)、局灶型或弥漫浸润型。对比增强扫描病变也可以表现为增强，但由于此类患者往往伴有肾功能不全，因此一般不增强。

FDG-PET 对骨髓病变的检测具有更高的敏感性，这些病变表现为轻度至中度的 FDG 摄取增高。此外，PET 也可以提供预后信息，3 个或 3 个以上的代谢增高的骨性病变或单个病灶 SUVmax>4.2 往往提示预后不良。SUVmax 升高往往提示这些患者发生病理性骨折的风险升高。FDG-PET/MR 可用于评估化疗或干细胞治疗的反应，若治疗有效往往显示 FDG 摄取减少。此外，其在检测病灶残留或复发疾病方面也很有用。

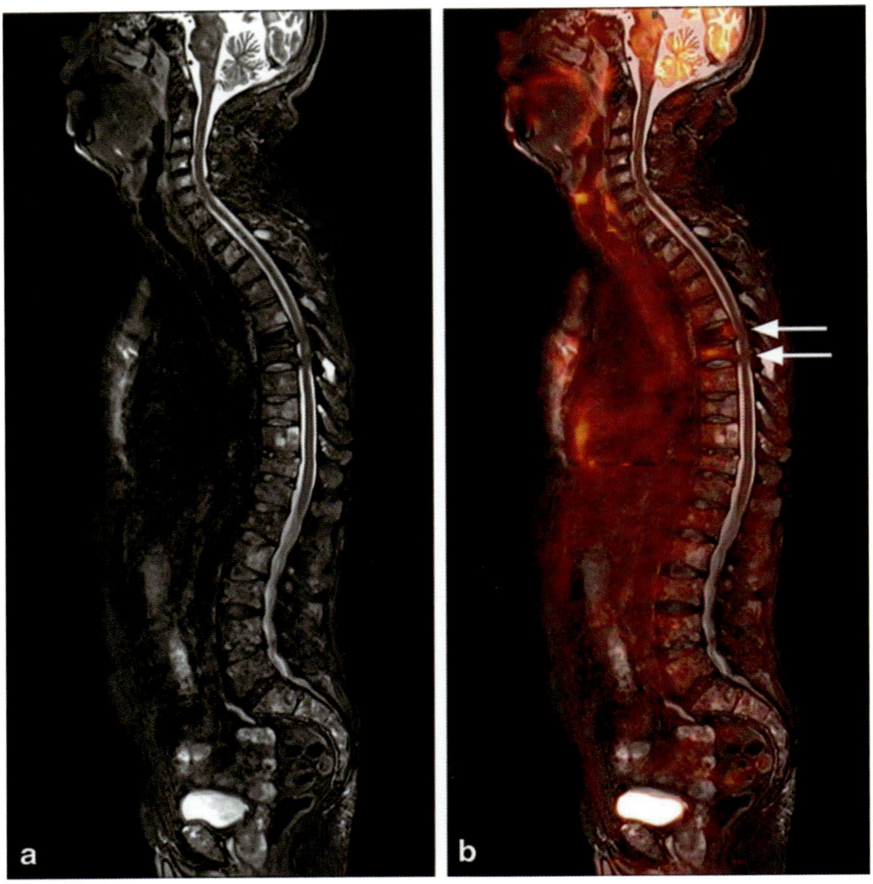

图 5.1 (a)STIR 序列矢状位图像;(b)PET/MR STIR 序列矢状位融合图像。

(陈晓娟 汪春 译)

推荐阅读

Ferraro R, Agarwal A, Martin-Macintosh EL, Peller PJ, Subramaniam RM. MR imaging and PET/CT in diagnosis and management of multiple myeloma. Radiographics. 2015;35(2):438–54.

Hanrahan CJ, Christensen CR, Crim JR. Current concepts in the evaluation of multiple myeloma with MR imaging and FDG PET/CT. Radiographics. 2010;30(1):127–42.

病例 6

骨髓炎

Rajesh Gupta

病史

患者女，68 岁，既往有糖尿病，左侧拇外翻且伴有不愈合的溃疡(图 6.1)。

诊断

骨髓炎。

影像学表现

• 踇趾近节趾骨、远节趾骨及第 1 趾间关节 T1 呈低信号，符合骨髓炎征象(白色直箭头)。

• STIR 序列图像上，相对于跗骨的正常骨髓信号，踇趾近节及远节趾骨呈高信号(*)，足底有大面积溃疡。

• 足底溃疡及邻近皮下组织呈 STIR 高信号(三角箭头)，符合皮下组织蜂窝织炎。

• PET/MR 融合图像显示骨与软组织感染后 FDG 高摄取。

• PET 图像上坏死区未见放射性摄取(黑色直箭头)。

讨论

骨髓炎是一种骨的感染，通常是由细菌导致。其他不太常见的病原体包括结核杆菌、梅毒螺旋体和真菌。在成人中，骨髓炎通常是继发于糖尿病溃疡的感染。其他传播途径包括血行播散(多见于儿童和脊柱感染)和术后感染。

目前诊断骨髓炎的首选方式是 MR，其可以确定骨组织和软组织的受累程度。在 MR 图像上确认骨髓炎最简单的方法是：确定有深部溃疡或有深达骨面的窦道形成，同时显示骨髓信号异常。T1 低信号、STIR 高信号和增强后骨髓强化是骨髓炎的表现。MR 还有助于评估相关的软组织表现，如异物、脓肿和软组织受累。合并慢性骨感染时，MR 诊断更加困难。在 MR 图像上区分糖尿病足合并夏科关节病和骨感染有一定难度。

FDG-PET 在诊断骨髓炎方面的作用日益凸显，其可提供高分辨率的断层图像，同时可结合感染部位的 MR 解剖定位信息。多项研究表明，FDG-PET 诊断骨髓炎具有较高的准确性，优于骨扫描、镓扫描、标记白细

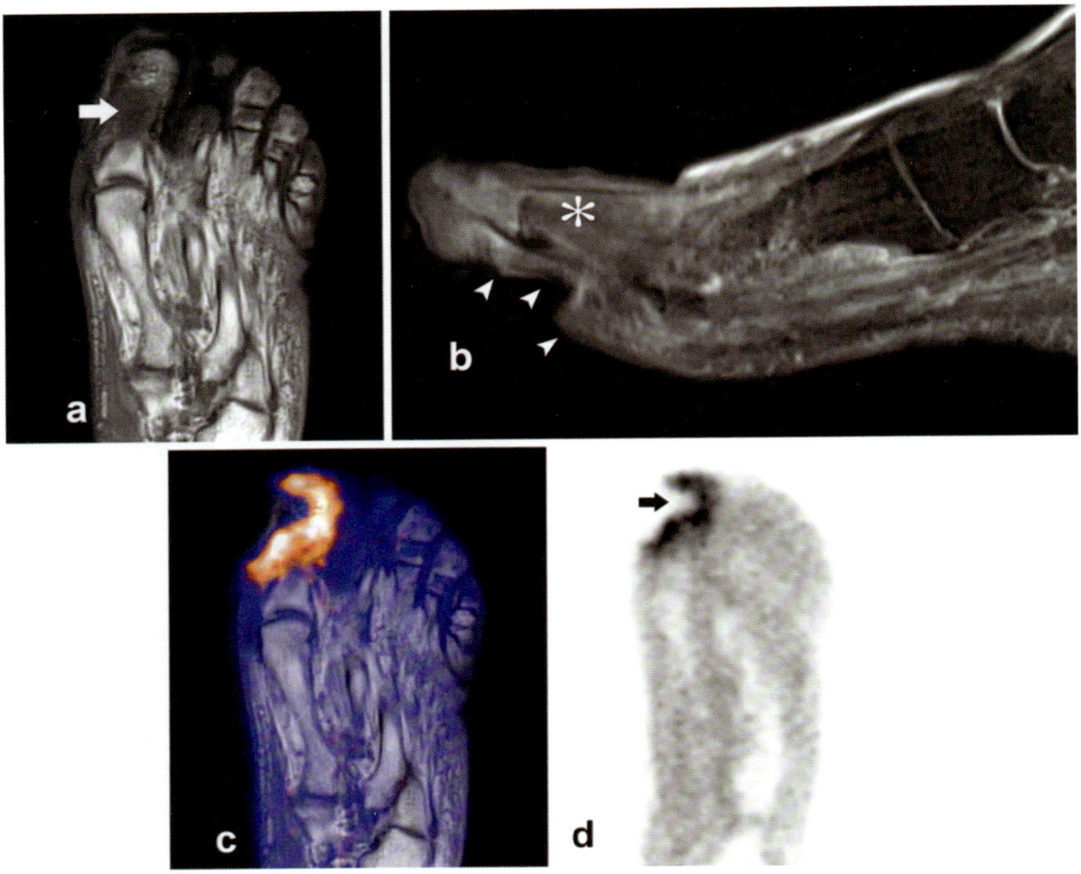

图 6.1 (a)T1 轴位图像;(b)STIR 序列矢状位图像;(c)PET/MR T1 轴位融合图像;(d)PET 轴位图像。

胞等其他核医学方法。FDG-PET 在诊断夏科关节病合并骨髓炎和术后感染方面优于 MR。FDG-PET 和 MR 联合使用的优点是:可获得 PET 提供的高敏感性的感染信息和具有良好软组织分辨率的 MR 提供的准确位置信息。

(陈龙 蔡文立 译)

推荐阅读

Donovan A, Schweitzer ME. Use of MR imaging in diagnosing diabetes-related pedal osteomyelitis. Radiographics. 2010;30:723–36.

Glaudemans AWJM, Quintero AM, Signore A. PET/MRI in infectious and inflammatory diseases: will it be a useful improvement? Eur J Nucl Med Mol Imaging. 2012;39:745–9.

Kagna O, Srour S, Melamed E, Militianu D, Keidar Z. FDG PET/CT imaging in the diagnosis of osteomyelitis in the diabetic foot. Eur J Nucl Med Mol Imaging. 2012;39:1545–50.

病例 7

恶性软组织黏液纤维肉瘤

Rajesh Gupta

病史

患者女，57 岁，因怀疑左下肢黏液纤维肉瘤复发而就诊(图 7.1)。

诊断

恶性软组织黏液纤维肉瘤。

影像学表现

• T1 图像显示左侧腓骨后肌组织内轻度高信号病变(三角箭头)。

• T2 图像显示病变与肌肉等信号，不规则，且有一定的异质性。

• PET/MR 融合图像显示左侧腓骨后肌组织有明显的高代谢灶，符合恶性病变征象。

• 增强后病灶不均匀强化且沿筋膜面浸润(直箭头)。

讨论

黏液性纤维肉瘤是一种侵袭性软组织肿瘤，属于一种恶性纤维组织细胞肿瘤。局部复发和转移率高。发病年龄约为 60 岁，以四肢骨无痛性软组织肿块为临床表现。

黏液纤维肉瘤的黏液样成分在 T1 图像上呈低信号，在 T2 和 STIR 序列图像上呈高信号。T1 增强后，黏液样成分通常不强化，而周围的肿瘤和反应性组织可能强化。T2 序列和钆增强序列是评价黏液纤维肉瘤浸润模式的最佳方法。

此肿瘤的特征是沿筋膜平面扩散，且常在原发病灶之外。单独的 MR 检查在诊断这种类型的扩散方面优势不足，可能不足以勾画出手术边缘。一部分浅表筋膜浸润的患者在增强图像上表现出特征性的“尾征”，提示预后不良。

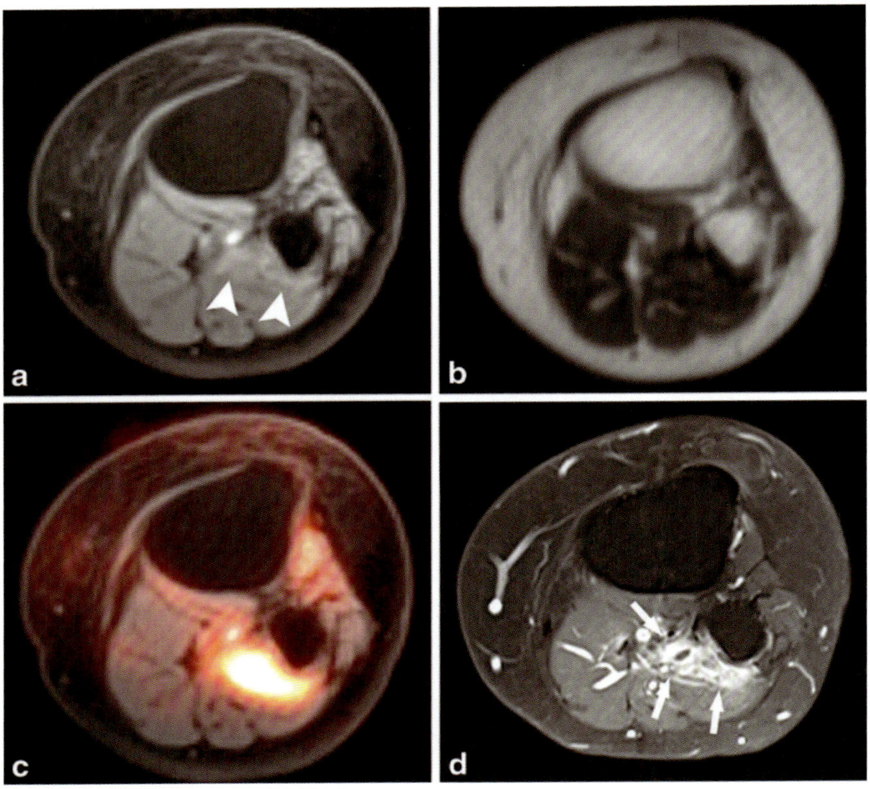

图 7.1 (a)T1 VIBE 序列脂肪抑制轴位图像;(b)T2 HASTE 轴位图像;(c)PET/MR T1 VIBE 序列脂肪抑制轴位融合图像;(d)T1 TSE 序列脂肪抑制增强图像。

FDG-PET 对原发性和复发性肉瘤的评估价值取决于肿瘤的分级,几乎所有的中高级别病变都显示 FDG 活性增高。低级别肿瘤可能仅有细微的 FDG 摄取,这使得低级别黏液纤维肉瘤很难与其他良性病变区分开来。肿瘤的黏液样成分常常导致不均匀的 FDG 摄取模式。PET/MR 联合检查有助于确定局部浸润的程度,明确手术边界,发现小的卫星病变。PET/MR 在监测局部和全身治疗的反应方面也很有用。

推荐阅读

Ioannidis JP, Lau J. 18F-FDG PET for the diagnosis and grading of soft-tissue sarcoma: a meta-analysis. J Nucl Med. 2003;44:717–24.

Kaya M, Wada T, Nagoya S, Sasaki M, Matsumura T, Yamaguchi T, et al. MRI and histological evaluation of the infiltrative growth pattern of myxofibrosarcoma. Skelet Radiol. 2008;37:1085–90.

Kikuta K, Kubota D, Yoshida A, Morioka H, Toyama Y, Chuuman H, et al. An analysis of factors related to the tail-like pattern of myxofibrosarcoma seen on MRI. Skelet Radiol. 2015;44:55–62.

(韩春雷 谢燃 译)

病例 8

椎体血管瘤

Rajesh Gupta

病史

患者男，58 岁，因背部轻度疼痛而就诊（图 8.1）。

诊断

椎体血管瘤。

影像学表现

- STIR 序列图像显示 L3 椎体内圆形、爆米花样高信号灶。
- PET 未见异常摄取。
- T1 径向 VIBE 序列脂肪抑制图像呈低信号（黑色直箭头）。
- T1 VIBE 序列增强后均匀强化（白色直箭头）。
- Dixon 脂肪序列显示 L3 椎体病灶内富含脂肪（弯箭头）。

讨论

血管瘤是一种发生在多种软组织或骨的良性血管肿瘤。基于尸检的研究发现，椎体血管瘤发病率约为 11%，以胸、腰段脊柱多见。此病往往在脊柱多发且局限于椎体，极少数情况下病灶可延伸至或起源于后方附件。非典型的、进展性的血管瘤生物学行为与此不同，因此其影像学特征更加不典型。

在 MR 图像上，椎体血管瘤因内部含有脂肪而呈 T1 高信号，脂肪抑制序列上呈低信号。同时因为病灶内部富含水分，在 T2 及 STIR 序列上也呈高信号。因内部富含血管，增强后可有强化。同反相位技术可以用来检测病灶中微量脂肪的存在。尽管椎体血管瘤和大多数恶性病变在 T2 及 STIR 序列上均呈高信号，但恶性病变呈 T1 低信号且往往取代原有脂肪组织。

在 FDG-PET 图像上，绝大多数椎体血管瘤放射性摄取与正常椎体相同，少数病例显示椎体内摄取减低。不典型的血管瘤摄取不均匀性轻度增高。由于血管瘤可以强化，在有肿瘤病史的患者中，FDG-PET/MR 图像上病灶无摄取往往提示为良性血管瘤而非恶性病变。尽管不典型的血管瘤和硬化性转移性骨病都可以显示轻度摄取增高，但硬化性病灶 T1 及 T2 均呈低信号。

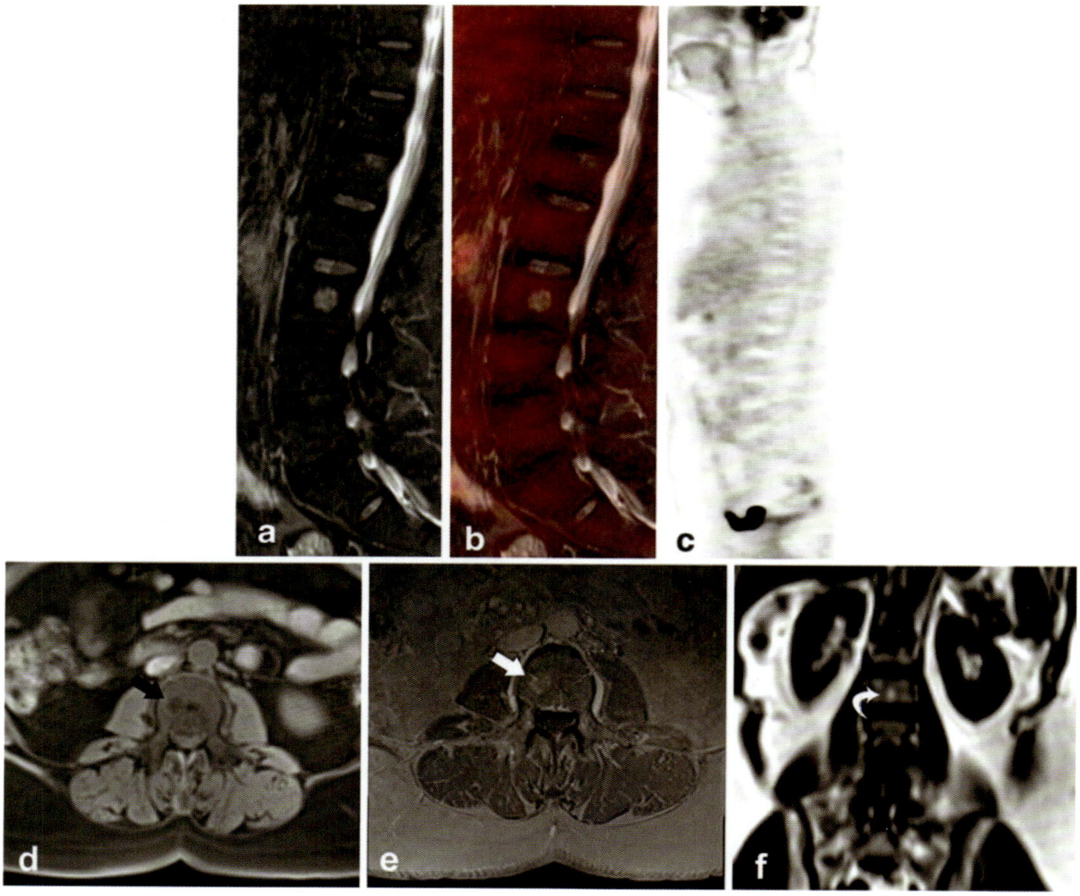

图 8.1 (a)STIR 序列矢状位图像；(b)PET/MR STIR 序列矢状位图像；(c)PET 矢状位图像；(d)L3 椎体 T1 VIBE 序列脂肪抑制轴位图像；(e)L3 椎体 T1 VIBE 序列钆增强轴位图像；(f)Dixon T1 脂肪序列冠状位图像。

（何志礼 陈龙 译）

推荐阅读

Bybel B, Raja S. Vertebral hemangiomas on FDG PET scan. Clin Nucl Med. 2003;28:522–3.

Ross JS, Masaryk TJ, Modic MT, Carter JR, Mapstone T, Dengel FH. Vertebral hemangiomas: MR imaging. Radiology. 1987;165:165–9.

病例 9

治疗后骨髓改变

Rajesh Gupta

病史

患者女,20 岁,既往诊断为霍奇金淋巴瘤,放化疗后来诊(图 9.1)。该患者同时患有自身免疫性溶血性贫血,多次输血。

诊断

治疗后引起的骨髓改变。

影像学表现

- T11、L4 及 S1 椎体局灶性高代谢灶,提示恶性骨髓浸润(三角箭头)。颈椎及 T1 椎体轻度摄取。
- 因多次输血导致的铁沉积致 L1~L3 椎体在 STIR 序列上呈弥漫性低信号,上述椎体呈现出红骨髓受刺激后引起的轻度 FDG 摄取增高。
- L5 椎体肿瘤样病变治疗后脂肪转化,STIR 序列呈混杂信号 (直箭头)。T9 及 T12 呈治疗后改变。
- 腹膜后淋巴结代谢明显增高,提示恶性病变(弯箭头)。
- 大量腹水在 STIR 序列上呈高信号,未见 FDG 摄取(*)。膀胱位于腹水下方,因泌尿系统生理性摄取而呈高信号。

讨论

正常的骨髓由红骨髓和黄骨髓组成,其中红骨髓中含有大量的造血细胞,黄骨髓中含有大量的脂肪细胞。在婴儿期,大多数骨髓是造血的,正常的红骨髓到黄骨髓转换开始于指骨周围,并在中轴骨骼(脊柱、骨盆、肋骨和头骨)的中央进行。到 25 岁时,大部分红骨髓局限于中轴骨骼,黄骨髓位于附肢骨骼。在成人,在肱骨近端和股骨颈可见残留的红骨髓。在椎体红黄骨髓转换过程中,局部黄骨髓沉积可见于椎体基底静脉周围、终板、椎体前后缘或散在分布于椎体各处。在有重度烟瘾、耐力运动、肥胖、慢性贫血和接受造血生长因子治疗的患者中,黄骨髓可以作为一种生理反应,转变为红骨髓。

骨髓中脂肪和非脂肪细胞成分分布的不同提供了不同的 MR 成像特征。T1 序列是评价骨髓变化最敏感的序列,因为信号很容易受到脂肪的影响。骨髓信号强度与骨骼肌或椎间盘信号有关。成人骨髓以黄色为主,T1 图像脂肪含量高, 细胞含量低,STIR 和脂肪抑制 T2 图像脂肪含量低。相反,红骨

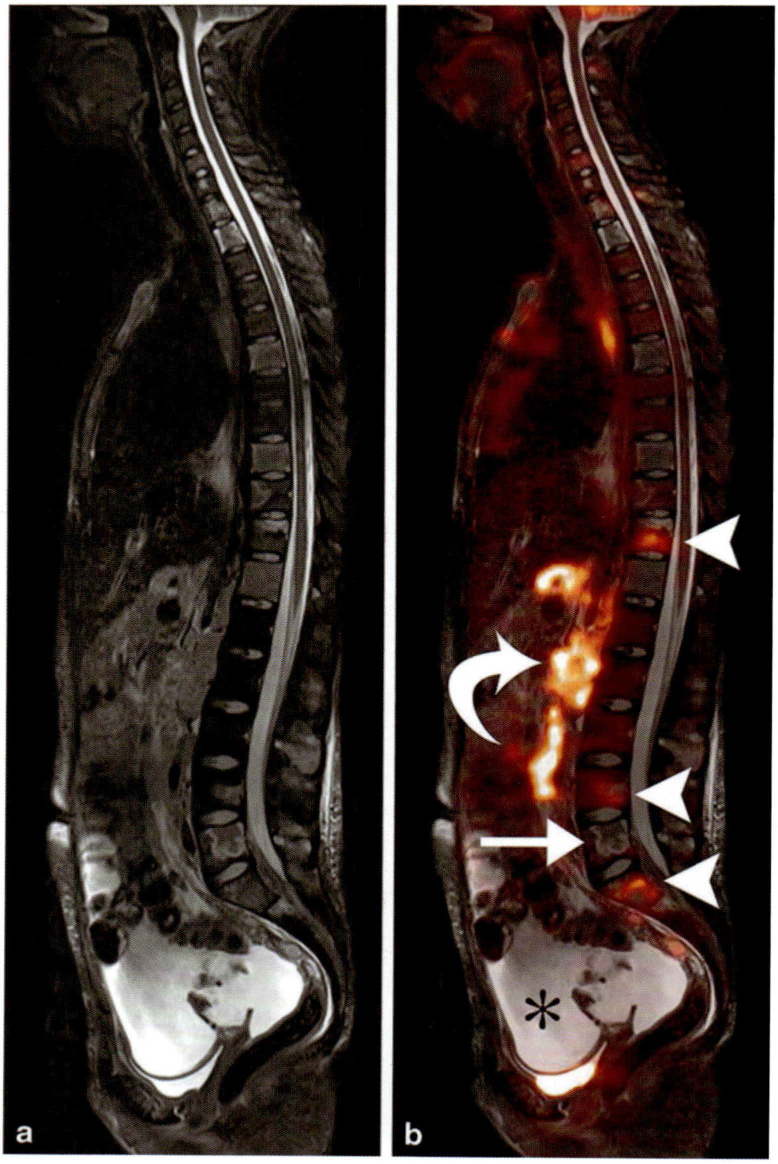

图 9.1 (a)STIR 序列矢状位图像;(b)PET/MR STIR 序列矢状位融合图像。

髓表现出 T1 低信号,T2 及 STIR 高信号。红黄骨髓转换过程中,椎体 T1 和 T2 信号强度的逐渐变化反映了细胞成分的变化。

肿瘤浸润骨髓导致骨髓脂肪被肿瘤细胞替代,导致 Dixon T1 同相位信号减低,T2 骨髓信号增高。肿瘤骨髓受累可能是局灶性、多灶性或弥漫性的。放射治疗和化疗对骨髓信号的影响相似。急性期引起骨髓水肿,引起低 T1、高 T2 和 STIR 信号。骨髓最终发生脂肪替代,其特点是 T1 高信号且信号强度接近皮下脂肪信号,T2 脂肪抑制和 STIR 呈低信号。在治疗的过程中,骨髓会发生局部出血。根据辐射剂量的不同,脂肪的转化往往是不可逆的。通过化疗,骨髓可以在多个位点转换为正常的、可再生的造血细胞。红细胞输注治疗、粒细胞集落刺激因子治疗、干细胞移植治疗均可伴有铁超载，铁超载可沉积于骨髓，导致T1、T2、STIR序列信号弥漫性降低。PET/MR可以评估骨髓内的良性或恶性病变。它提供了精准的解剖定位、高对比度和空间分辨率，以及精确量化的代谢活动。积极的红骨髓转换是一个良性的过程，可以增加FDG摄取，这取决于年龄和骨髓功能的水平。同样，恶性骨髓浸润通常也会增加FDG的摄取。细胞因子治疗也可诱导骨髓FDG活性增高。虽然PET/MR是一个强大的工具，有助于阐明骨髓的变化，但是结合临床病史和治疗时机是必不可少的。

（黄云超 李铭 译）

推荐阅读

Blebea JS, Houseni M, Torigian DA, Fan C, Mavi A, Zhuge Y, et al. Structural and functional imaging of normal bone marrow and evaluation of its age-related changes. Semin Nucl Med. 2007;37(3):185–94.

Daldrup-Link HE, Henning T, Link TM. MR imaging of therapy-induced changes of bone marrow. Eur Radiol. 2007;17(3):743–61.

Małkiewicz A, Dziedzic M. Bone marrow reconversion - imaging of physiological changes in bone marrow. Pol J Radiol. 2012;77(4):45–50.

病例 10

良性脊髓压缩

David Pouldar, Robert Matthews

病史

患者男，57岁，胰腺癌放化疗后再分期（图10.1）。

诊断

良性脊髓压缩。

影像学表现

- 椎管的局灶性狭窄，与椎间盘突出引起的椎管狭窄一致，脊髓轻度受压（直箭头）。
- STIR序列上脊髓信号异常增高，提示水肿或脊髓软化。
- 脊髓未见提示恶性病变的FDG摄取增高；C4~C7及T1椎体上份弥漫性摄取减低为放射治疗后改变。

讨论

良性脊髓受压最常见的原因是椎间盘-骨赘复合体或髓核突出进入硬膜外间隙，压迫硬膜囊，导致椎管狭窄。良性压迫的其他原因包括创伤后半脱位或滑脱、感染、炎症、各种囊肿或良性肿瘤，如脑膜瘤或神经鞘瘤。良性脊髓受压的症状包括突然或隐匿性神经功能缺损。

与转移相关的脊髓压迫通常提示疾病扩散，是一种常见但令人恐惧的癌症并发症。在美国，每年有超过2万例的新发癌症患者，其中5%~14%的患者脊柱受累。如果不治疗，转移性硬膜外压迫将不可避免地进展，导致瘫痪、感觉丧失和括约肌失禁。脊柱转移瘤比原发脊柱肿瘤更常见，可进一步分为硬膜外、软脑膜外和髓内肿瘤。在成人中，包括脊髓和马尾综合征在内的转移性硬膜外压迫的病例中，约50%是由乳腺癌、淋巴瘤、肾细胞癌、黑色素瘤、前列腺癌、肉瘤和多发性骨髓瘤等癌症引起的。在儿童中，典型的是肉瘤、神经母细胞瘤和淋巴瘤。70%的病例发生于胸部，20%发生于腰部，10%发生于颈部。

最重要的预后因素是在治疗开始时确定神经功能水平；因此，在神经损伤发生前诊断病情并开始治疗是一个主要的临床挑战。早期诊断至关重要，MR是诊断的金标准。如果脊柱X线片提示脊神经根病或脊髓病，应立即行MR检查。MR检查有禁忌证者，可行CT检查。MR可以清晰显示软组

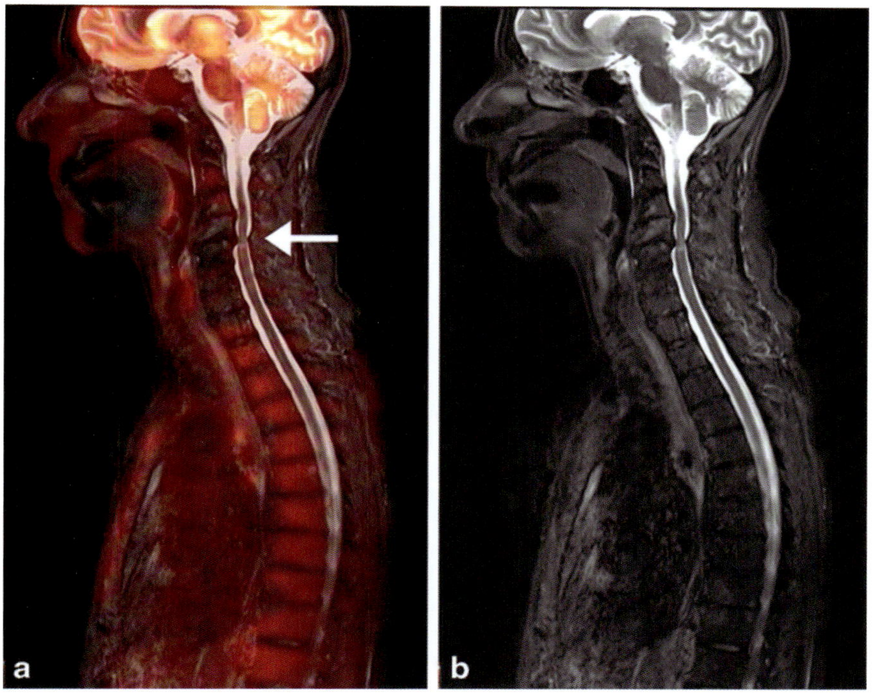

图 10.1 (a)FDG-PET/MR STIR 序列矢状位融合图像;(b)STIR 序列矢状位图像。

织病变,而 CT 在评价骨质完整性方面优势明显,相比 MR 和 CT,PET 扫描对脊柱压缩的预测是有利的,因其可以定性和定量评估压缩段受损脊髓的代谢活动,而代谢与神经功能障碍的严重程度密切相关。

通过结合 MR 的解剖信息和 PET 的代谢数据,PET/MR 在进一步诊断和预测转移性脊髓压迫方面日益受到重视。尽管 PET/MR 用于评估转移性脊髓受压的文献数量有限,它依然可以作为一个有用的辅助手段,因其可使脊髓受压、韧带不稳定、血液供应损害可视化,并可量化脊髓代谢改变,而代谢水平可以作为脊髓受损的预后指标。

(孙夕林 杨聪慧 译)

推荐阅读

Bozzo A, Marcoux J, Radhakrishna M, Pelletier J, Goulet B. The role of magnetic resonance imaging in the management of acute spinal cord injury. J Neurotrauma. 2011;28:1401–11.

Flowth FW, Stoffels G, Herdmann J, Eicker S, Galldiks N, Steiger HJ, et al. Prognostic value of 18F-FDG PET in monosegmental stenosis and myelopathy of the cervical spinal cord. J Nucl Med. 2011;52:1385–91.

Shah LM, Salzman KL. Imaging of spinal metastatic disease. Int J Surg Oncol. 2011;2011:769753.

Uchida K, Kobayashi S, Yayama T, Kokubo Y, Nakajima H, Kakuyama M, et al. Metabolic neuroimaging of the cervical spinal cord in patients with compressive myelopathy: a high-resolution positron emission tomography study. J Neurosurg Spine. 2004;1:72–9.

病例 11

^{18}F–NaF 在前列腺癌中的应用

Ana M. Franceschi, Robert Matthews

病史

患者男,65 岁,活检证实为前列腺癌(PSA 1.5ng/mL),Gleason 评分为 4+4=8 分,行 ^{18}F–NaF PET/MR 扫描(图 11.1)。

诊断

^{18}F–NaF 检测出前列腺癌骨转移。

影像学表现

- T12 椎体病变 T2 呈低信号, 在脂肪抑制图像上显示更清楚(白色直箭头)。
- T12 病变 T1 也呈低信号, 是成骨性病变的特征性表现。T11 椎体可见另一个病变(白色弯箭头)。
- PET 融合图像显示 T11 和 T12 转移病灶摄取增高。
- 胸部 PET 融合图像显示左侧第 5 肋骨病变 FDG 摄取增高(白色三角箭头)。
- PET MIP 显示 2 个椎体病变(黑色直箭头)和左侧第 5 肋骨病变(黑色三角箭头)。

讨论

^{18}F–NaF 是一种正电子发射的骨特异性放射性示踪剂,其摄取机制反映血液流动和成骨活性。其显像机制与传统的骨扫描剂 ^{99m}Tc 标记的二磷酸盐类药物 ^{99m}Tc–MDP 相似。用 PET/MR 进行显像,NaF–PET 比传统的 ^{99m}Tc–MDP 骨扫描具有更多的优点,最重要的是具有更高的敏感性和特异性、更高的空间分辨率,显著缩短摄取和扫描时间,同时保持较低或相似的辐射剂量。与 ^{99m}Tc–MDP 平面骨显像相比,NaF–PET 检出骨转移的敏感性和特异性达到 95%~100%,^{99m}Tc–MDP 的敏感性和特异性分别为 70%和 57%。^{18}F–NaF 骨显像最常用于评估前列腺癌骨转移,但也可用于检测乳腺癌、甲状腺癌、肾细胞癌和肺癌等的骨转移。

由于非恶性骨骼疾病也可能导致骨特异性示踪剂的局灶性摄取增高,往往需要进一步结合 X 线片、CT 或 MR 解剖图像;因

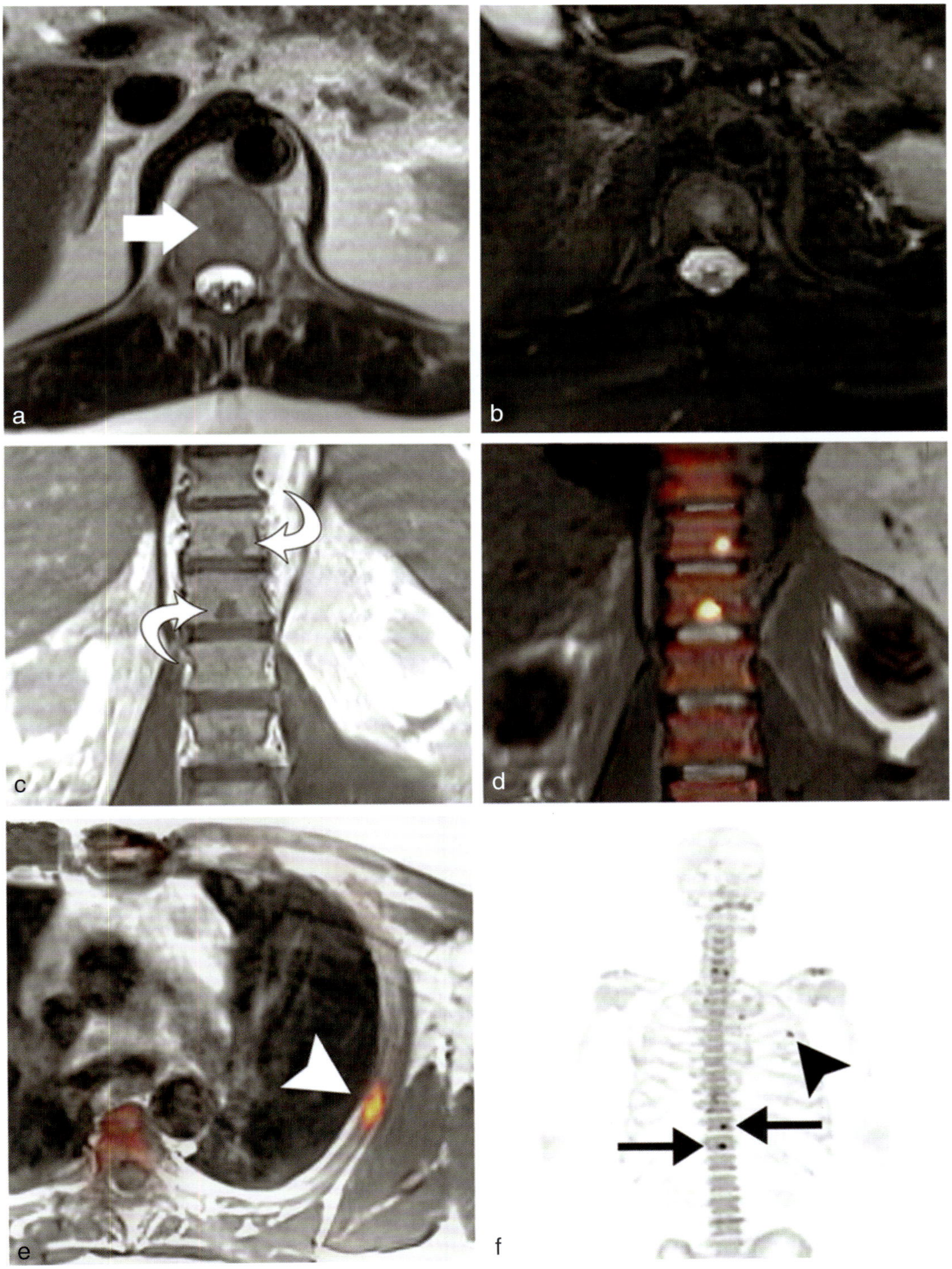

图 11.1 (a)T12 椎体 T2 轴位图像;(b)T12 椎体 T2 脂肪抑制轴位图像;(c)T10~L2 椎体 T1 TSE 序列冠状位图像;(d)T10~L2 椎体 NaF PET/MR T2 脂肪抑制冠状位融合图像;(e)胸部 NaF PET/MR T2 轴位融合图像;(f)NaF PET MIP 图像。

此，缺乏特异性是传统的 ^{99m}Tc-MDP 骨显像和 ^{18}F-NaF PET 显像的局限性。良性病变局部放射性示踪剂摄取可能具有相同的摄取程度，因此，若仅用 PET 显像诊断，导致假阳性的可能性更高。新的融合技术 SPECT/CT、PET/CT 和 PET/MR 的应用显著改善了骨病变的特征和良恶性鉴别诊断，显著提高了诊断的特异性和准确性。

全身 PET/MR，结合 ^{18}F-NaF PET 对成骨细胞变化的高敏感性和 MR 技术检测骨髓浸润的能力，为早期发现骨转移提供了最有效的工具。尤其是扩散加权成像(DWI)有助于提高敏感性。因此，对于全身骨髓显像，扩散序列通常与 PET 联合使用。其他 MR 序列(如动态增强或 Dixon)有助于骨病变的诊断，特别是脊柱。

(陈龙 周智洋 译)

推荐阅读

Bastawrous S, Bhargava P, Behnia F, Djang DS, Haseley DR. Newer PET application with an old tracer: role of 18F-NaF skeletal PET/CT in oncologic practice. Radiographics. 2014;34(5):1295–316.

Cook GJ, Azad G, Padhani AR. Bone imaging in prostate cancer: the evolving roles of nuclear medicine and radiology. Clin Transl Imaging. 2016;4(6):439–47.

Li Y, Schiepers C, Lake R, Dadparvar S, Berenji GR. Clinical utility of (18)F-fluoride PET/CT in benign and malignant bone diseases. Bone. 2012;50(1):128–39.

Mosavi F, Johansson S, Sandberg DT, Turesson I, Sörensen J, Ahlström H. Whole-body diffusion-weighted MRI compared with (18)F-NaF PET/CT for detection of bone metastases in patients with high-risk prostate carcinoma. AJR Am J Roentgenol. 2012;199(5):1114–20.

病例 12

骶管囊肿

Rajesh Gupta

病史

患者男，75 岁，患有复发性左足肉瘤，出现下背部/臀部疼痛（图 12.1）。

诊断

骶管囊肿。

影像学表现

• T1 低信号和 T2 高信号两个相邻病灶位于 S2~3 双侧神经孔中心（直箭头）。

• 病变在 STIR 序列上呈高信号，表明富含液体（弯箭头）。

• PET/MR 融合成像显示病变无 FDG 摄取，符合骶管囊肿表现。

讨论

骶管囊肿又被称为骶神经周囊肿，收集了背根神经节附近的神经根鞘层之间的脑脊液。它们被认为是Ⅱ型脊膜囊肿，因其是硬膜外的且含有神经组织；而Ⅰ型是硬膜外的，不含有神经组织；Ⅲ型是硬膜内的。可能的病因包括先天性、外伤性和炎症性因素，这些因素能引起蛛网膜增厚和憩室的形成。疾病本身往往不会有太大变化，而病因却可发生变化。这些病变通常是偶发的，无症状；然而，当它们通过球阀机制（类似腘窝囊肿）在高压下积聚更多液体时，可能会出现潜在的症状。这些罕见的症状包括下背部疼痛、放射性下肢疼痛、括约肌或性功能受损。手术切除疗效确切，但很少进行。

MR 特别有助于鉴别 T2 呈均匀高信号且 T1 呈低于肌肉信号的骶管囊肿的单纯囊性成分。与 CT 相比，MR 能提供更好的软组织分辨率，并能使用液体流动敏感序列评估囊肿和蛛网膜下隙的关系。彼此相通的囊肿通常是无症状的，因为对邻近神经根的压迫较小。目前，很少进行脊髓造影来显示囊肿的关系和充盈特征。

这些囊肿在 PET 显像上没有代谢增高。囊肿破裂或感染等并发症可引起 FDG 摄取增高。骶骨的其他囊性病变，如脊索瘤和软骨肉瘤，可能具有诸如摄取增高的恶性特征，临床上应进一步干预。

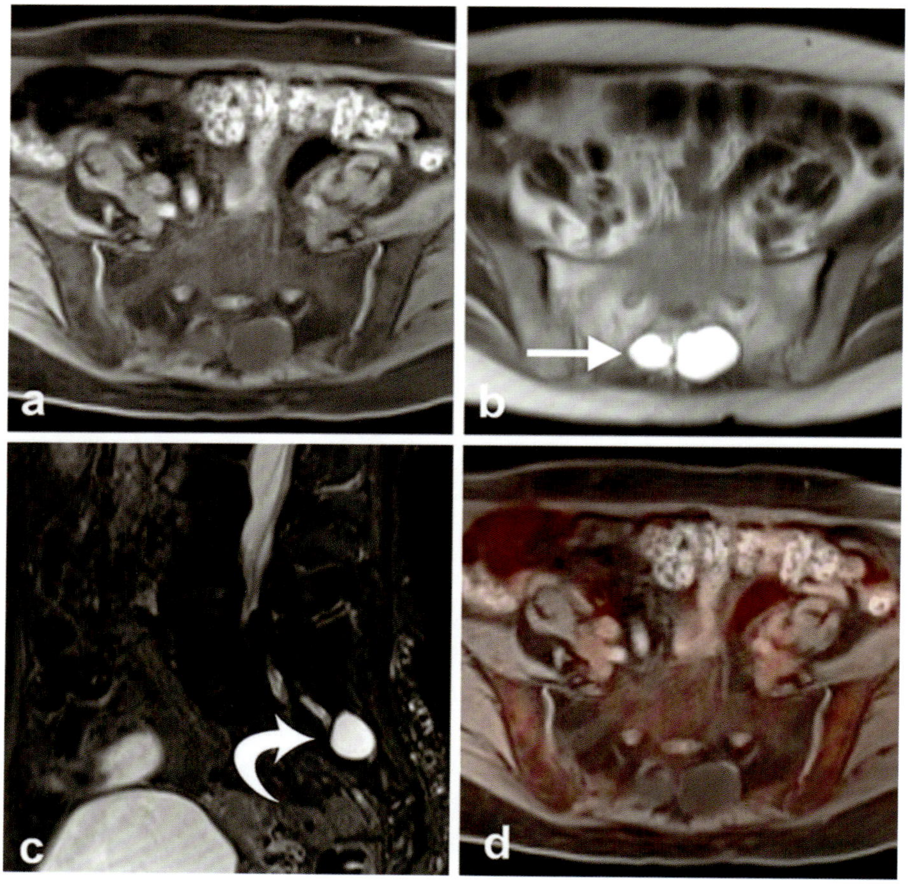

图 12.1 (a)T1 VIBE 序列脂肪抑制轴位图像；(b)T2 HASTE 序列轴位图像；(c)STIR 序列矢状位图像；(d)PET/MR T1 VIBE 序列脂肪抑制轴位融合图像。

（王雪鹃 李淑娟 译）

推荐阅读

Davis SW, Levy LM, LeBihan DJ, Rajan S, Schellinger D. Sacral meningeal cysts: evaluation with MR imaging. Radiology. 1993;187(2):445–8.

Nadler SF, Bartoli LM, Stitik TP, Chen B. Tarlov cyst as a rare cause of S1 radiculopathy: a case report. Arch Phys Med Rehabil. 2001;82(5):689–90.

病例 13

蜂窝织炎

Rajesh Gupta

病史

患者女，73 岁，患有糖尿病，右足软组织肿胀且足背慢性溃疡(图 13.1)。

诊断

蜂窝织炎。

影像学表现

- T1 呈明显低信号，沿足背增厚的皮下组织延伸到关节区域。
- T2 图像显示足背水肿呈明显的高信号。
- PET/MR 融合图像显示足背皮下组织内有明显的高代谢，表明为软组织感染(直箭头)。
- MR 或 PET 图像上未见骨髓炎表现。
- T1 图像显示内侧楔骨(三角箭头)有一条细线状低信号线，提示软骨下不完全性骨折。
- 注意在 MR 图像中，足底固有肌肉的脂肪和肌肉的过度水肿，FDG 摄取轻度增高。这是糖尿病肌肉疾病的常见征象。

讨论

蜂窝织炎是发生在真皮和皮下组织的一种细菌感染，且迅速蔓延。症状包括水肿、红斑、疼痛和发热。最常见的致病菌是金黄色葡萄球菌和链球菌。外周血管疾病和糖尿病患者尤其容易患蜂窝织炎。正确的临床检查和影像学检查是区分蜂窝织炎和更严重的感染的重要手段。所谓更严重的感染包括骨髓炎和严重的坏死性筋膜炎。后者是一种罕见的进展性感染，特征是广泛的组织坏死和严重的全身毒性。

MR 特别有助于区分蜂窝织炎与坏死性骨髓炎和筋膜炎。蜂窝织炎的特征表现为浅表软组织增厚，T2 呈高信号，T1 呈低信号，常呈蜂窝状。注射钆剂后常强化。假积液并不少见，与深筋膜相邻。当患者转身时，这些“积液”会移动，由此证实即使它们边缘强化，也不是脓肿。

坏死性筋膜炎中，较深的肌筋膜层在 T2 呈高信号，注射对比剂后强化。坏死性筋膜炎也显示更深的肌肉水肿，在 T2 图像上肌间隔增厚，强化不明显。骨髓炎的病变骨髓在 T1 图像上呈低信号，因骨髓水肿在 T2

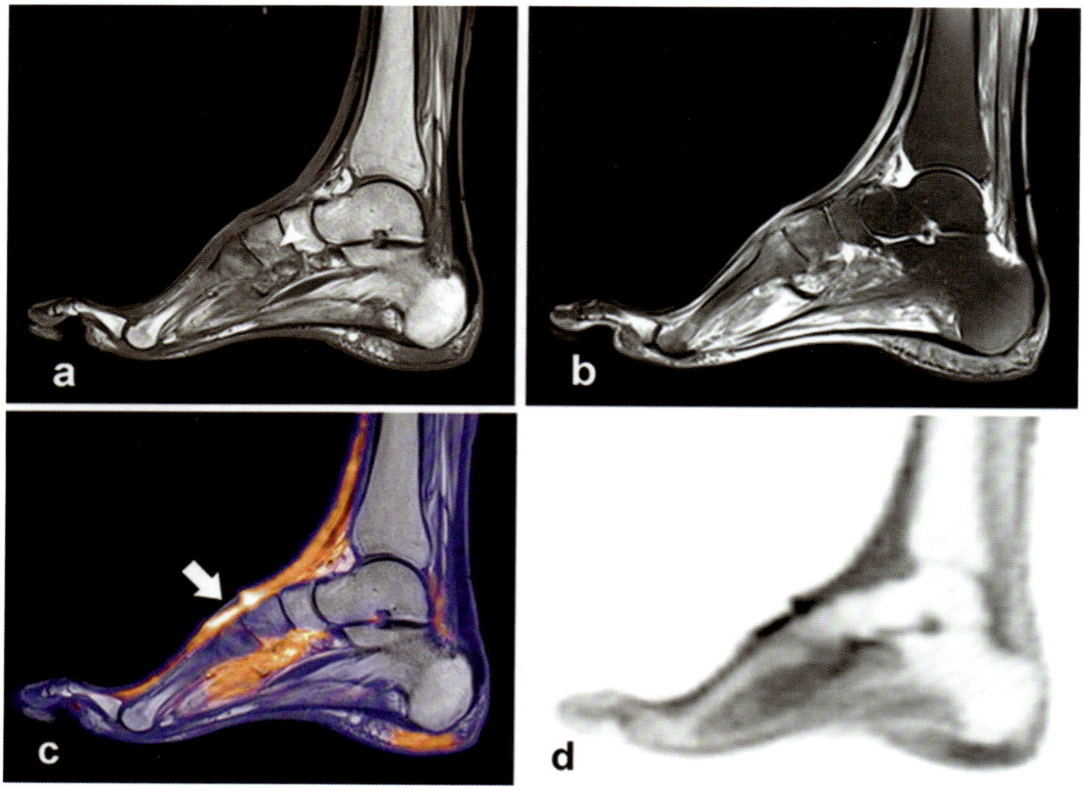

图 13.1 (a)T1 TSE 序列矢状位图像;(b)T2 TSE 序列脂肪抑制矢状位图像;(c)PET/MR T1 TSE 序列融合矢状位图像;(d)PET 矢状位图像。

图像上呈高信号。FDG 对骨髓炎的诊断和定位具有较高的敏感性和特异性,是临床经常关注的问题。PET/MR 能很好地评价深层肌筋膜组织,发现继发感染部位。

(汪春 孙华 译)

推荐阅读

Keidar Z, Militianu D, Melamed E, Bar-Shalom R, Israel O. The diabetic foot: initial experience with 18F-FDG PET/CT. J Nucl Med. 2005;46:444–9.

Rahmouni A, Chosidow O, Mathieu D, Gueorguieva E, Jazaerli N, Radier C, et al. MR imaging in acute infectious cellulitis. Radiology. 1994;192:493–6.

病例 14

脊柱退变:Modic Ⅰ型改变

Rajesh Gupta, Robert Matthews

病史

患者男,30 岁,渐进性慢性背痛,MR 平扫疑似骨髓炎和腰椎椎间盘炎,行 PET/MR 扫描以明确病变性质(图 14.1)。

诊断

脊柱退变:Modic Ⅰ型改变。

影像学表现

• L5 和 S1 相邻终板和椎体中部(宽直箭头)T1 呈低信号,T2 呈高信号。

• L5/S1 椎间盘变薄伴 T2 信号轻度下降(三角箭头)。

• L5~S1 相邻皮质终板相对完整,仅有轻度不规则。

• L5 下终板和 S1 上终板 (细直箭头)及邻近椎体(弯箭头)强化,部分椎间盘周边强化。

• L5/S1 椎间隙终板 FDG 摄取总体减低,是退行性 Modic Ⅰ型改变的特点。未见 FDG 摄取明显增高的骨髓炎征象。

讨论

腰椎退行性终板改变较常见, 在常规 MR 图像上有不同的表现。1988 年,迈克尔·莫迪克博士最初描述了这些退化终板的变化,并将其分为 3 种类型。根据终板骨髓信号的 MR 表现进行分类。Modic Ⅰ型改变 T1 呈低信号,T2 呈高信号,注射对比剂后可强化,与骨髓水肿、炎症有关;类似的影像学特征也是椎间盘骨髓炎的特点,因此,很难区分这两种情况。Modic Ⅱ型终板改变与慢性骨髓改变相关,T1 呈高信号、T2 呈等至高信号,是由于红骨髓向黄骨髓转变。Ⅲ型退行性改变是由软骨下骨质硬化引起的,并呈低 T1 和 T2 信号改变。

因为 FDG-FET 的高敏感性,其在疑似感染的疾病诊断中应用越来越多。感染时炎症介质(如中性粒细胞、嗜酸性粒细胞和巨噬细胞)增多,并由此导致葡萄糖利用增加。这些炎症介质在退行性改变中不存在。因此,在脊柱退行性改变中,除非存在相关炎

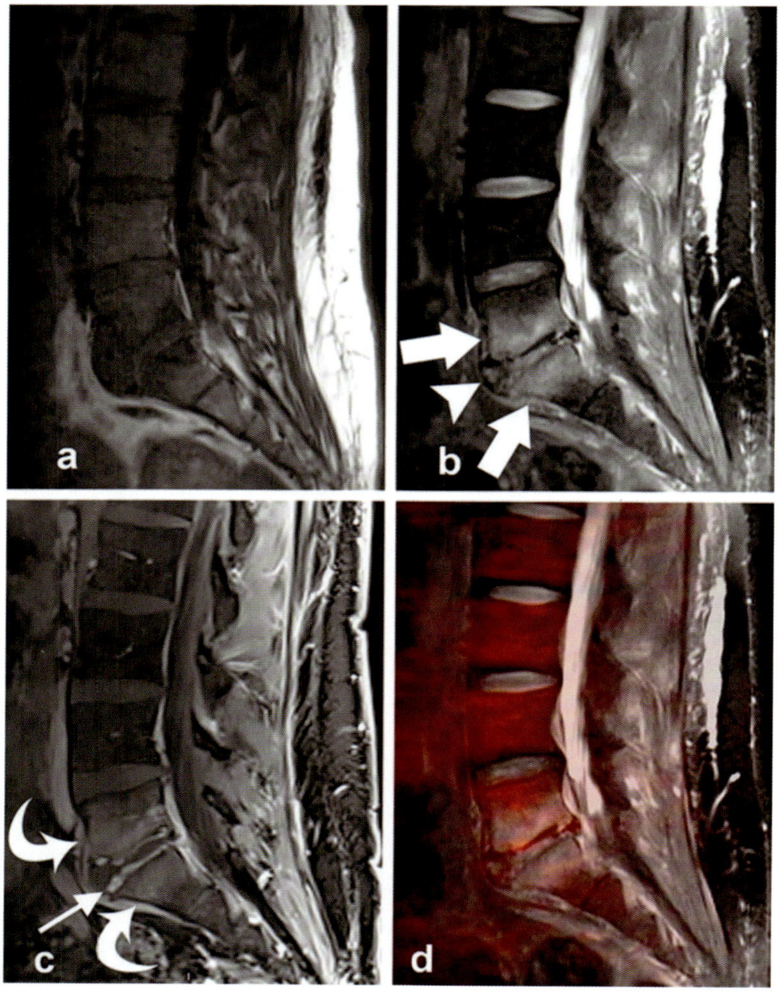

图 14.1 (a)T1 矢状位图像;(b)T2 脂肪抑制矢状位图像;(c)T1 VIBE 序列脂肪抑制钆增强矢状位图像;(d)PET/MR T2 脂肪抑制矢状位融合图像。

症性关节病，否则很少有 FDG 摄取或没有 FDG 摄取。FDG-PET/MR 是鉴别退变性和感染性终板异常的一个很好的工具,它可以同时借助 MR 信号特征和 FDG 的代谢程度。在当前病例中，若未行椎间盘 PET 扫描,可能会误诊为感染。

(陈龙 汪春 译)

推荐阅读

Modic MT, Steinberg PM, Ross JS, Masaryk TJ, Carter JR. Degenerative disk disease: assessment of changes in vertebral body marrow with MR imaging. Radiology. 1988;166(1 Pt 1):193–9.

Stumpe KD, Zanetti M, Weishaupt D, Hodler J, Boos N, Von Schulthess GK. FDG positron emission tomography for differentiation of degenerative and infectious endplate abnormalities in the lumbar spine detected on MR imaging. AJR Am J Roentgenol. 2002;179(5):1151–7.

病例 15

髓外多发性骨髓瘤

Rajesh Gupta

病史

患者男，41 岁，2 年前被诊断为 IgG kappa 型多发性骨髓瘤，目前患者腰痛，考虑为复发(图 15.1)。

诊断

髓外多发性骨髓瘤。

影像学表现

• 主动脉弓水平椎体前较大肿块，T1 呈均匀等信号，T2 呈不均匀高信号。

• 肿块中度摄取 FDG，提示为恶性病变(三角箭头)。化疗产生的骨髓刺激引起邻近椎体 FDG 摄取轻度增高。

• 肿块推挤气管（*）并引起食管移位(直箭头)。

讨论

多发性骨髓瘤的诊断、分期和治疗方面的进展使该病患者的总生存期增加到 10 年以上。这有助于提高髓外多发性骨髓瘤的影像学诊断水平，只是因为髓外多发性骨髓瘤有可能在复发阶段形成，尤其是在那些接受同种异体骨髓移植治疗的患者中。髓外骨髓瘤的发生有两种机制。最常见的是脊柱骨性骨髓瘤肿块的连续延伸，通常表现为大的椎旁或硬膜外肿块。第二种机制是骨髓瘤克隆细胞的血行播散，这些克隆细胞从骨髓中逸出，播散到皮肤、内脏、淋巴结、上呼吸道和大脑。

MR 在髓外多发性骨髓瘤的治疗中起着重要的作用，因其可以明确其他检查似是而非的诊断，从而实现准确诊断；其次还可以监测疾病活动，评估治疗反应，并评估潜在的并发症。与骨相连的髓外骨髓瘤在 T1 图像上的典型表现为与骨骼肌相似的、均匀的、低至等信号的大肿块。T2 呈高信号，注射钆剂后增强。在 T2 图像上，一些与骨不相连的髓外骨髓瘤病灶可能呈低信号，这可以用这些病灶与淋巴瘤的生物学相似性来解释。髓外多发性骨髓瘤最常见的并发症是硬膜外血肿压迫脊髓和椎体压缩性骨折，MR 可对其进行全面评估。

髓外骨髓瘤代谢增高。全身 PET/MR 技术的出现使得一次成像即可检测骨性多发性骨髓瘤和髓外病变成为可能。FDG-PET

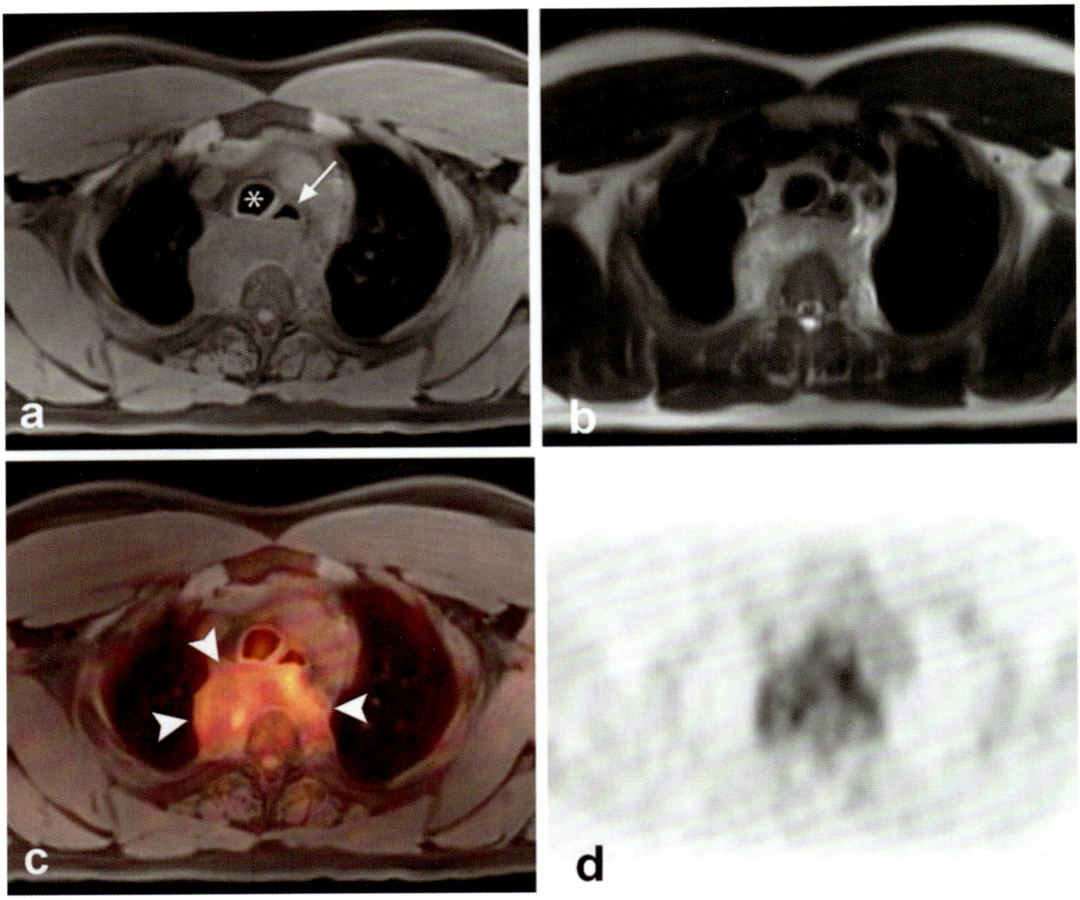

图 15.1 (a)T1 径向 VIBE 序列脂肪抑制轴位图像；(b)T2 HASTE 序列轴位图像；(c)PET/MR T1 径向 VIBE 序列脂肪抑制轴位融合图像；(d)PET 轴位图像。

被证明有助于监测治疗反应和根据代谢增高的变化预测临床预后。有人建议，FDG-PET 不应在治疗后的前 2 个月内进行，以避免由于放射后炎症或手术后改变而导致假阳性结果。

（陈晓娟 陈龙 译）

推荐阅读

Bredella MA, Steinbach L, Caputo G. Value of FDG PET in the assessment of patients with multiple myeloma. AJR Am J Roentgenol. 2005;184(4):1199–20.

Tirumani SH, Shinagare AB, Jagannathan JP. MRI features of extramedullary myeloma. AJR Am J Roentgenol. 2014;202(4):803–10.

病例 16

主动脉炎

Rajesh Gupta

病史

患者男，63 岁，背部疼痛、发热、畏寒，接受 PET/MR 检查(图 16.1)。

诊断

主动脉炎（耐甲氧西林金黄色葡萄球菌）。

影像学表现

- T1 图像显示腹主动脉周围有一个混杂信号灶。
- T2 图像显示低信号灶伴动脉壁增厚(三角箭头)。
- DWI 高信号，表观扩散系数(ADC)信号减低，提示扩散受限(直箭头)。
- PET/MR 融合显示 FDG 呈半圆形摄取，与大动脉炎一致。

讨论

主动脉炎是与感染性或非感染性原因有关的主动脉壁炎症。它可以影响主动脉及其分支的任何位置，并有不同程度的累及。影响较大血管的非感染性表现的病因包括大动脉炎、巨细胞动脉炎或贝氏病。胶原血管疾病，如类风湿关节炎和系统性红斑狼疮，可能同时累及中小血管和主动脉。感染性大动脉炎可表现为化脓性感染、结核、梅毒或沙门菌感染。症状各不相同，可能包括疼痛、发热或血管功能不全。

主动脉炎的影像学检查有助于区分感染性和非感染性病因，评估病情进展，监测治疗，指导活检或排除其他诊断。动脉瘤、主动脉周围脓肿、血栓和管腔阻塞等并发症也可以成像。MR 对主动脉壁和管腔及其分支提供了更好的评价。多个 MR 序列可用于评价大动脉炎。T1 图像显示主动脉壁增厚，炎性肿块延伸至周围脂肪和软组织。T2 序列特别适合显示血管壁内的壁水肿。增强 T1 图像评估壁厚和强化。扩散加权序列显示感染的扩散受限。MR 血管造影可以对管腔狭窄、血栓和闭塞进行评估。

FDG-PET 显像显示，活动性血管炎和感染性病变代谢明显增高，也见于血管炎、动脉粥样硬化和急性夹层组织中。然而，无论是 MR 还是 PET 显像，都不能可靠地区分感染性和非感染性病因。全身 PET 显像

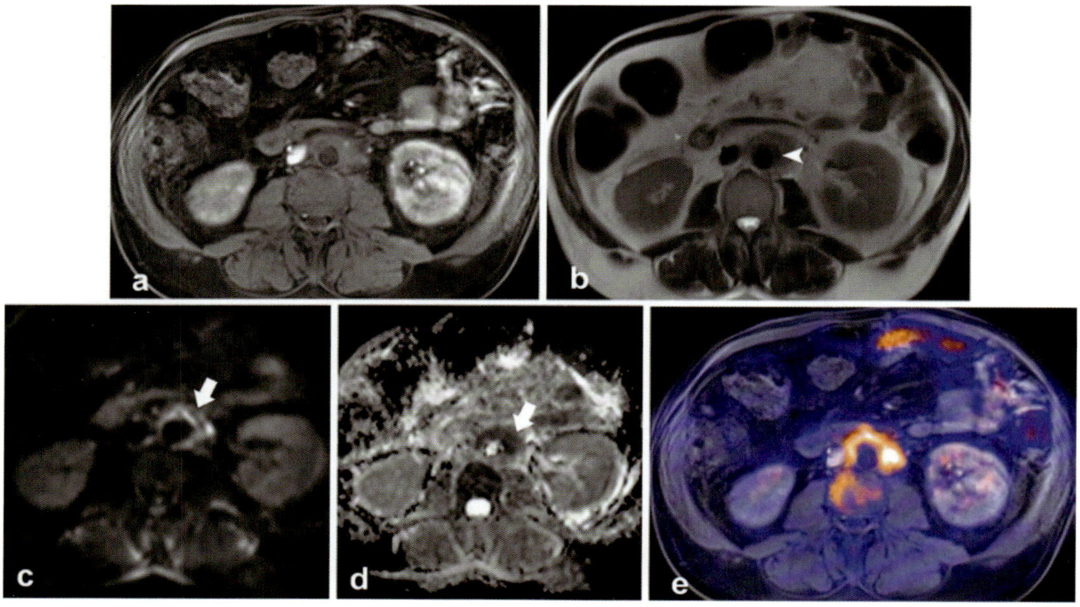

图 16.1 (a)T1 VIBE 序列脂肪抑制轴位图像；(b)T2 HASTE 序列轴位图像；(c)DWI 轴位图像；(d)ADC 轴位图像；(e)PET/MR T2 HASTE 序列脂肪抑制轴位融合图像。

能显示疾病的纵向范围。当 PET 与 MR 结合时，可以对 FDG 摄取增高的主动脉和其他血管结构进行精确的解剖评估，FDG 摄取增高提示有活跃的炎症或感染。PET/MR 还可通过显示 FDG 代谢降低来监测治疗反应。

（黄云超 雷玉洁 译）

推荐阅读

Gornik HL, Creager MA. Aortitis. Circulation. 2008;177:3039–51.

Litmanovich DE, Yıldırım A, Bankier AA. Insights into imaging of aortitis. Insights Imaging. 2012;3:545–60.

病例 17

原发性骨淋巴瘤

Rajesh Gupta

病史

患者女,14 岁, 出现持续性左膝疼痛(图 17.1)。

诊断

股骨远端原发性骨淋巴瘤(弥漫性大 B 细胞淋巴瘤)。

影像学表现

- T1 图像显示一个低信号病变 (直箭头),在前方浸润左侧股骨远侧干骺端前部。这个病变破坏了骨组织,但没有引起关节积液。
- STIR 序列显示肿块内明显高信号,并伴有水肿。
- T1 增强后,肿瘤(三角箭头)的轮廓更加清晰。
- PET/MR 融合显示代谢明显增高,证实为恶性肿瘤。

讨论

原发性骨淋巴瘤(PBL)是一种罕见的淋巴瘤,其定义为骨的局限性淋巴瘤,在诊断时无远处扩散的证据。必须注意排除更常见的全身性淋巴瘤,最常见的方法是进行胸部、腹部和骨盆 CT 检查。

弥漫性大 B 细胞淋巴瘤是最常见的 PBL 病理类型,发生年龄跨度大,最常见的是 36~52 岁年龄组,<10 岁的儿童罕见。最常见的症状是间歇性但持续的骨痛,伴有各种肿胀、可触及肿块和发热等不同症状。总体而言,PBL 患者的 5 年生存率明显优于其他骨肿瘤。

MR 为 PBL 提供了良好的骨髓和软组织评价。骨髓病变 T1 呈明显的低信号,T2 通常呈高信号。与本例一样,该肿瘤更具浸润性,边界较其他骨肿瘤不明显。肿瘤周围水肿和反应性改变可能呈 T2 高信号。然而,这种模式并不常见。这些肿瘤在注射钆造影剂后也表现出明显强化。

FDG-PET 在淋巴瘤诊断中的应用已经

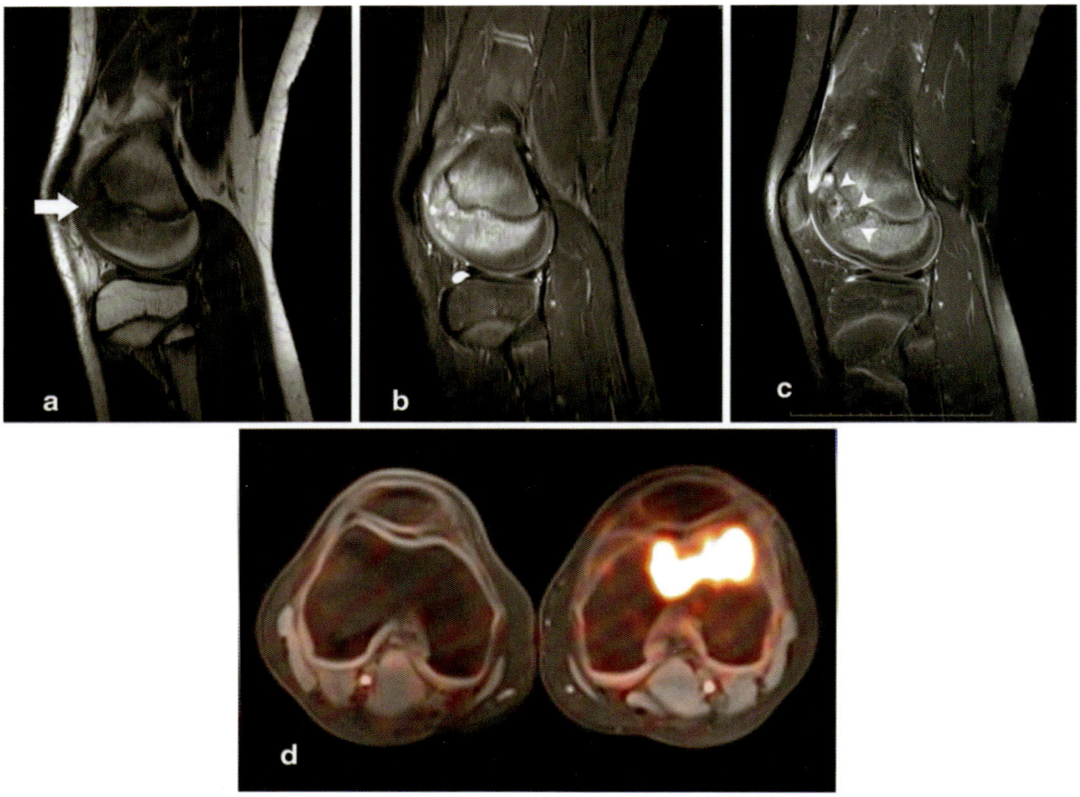

图 17.1 (a)左膝 T1 矢状位图像;(b)左膝 STIR 序列矢状位图像;(c)T1 脂肪抑制钆增强矢状位图像;(d)PET/MR 径向 VIBE 序列脂肪抑制轴位融合图像。

得到了广泛的研究,尤其是对于弥漫性大B细胞亚型,PET阳性率>90%。PBL和淋巴瘤累及骨骼均表现为FDG的摄取增高。FDG-PET也被证明可以预测对治疗的反应,化疗后扫描阴性显示预后良好。FDG-PET也被证明能准确地确定骨髓受累程度,与骨髓活检结果一致。MR具有较高的空间分辨率,PET显像具有高FDG亲和性,PET/MR是诊断原发性骨淋巴瘤和淋巴瘤骨浸润的理想方法。

(陈晓娟 濮永祝 译)

推荐阅读

Friedberg JW, Chengazi V. PET scans in the staging of lymphoma: current status. Oncologist. 2003;8:438–47.

Krishnan A, Shirkhoda A, Tehranzadeh J, Armin AR, Irwin R, Les K. Primary bone lymphoma: radiographic-MR imaging correlation. Radiographics. 2003;23:1371–83.

病例 18

骨髓放射治疗后改变

David Pouldar, Robert Matthews

病史

患者女，54 岁，接受骨盆放射治疗和化疗 6 个月后，宫颈癌再分期(图 18.1)。

诊断

骨髓放射治疗后改变。

影像学表现

- L5 椎体和骶骨(白色三角箭头)呈 T1 低信号，T2 高信号(白色直箭头)，表明骨髓脂肪细胞增多。
- 在 STIR 序列图像上未检测到变化。
- PET 融合图像显示由于放射治疗，L5 椎体和骶骨摄取 FDG 降低(白色弯箭头)。
- PET 矢状位图像还显示，L5 椎体和骶骨摄取 FDG 降低(黑色直箭头)，其余椎体由于化疗诱导的骨髓刺激导致摄取 FDG 普遍增高。

讨论

了解放射治疗后骨髓变化的演变，对于区分正常的放射治疗后变化和其他骨髓异常非常重要。此外，骨髓改变可能有助于确定患者是否能够接受进一步的抗肿瘤治疗，如化疗。MR 能够检测骨髓中脂肪细胞的增加，这是放射治疗的结果。脂肪细胞的增加表明骨髓组织的丢失。MR 检测到的辐射引起的骨髓改变是由治疗时长和辐射治疗后的时间间隔决定的。

最初，骨髓的变化是通过 STIR 序列图像上反映水肿和坏死的高信号来检测的。在 3~6 周之间当脂肪细胞开始迁移时，T1 呈不均匀的骨髓信号增高，STIR 序列通常呈高信号。6 周后，骨髓细胞进一步被脂肪组织替代，T2 信号轻度增高。对脂肪敏感的 T1 图像显示骨髓信号增高，但可能出现低信号。骨髓的 MR 改变在治疗后 5~6 年最为明显，而在高剂量放射治疗后，完全恢复可能需要 10~23 年。

了解放射治疗后骨髓的变化对 FDG-PET/MR 显像的影响，对评价放射治疗后骨转移有重要意义。放射治疗后，PET/MR 图像上 FDG 摄取的急性或亚急性变化可能发生，使治疗效果的评价更加困难。照射后的骨髓在最初的 1~3 周内 FDG 摄取短暂增高，反映炎症。随后，骨髓中 FDG 的摄取迅

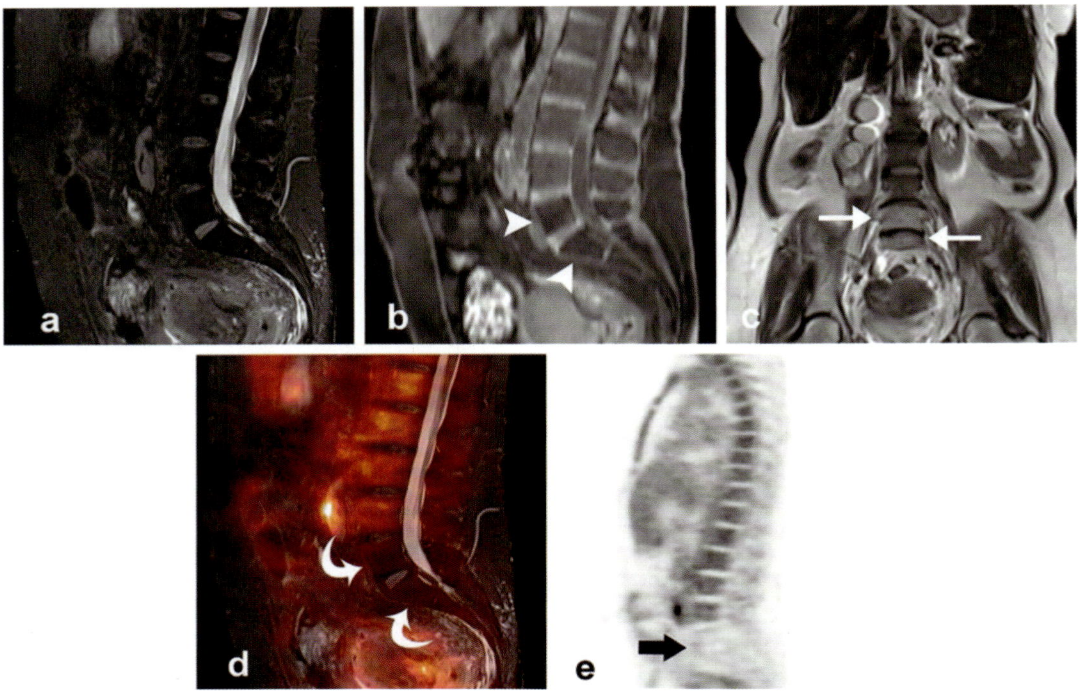

图 18.1 (a)STIR 序列矢状位图像;(b)T1 径向 VIBE 序列脂肪抑制矢状位图像;(c)T2 TSE 序列冠状位图像;(d)PET/MR STIR 序列矢状位融合图像;(e)PET 矢状位图像。

速下降,甚至严重降低,反映了骨髓被脂肪细胞替代。通常,当给予化疗药物和粒细胞刺激因子(可显著增加正常骨髓中 FDG 的摄取)时,这种摄取减少更为明显。照射后骨髓中 FDG 摄取恢复正常可能需要数年时间。因此,在使用 FDG-PET/MR 评估治疗反应时,应在放射治疗后的最初几周内谨慎解释骨髓的评估。最终,可能需要通过前后对比成像来确定异常 PET 和 MR 发现的意义。

(赵升 陈晓娟 译)

推荐阅读

Casamassima F, Caramella CR, Tinacci E, Villari N, Ruggiero M. Hematopoietic bone marrow recovery after radiation therapy: MRI evaluation. Blood. 1989;73:1677–81.

Higashi T, Fisher SJ, Brown RS, Nakada K, Walter GL, Wahl RL. Evaluation of the effect of local irradiation on normal rodent bone marrow metabolism using FDG: preclinical PET studies. J Nucl Med. 2000;41(12):2026–35.

Stevens SK, Moore SG, Kaplan D. Early and late bone-marrow changes after irradiation: MR evaluation. AJR Am J Roentgenol. 1990;154(4):754–0.

病例 19

复发性黏液样脂肪肉瘤

Rajesh Gupta

病史

患者女，48 岁，右下肢上段肉瘤病史，接受多次切除、放射治疗和化疗。

诊断

复发性黏液样脂肪肉瘤。

影像学表现

- T1 轴位图像显示右上肢上段后外侧肌间低信号肿块，增强后有强化。
- T2 轴位图像显示该毛刺样肿块内部呈稍不均匀的高信号。
- 组织收缩和变形，皮下可见覆盖在复发肿瘤表面的手术瘢痕，呈低 T1 和低 T2 信号。
- 增强后图像边缘呈不规则强化。
- PET/MR 融合图像显示明显的高代谢，与肿瘤复发一致。

讨论

脂肪肉瘤是脂肪组织的恶性肿瘤。它们是第二大常见类型的软组织肉瘤，并进一步分类为不同的组织学亚型，但有点令人惊讶的是，它们比皮下组织中出现的各种类型的纤维肉瘤少见。黏液样脂肪肉瘤是第二常见的脂肪肉瘤亚型，占所有软组织肉瘤的 10%。它们没有性别偏好，发病年龄往往为 40~60 岁。黏液样脂肪肉瘤一般发生于下肢肌间部位，而肌肉或皮下来源较少。临床上，这些病变表现为无痛性软组织肿块。治疗包括广泛的外科切除术，通常辅以化疗。软组织转移比肺转移更常见，包括腹膜后、胸壁、心包、胸膜和骨盆。

在 MR 图像上，黏液样脂肪肉瘤表现为较大的、边界似清非清的、常为分叶状的肿块。这些病变具有高含水量，呈 T1 低信号和 T2 高信号，通常类似囊肿。然而，与囊肿不同的是，这些病变在增强后的 MR 图像上有强化。脂肪通常不是肉眼可见的，因此在 T1 图像上可能看不到。然而，病变内脂肪组织可以通过同反相位识别。

脂肪肉瘤是 FDG 高亲和性的，因此，PET 可以在模棱两可的情况下给出更可能的诊断。此外，SUV 摄取值越高，肿瘤的侵袭性越强，预后越差。虽然 PET 显像在准确判断原发性肿瘤扩展的真实范围方面能力有

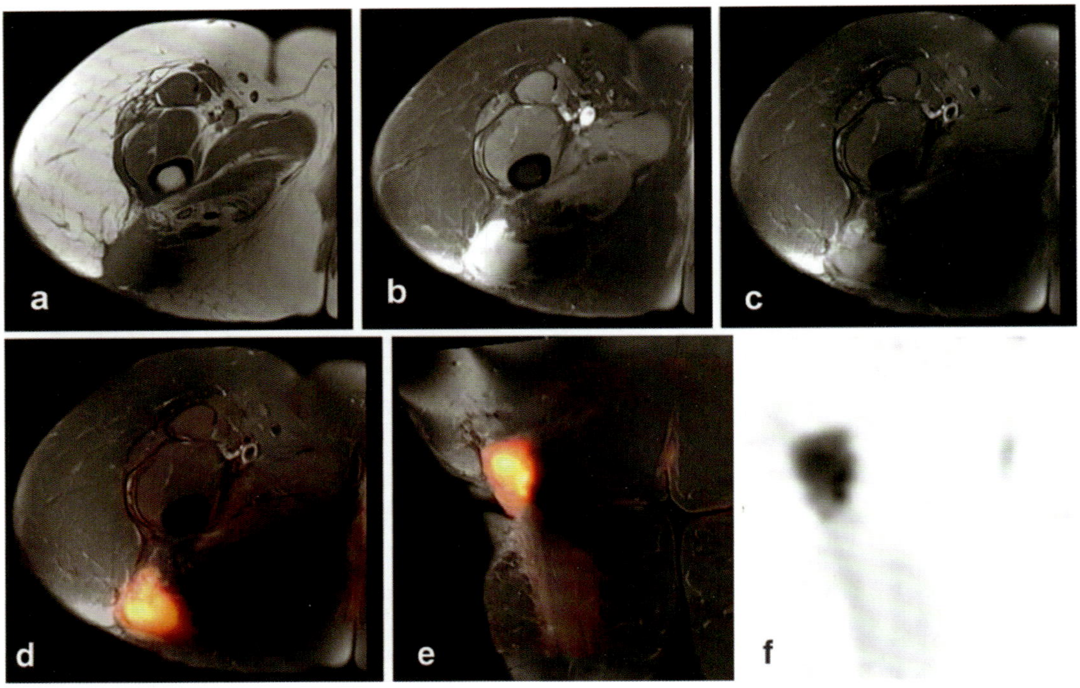

图 19.1 (a)T1 TSE 序列轴位图像；(b)T1 TSE 序列脂肪抑制钆增强轴位图像；(c)T2 TSE 序列脂肪抑制轴位图像；(d)PET/MR T2 TSE 序列轴位融合图像；(f)PET/MR T1 TSE 序列脂肪抑制钆增强冠状位融合图像。

限，但是 PET 可以检测出小的卫星病变和远处的转移性疾病。PET 与 MR 成像联合应用在鉴别术后复发与水肿、炎症和瘢痕方面非常有效，尤其是对于那些接受过手术及放射治疗的患者。PET/MR 可以提供肿瘤大小、代谢和肿瘤坏死的变化信息，代谢减低往往提示疗效较好。

（雷玉洁 丁莹莹 译）

推荐阅读

Buchbender C, Heusner TA, Lauenstein TC, Bockisch A, Antoch G. Oncologic PET/MRI, part 2: bone tumors, soft-tissue tumors, melanoma, and lymphoma. J Nucl Med. 2012;53:1244–52.

Murphey MD, Arcara LK, Fanburg-Smith J. From the archives of the AFIP: imaging of musculoskeletal liposarcoma with radiologic-pathologic correlation. Radiographics. 2005;25:1371–95.

Partovi S, Kohan AA, Zipp L, Faulhaber P, Kosmas C, Ros PR, et al. Hybrid PET/MR imaging in two sarcoma patients – clinical benefits and implications for future trials. Int J Clin Exp Med. 2014;7:640–8.

病例 20

骨结节病

Eric van Staalduinen

病史

患者男,65 岁,骨扫描发现结节病和多处骨病变。无癌症病史(图 20.1)。

诊断

骨结节病。

影像学表现

• MR 显示多个 T1 低信号和 STIR 高信号病灶,增强有强化(三角箭头)。

• PET/MR 矢状位和冠状位融合图像(直箭头)显示病灶 FDG 摄取显著增高,提示广泛转移。

• 骨髓也有不均匀的 FDG 摄取,提示更广泛的转移性疾病。

• 脊椎病变活检显示非坏死性肉芽肿,符合肉芽肿性病变。

讨论

结节病是一种起源不明的全身性肉芽肿性疾病,其特征是在受累器官中出现非坏死性肉芽肿。骨结节病被认为发生在 1%~13%的患者。骨结节病的临床表现多样,包括无症状的表现、非特异性疼痛、关节痛,也可偶然发现。骨受累通常累及外周骨骼,其中指骨、掌骨和跖骨是最常见的受累部位。然而,病变可能发生在任何骨骼中,长骨或中轴骨骼中的病变可能与转移性疾病或多发性骨髓瘤相似。目前尚无明确的影像学鉴别诊断方法可以对结节病骨病变和骨转移进行可靠的鉴别诊断,可能需要活检才能确诊。一般采用皮质类固醇治疗,通常是为了缓解症状而开始的。

骨结节病的 MR 表现是非特异性的。结节病病变表现为多发圆形或不规则形状的髓内病变,可能含有脂肪病灶,T1 呈低信号且均匀。在液体敏感的 T2 和 STIR 序列图像上,这些病变是均匀的高信号。静脉注射钆螯合物后,这些病变也表现为非特异性增强。病变内有脂肪或正常组织被取代表明肉芽肿正在消退。在已知的结节病患者中,肉芽肿消退强烈建议诊断结节病而不是转移。使用同反相位图像有助于识别细小的脂肪区域。

由于 FDG 摄取量随疾病活动的增加而增高,因此,FDG-PET 可在疑似炎症和感染

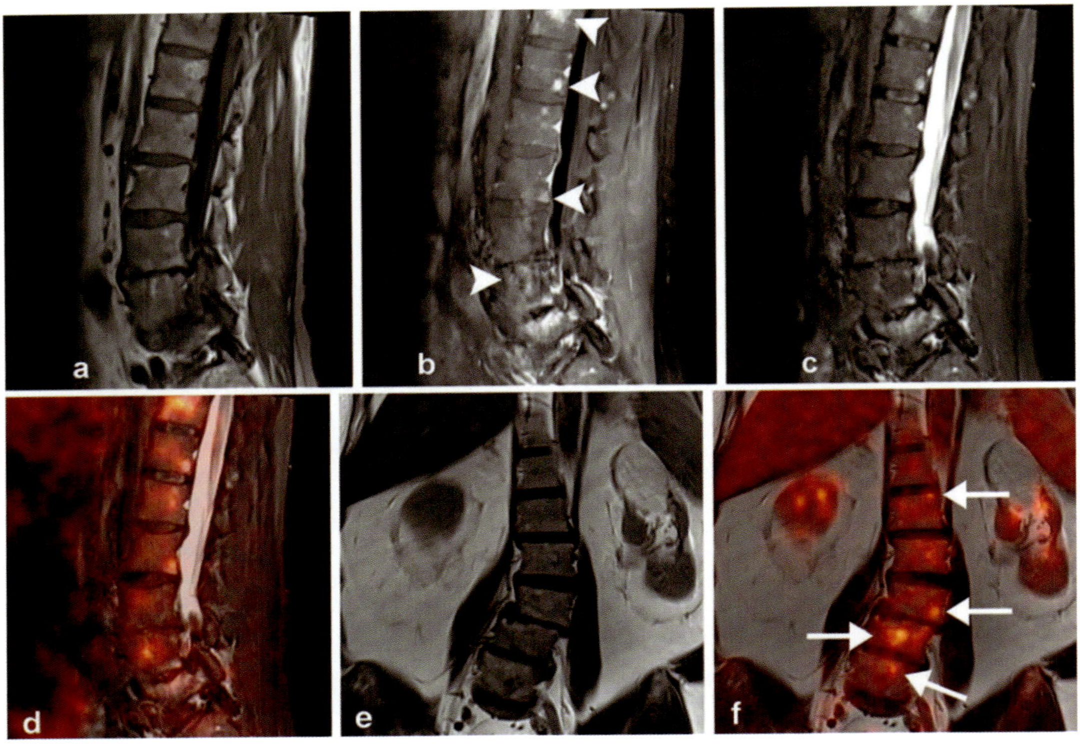

图 20.1 (a)T1 矢状位图像;(b)T1 钆增强矢状位图像;(c)STIR 序列矢状位图像;(d)PET/MR STIR 矢状位融合图像;(e)T2 冠状位图像;(f)PET/MR 冠状位融合图像。

患者的诊断中发挥重要作用。在结节病中,活化的巨噬细胞与肉芽肿的形成密切相关;这可能解释了为什么结节病肉芽肿病变表现出 FDG 摄取明显增高。这也可以解释为什么 FDG 摄取的程度与疾病活动和治疗反应相关。虽然 FDG 摄取增高不是结节病的特异性表现,但全身 FDG-PET 显像时,典型的结节病胸部表现为纵隔及双侧肺门广泛受累。因此,当 MR 表现为非特异性时,全身 FDG-PET 的应用和对典型结节病的识别有助于结节病与恶性疾病的鉴别诊断。

(汪春 丁莹莹 译)

推荐阅读

Aberg C, Ponzo F, Raphael B, Amorosi E, Moran V, Kramer E. FDG positron emission tomography of bone involvement in sarcoidosis. AJR Am J Roentgenol. 2004;182(4):975–7.

Moore SL, Kransdorf MJ, Schweitzer ME, Murphey MD, Babb JS. Can sarcoidosis and metastatic bone lesions be reliably differentiated on routine MRI? AJR Am J Roentgenol. 2012;198(6):1387–93.

Simpfendorfer CS, Ilaslan H, Davies AM, James SL, Obuchowski NA, Sundaram M. Does the presence of focal normal marrow fat signal within a tumor on MRI exclude malignancy? An analysis of 184 histologically proven tumors of the pelvic and appendicular skeleton. Skelet Radiol. 2008;37(9):797–804.

Talmi D, Smith S, Mulligan ME. Central skeletal sarcoidosis mimicking metastatic disease. Skelet Radiol. 2008;37(8):757–61.

病例 21

乳腺癌成骨转移

Rajesh Gupta

病史

患者女，47 岁，转移性乳腺癌再分期（图 21.1）。

诊断

乳腺癌成骨转移。

影像学表现

- 左侧股骨头病变 T1 和 T2 均呈低信号（直箭头）。
- PET 融合图像显示 FDG 轻度摄取，符合成骨转移。

讨论

成骨转移也被称为硬化性骨转移，可由多种不同的原发性恶性肿瘤引起，其中前列腺癌和乳腺癌是最常见的原因。前列腺癌倾向于表现为单纯的硬化性转移，而乳腺癌的骨病变通常是混合性、溶解性或硬化性的。不常见的以成骨转移为表现的原发性肿瘤包括类癌、髓母细胞瘤、神经母细胞瘤、淋巴瘤、结肠癌和移行细胞癌。用于解释新骨沉积的分子机制有多种学说，包括成骨细胞增多、生长因子和黏附分子的上调等。

溶骨性转移瘤通常是侵袭性的，成骨转移病变往往表现出一些缓慢的进展。溶解性和硬化性骨转移都倾向于骨髓含量高的区域，如骨盆、脊椎、肋骨和长骨的末端。MR 在评估骨髓腔中的转移灶以及病灶突破骨髓腔累及周围结构方面非常出色。正常骨髓脂肪含量高，T1 呈高信号。骨转移取代脂肪，导致 T1 呈低信号。在 T2 序列图像上，成骨细胞疾病多呈低至中等信号，这一点与溶骨性转移瘤不同。溶骨性转移瘤含水量较高，因此 T2 呈高信号。两种类型的髓质转移瘤在 T2 图像上都呈边缘高信号，代表病灶与正常组织的交界面。

FDG-PET 提供了反映骨转移代谢活性的图像。它特别有助于检测溶骨性疾病，与成骨细胞疾病相比，溶骨性疾病通常具有高度代谢活性。由于成骨细胞转移的代谢活性相对较低，病灶可能表现为少量到轻度的 FDG 摄取，而较小的硬化病灶可能未被发现。结合 PET 和 MR 有助于提高成骨细胞骨转移的检测，因为 MR 可以提供良好的骨髓评价，并且即使在代谢活性较低的情况下

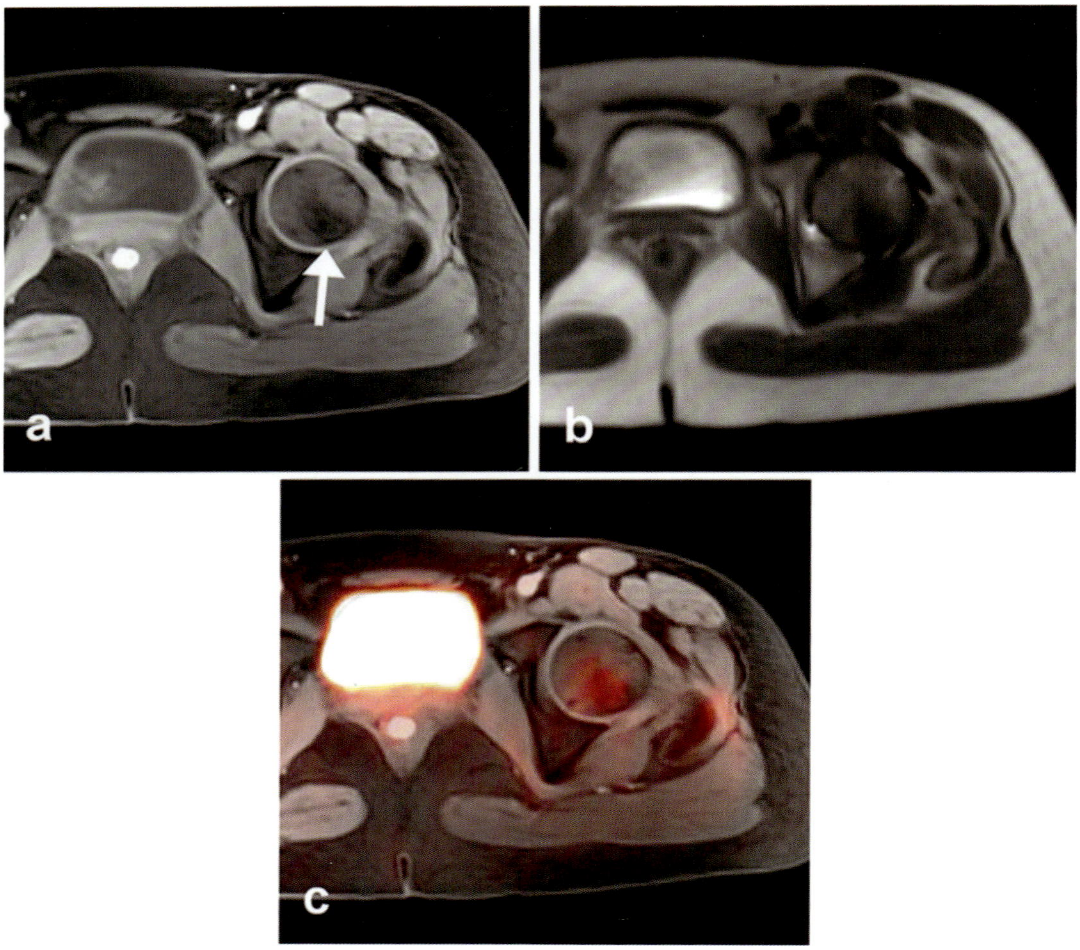

图 21.1 (a)T1 径向 VIBE 序列脂肪抑制轴位图像;(b)T2 HASTE 序列轴位图像;(c)FDG-PET/MR T1 径向 VIBE 序列脂肪抑制轴位融合图像。

也能显示恶性骨髓浸润。将来,PET/MR 的应用不仅包括准确检测骨转移,还包括评估治疗效果,特别是在乳腺癌患者中,通常混合有硬化和溶解性骨转移。在这种情况下,MR 应包括同反相位的图像,以排除脂肪小病灶。

(聂建云 濮永祝 译)

推荐阅读

Cook GJ, Houston S, Rubens R, Maisey MN, Fogelman I. Detection of bone metastases in breast cancer by 18FDG PET: differing metabolic activity in osteoblastic and osteolytic lesions. J Clin Oncol. 1998;16(10):3375–9.

O'Sullivan GJ, Carty FL, Cronin CG. Imaging of bone metastasis: an update. World J Radiol. 2015;7(8):202–11.

病例 22

肌肉劳损

Jingyu Zhou, Amit Gupta

病史

患者男，36岁，霍奇金淋巴瘤，放射治疗后再分期(图22.1)。

诊断

肌肉劳损。

影像学表现

- PET融合成像显示双侧颞肌内有强烈的高代谢活动，符合肌肉劳损改变(白色直箭头)。
- 颞肌内未见异常T1或T2信号。
- PET MIP图像还显示了肋间肌的弥漫性摄取，常伴有呼吸困难(黑色三角箭头)。

讨论

正常骨骼肌在静息状态时没有明显的FDG摄取。然而，当骨骼肌活动时，无论是自主活动还是非自主活动，它们可能会显示FDG摄取增加。咀嚼和运动是自主活动的例子，肌肉痉挛是一个非自主活动的例子，可以导致肌肉FDG摄取弥漫性增加。在呼吸窘迫的患者中，劳力性呼吸困难表现为呼吸肌肉中FDG摄取增高。在静息状态下，膈肌和肋间外肌是吸气的主要肌肉，呼气是一个相对被动的过程。然而，呼吸生理学的改变，如肺炎，可能引起这些肌肉的负荷增大，从而导致其他辅助呼吸肌参与呼吸。肋骨骨折引起的疼痛呼吸可表现为辅助肌的动员，如腹外斜肌、腹内斜肌、腹横肌和腹直肌。一组肌肉瘫痪常导致另一组或对侧肌肉的负荷增大。例如，由膈神经损伤引起的单侧膈肌麻痹导致对侧膈肌负荷代偿性增大，以及使用辅助肌群维持通气，都显示FDG摄取增高。

了解这些良性的FDG摄取是很有必要的，以区别于肿瘤、局部炎症过程、感染、肌肉损伤、肌肉坏死和寄生虫感染等引起FDG摄取增高的病理原因。刚进食食物的患者也可能处于高胰岛素状态，增加了骨骼肌和心肌对FDG的摄取。同时进行的MR扫描可能有助于鉴别。正常的膈肌和其他呼吸肌遵循典型的肌肉MR信号强度，T2呈低于脂肪和水的信号强度，T1呈低于脂肪和高于水的信号强度。慢性膈肌麻痹表现为肌肉体积减小，脂肪化引起的T1和T2信号增加。

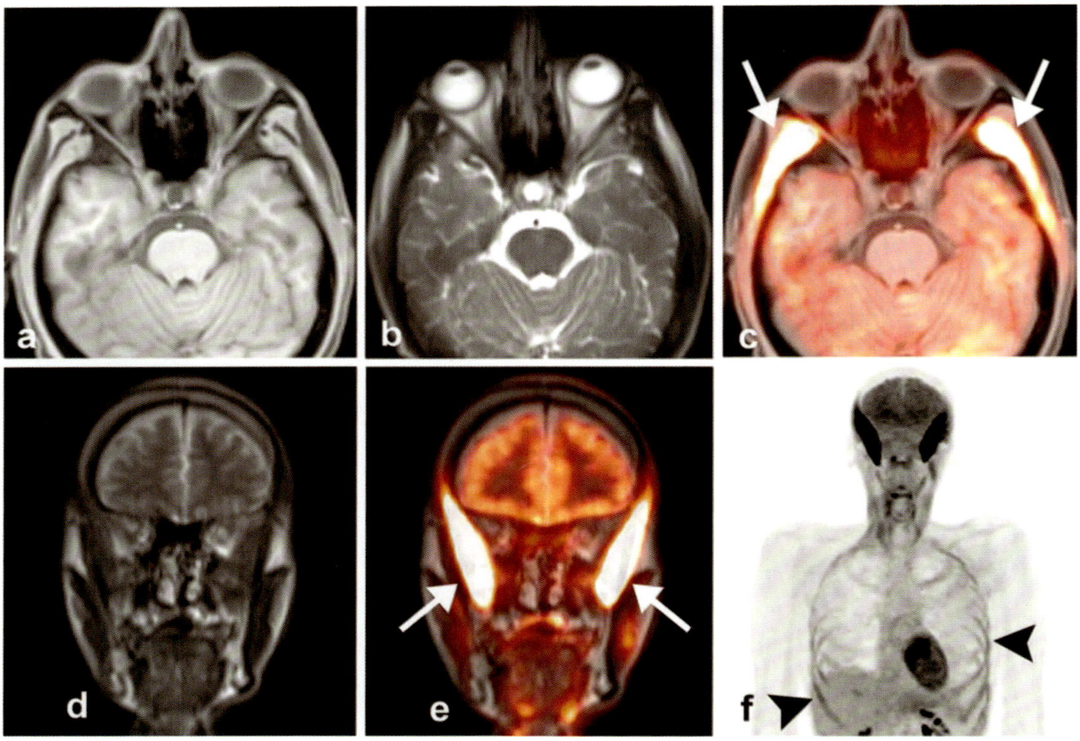

图 22.1 (a)T1 径向 VIBE 序列脂肪抑制轴位图像;(b)T2 HASTE 序列轴位图像;(c)PET/MR T1 径向 VIBE 序列脂肪抑制轴位融合图像;(d)T2 TSE 序列冠状位图像;(e)PET/MR T2 TSE 序列冠状位融合图像;(f)PET MIP 图像。

(蔡文立 丁莹莹 译)

推荐阅读

Joshi P, Lele V. Left is right and right is wrong: Fluorodeoxyglucose uptake in left hemi-diaphragm due to right phrenic nerve palsy. Indian J Nucl Med. 2013;28(1):32–3.

Matthews R, Franceschi D, Cabahug C. Abdominal muscle uptake on FDG PET secondary to multiple rib fractures and use of accessory muscles of respiration. Clin Nucl Med. 2005;30(5):333–4.

Osman MM, Tran IT, Muzaffar R, Parkar N, Sachdeva A, Ruppel GL. Does ^{18}F-FDG uptake by respiratory muscles on PET/CT correlate with chronic obstructive pulmonary disease? J Nucl Med Technol. 2011;39(4):252–7.

Theodorou DJ, Theodorou SJ, Kakitsubata Y. Skeletal muscle disease: patterns of MRI appearances. Br J Radiol. 2012;85(1020):e1298–308.

病例 23

急性良性椎体压缩性骨折

Rajesh Gupta

病史

患者男，56 岁，下肢肉瘤，出现背痛（图 23.1）。

诊断

急性良性椎体压缩性骨折。

影像学表现

• 局限于 L1 椎体上终板的水肿表现为 T1 低信号和 STIR 高信号。邻近椎间盘水肿，椎体其余部分未见病变。

• 对比图像显示 L1 椎体上终板强化。

• PET/MR 融合图像和 PET 图像显示 FDG 摄取轻度增高，提示良性病变（直箭头）。

• 轻度上终板凹陷，无椎体后移或椎管压迫的证据。

讨论

急性椎体压缩性骨折可由外伤、骨质疏松或椎体恶性骨髓浸润引起。患者通常会出现背痛和活动度下降。脊柱转移可能是寻找原发性癌症的第一条线索，因此，鉴别压迫性骨折的良恶性原因通常较困难但又很重要。另外，骨质疏松性压缩性骨折在老年人中很常见，并且可以在没有创伤性事件的情况下发生。

MR 广泛应用于脊柱评估，有助于脊柱压缩性骨折的诊断和评估。急性骨折典型表现为 T1 呈低信号，T2 或 STIR 呈高信号，提示水肿。患骨因充血而有轻度增强。另一方面，慢性压缩性骨折通常在 T1 和 STIR 上显示一个几乎正常的骨髓信号。这种情况下，MR 鉴别良恶性骨折较为困难。一些可能提示恶性骨折的发现包括正常骨髓信号的完全替代、骨折线模糊、后突、椎体附件受累以及硬膜外或椎间孔软组织肿块的存在。DWI 有

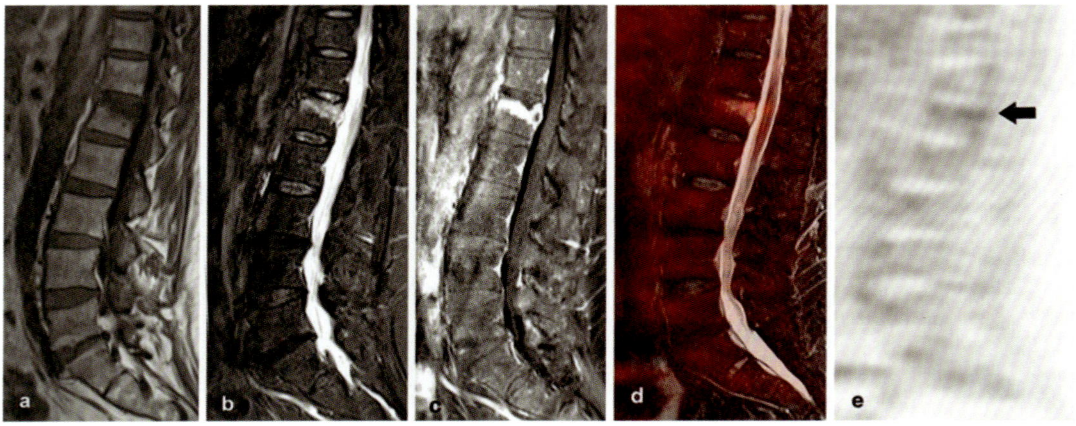

图 23.1 (a)T1 矢状位图像;(b)STIR 序列矢状位图像;(c)T1 钆增强矢状位图像;(d)PET/MR STIR 序列矢状位融合图像;(e)PET 矢状位图像。

助于鉴别良恶性骨折,但两者有明显的重叠。

FDG-PET 显像有助于根据摄取模式和代谢活动程度区分良恶性压缩性骨折。良性骨折表现为局限于压缩区的轻度弥漫性 FDG 摄取,而恶性压缩性骨折表现为明显较高且清晰的局灶性 FDG 摄取。PET/MR 可以更全面地评估脊柱压缩性骨折的特征,评估并发症,确定急性程度,并区分良恶性压缩性骨折。

(丁莹莹 谢燃 译)

推荐阅读

Baur A, Stäbler A, Arbogast S, Duerr HR, Bartl R, Reiser M. Acute osteoporotic and neoplastic vertebral compression fractures: fluid sign at MR imaging. Radiology. 2002;225:730–5.

Bredella MA, Essary B, Torriani M, Ouellette HA, Palmer WE. Use of FDG-PET in differentiating benign from malignant compression fractures. Skelet Radiol. 2008;37(5):405–13.

病例 24

神经性脊柱关节病

Anastasia Plaunova, Kelly Tisovic

病史

患者男，72岁，糖尿病控制不佳，因腰痛和髋部疼痛6周就诊。腰椎MR显示L5椎体骨髓正常组分被替代、骨折并强化，怀疑转移（图24.1）。邻近的L4下终板也不规则，在扩大的椎间盘中可见明亮的信号。随后的L5骨活检结果为恶性肿瘤阴性。镜检未见微生物，培养物阴性。活动性或潜伏性结核的检测也呈阴性。

诊断

神经性脊柱关节病。

影像学表现

- T1低信号贯穿整个L5椎体，伴有50%以上的压缩性骨折（宽直箭头）。
- STIR序列上L5椎体呈高信号及弥漫性增强。
- 骨皮质尚可见，终板不规则。
- L4/L5和L5/S1椎间盘的扩大或膨胀（窄直箭头）。
- 整个L5椎体和L4椎体下后部的中度高代谢活动（弯箭头）。
- L5椎体周围软组织增强后明显强化，PET表现为中度高代谢（三角箭头）。

讨论

脊柱神经病变性关节病，有时被称为“Charcot脊柱”，描述了脊柱内破坏性病变的过程，也可能影响邻近的椎间盘间隙、周围椎体和小关节。这一过程可见于糖尿病患者、脊髓损伤后的患者或任何其他关节保护机制丧失的情况，例如，深度知觉丧失。症状通常是非特异性的，与其他和脊柱相关的症状有明显的重叠，包括退行性疾病、感染和恶性肿瘤。最初的症状通常包括局部畸形和疼痛。

其机制可能与创伤和神经血管改变有关。创伤未被发现是由于关节内感觉和本体感觉下降，这种关节创伤导致炎症进一步引起关节损伤及不稳定性增加。神经血管改变被认为包括自主神经失调，导致这些关节的血流量增加，从而使骨吸收增加和关节间隙进一步损伤。神经病变性关节病往往表现为萎缩或肥大。前者表现为骨吸收，类似化脓性关节炎的表现。后者表现为骨质碎裂、关节间隙破坏和硬化，类似骨性关节炎的表

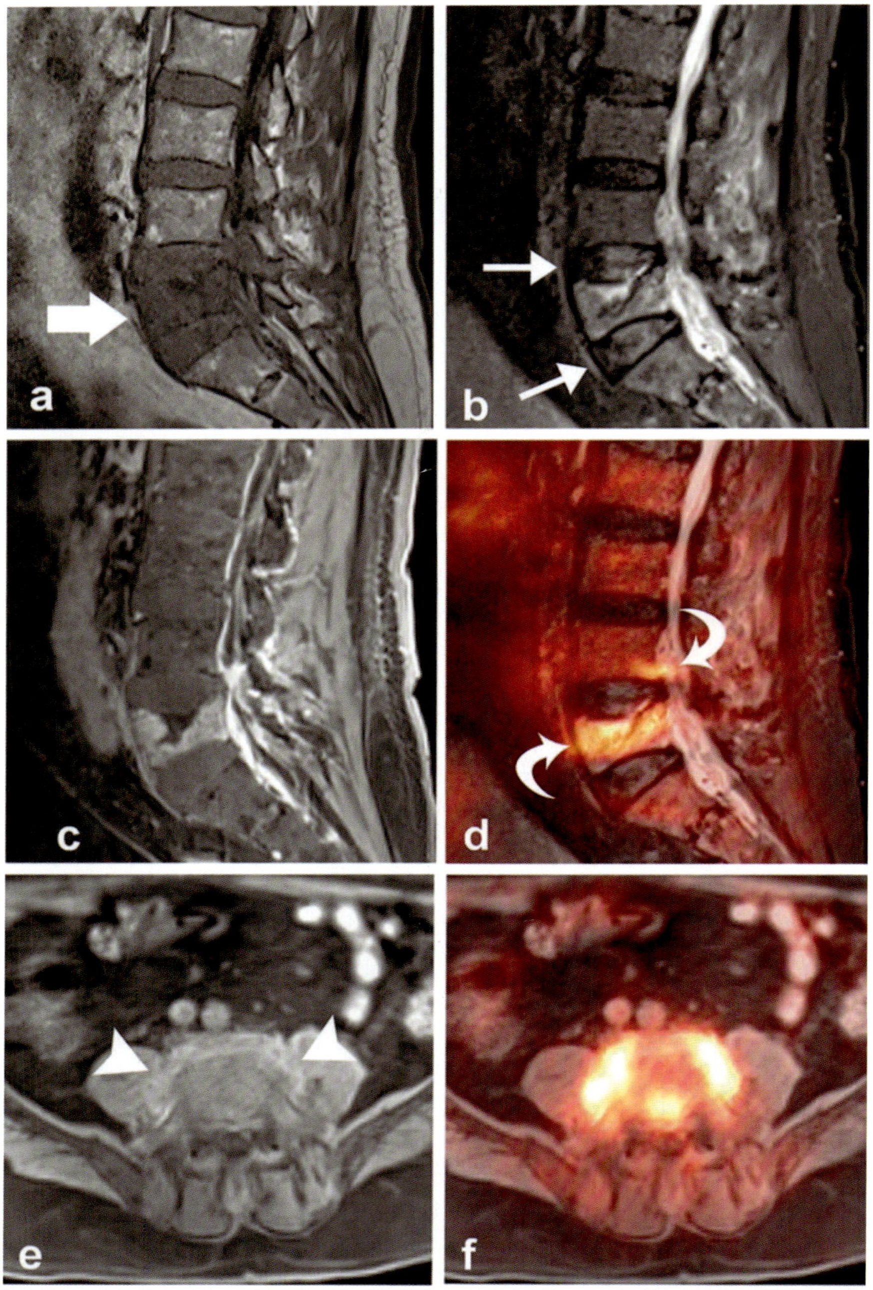

图 24.1 (a)T1 FLAIR 序列矢状位图像;(b)STIR 序列矢状位图像;(c)T1 VIBE 序列钆增强矢状位图像;(d)PET/MR STIR 序列矢状位融合图像;(e)T1 径向 VIBE 序列脂肪抑制钆增强轴位图像;(f)PET/MR T1 径向 VIBE 序列脂肪抑制钆增强轴位融合图像。

现。重要的是,脊髓神经病变性关节病会与部分严重病变(如骨髓炎和转移性疾病)鉴别困难,这些病变需要完全不同的治疗方法。

神经性关节病的影像学表现可能与骨髓炎、椎间盘感染甚至恶性肿瘤的影像学表现重叠。CT 和 MR 常见征象包括新生骨形成、可能含有钙化的椎旁软组织肿块、终板硬化或骨吸收以及终板不规则。在 MR 图像上，鉴别脊柱神经病变性关节病的特征是碎片、组织紊乱、脊椎滑脱，特别是椎间盘真空现象，涉及多个脊柱层面，特别是小关节。另一个可能提示无菌性病变的特征是椎间盘突出，尽管不那么敏感。尽管在感染性和神经病变性关节炎中都可以看到椎间盘间隙变窄，但椎间盘间隙的相对正常提示神经病变性关节病的可能性更大。因此，应仔细检查椎间盘间隙是否狭窄以及信号是否改变。感染和神经病变性关节病在 T1 图像上呈与肌肉信号一致的等信号，在 T2 图像上骨内呈液体信号。在钆增强 MR 图像上，两种病变都显示增强。

相反，在 FDG-PET 上，脊髓神经病性关节病在受累骨和椎旁软组织肿块中显示弥漫性 FDG 摄取，表明炎性反应。如果同时出现骨折，SUV 值通常会进一步升高。单独使用 PET 显像可能难以区分脊髓神经病变性关节病与感染或恶性肿瘤。感染和恶性肿瘤通常表现为相关椎间盘和更广泛的软组织成分内 FDG 摄取异常。病变部位可能有脓肿形成，表现为外周 FDG 浓聚，中心冷缺损。恶性肿瘤常扩散至椎管及神经根周围，远处转移也可能存在。PET/MR 有助于诊断脊髓神经病变性关节病及其相关表现，同时排除了其他更严重的病变。

（李淑娟 吴湖炳 译）

推荐阅读

Lacout A, Lebreton C, Mompoint D, Mokhtari S, Vallée CA, Carlier RY. CT and MRI of spinal neuroarthropathy. AJR Am J Roentgenol. 2009;193(6):W505–14.

Vialle R, Mary P, Tassin JL, Parker F, Guillaumat M. Charcot's disease of the spine: diagnosis and treatment. Spine. 2005;30(11):E315–22.

Wagner SC, Schweitzer ME, Morrison WB, Przybylski GJ, Parker L. Can imaging findings help differentiate spinal neuropathic arthropathy from disk space infection? Initial experience. Radiology. 2000;214(3):693–9.

病例 25

高分化脂肪肉瘤

Rajesh Gupta

病史

患者女,41 岁,右侧臀部和下肢放射性疼痛(图 25.1)。

诊断

高分化脂肪肉瘤。

影像学表现

- 右侧臀肌病变 T1 呈高信号, 与皮下脂肪信号一致(直箭头),T2 脂肪抑制序列图像上,病变大部分呈低信号。
- 病变间隔较厚,T1 呈低信号,T2 呈高信号,伴轻度增强(三角箭头)。
- 脂肪瘤病变显示轻度的 FDG 摄取。

讨论

高分化脂肪肉瘤(WDL)又被称为非典型脂肪瘤性肿瘤(ALT),是一种低级别脂肪组织恶性肿瘤,很少转移。但是,由于可能发生局部复发和去分化,因此必须随访。WDL 是脂肪肉瘤最常见的组织学类型。WDL 和 ALT 是同义的, 因其具有相同的形态和核型;然而,因发病位置不同,两者生物学行为略有差异。WHO 将 ALT 定义为四肢皮下脂肪病变, 将 WDL 定义为其余部位的脂肪病变。低级别脂肪肉瘤通常见于成人。WDL 和 ALT 在本质上是惰性的,广泛的外科切除治疗通常有良好的结果。症状的出现取决于肿瘤的位置,如果发生神经压迫,可能会引起肿胀或疼痛。

有几个影像学特征有助于区分高分化的脂肪肉瘤与良性脂肪瘤。由于两者固有的脂肪含量,T1 和 T2 均呈高信号。更大的体积、更深的定位、异质性和增强后强化更倾向于是 WDL 而不是脂肪瘤。然而,高分化脂肪肉瘤最显著的特征是存在增厚的间隔或存在占病灶范围 25%以上、不含脂肪组织的球状区域。值得注意的是,高级别脂肪肉瘤/肉瘤与 WDL/脂肪瘤是不司的, 前者的含水量更高,T1 信号较低。

虽然 MR 上有几个特征提示高分化脂肪肉瘤,但它在评估所有恶性脂肪病变的肿瘤生物活性方面不够可靠。已有研究表明,FDG-PET 对良性脂肪组织肿瘤的识别具有较高的准确性, 因为恶性病变具有较高的 FDG 摄取。定量 PET 分析也可以区分脂肪

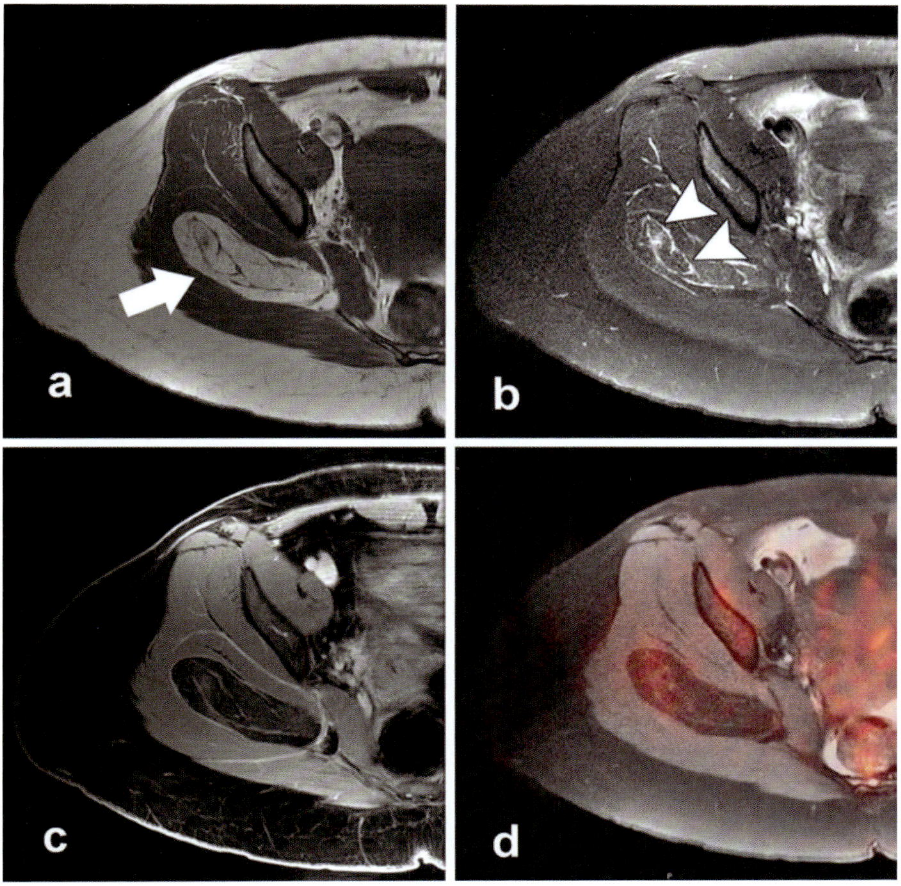

图 25.1　(a)T1 TSE 序列轴位图像；(b)T2 TSE 序列脂肪抑制轴位图像；(c)T1 VIBE 序列脂肪抑制钆增强轴位图像；(d)FDG-PET/MR T1 VIBE 序列脂肪抑制轴位图像。

肉瘤的不同组织学亚型，因为高级别脂肪肉瘤的 SUV 测量值比高分化亚型高 2~3 倍。因此，PET/MR 有助于软组织脂肪瘤的无创性评估，因其提供了 MR 特征和代谢信息，不仅可以区分恶性和良性脂肪病变，还可以区分不同的脂肪肉瘤亚型，这有助于指导初始治疗。

（李铭　廖承德　译）

推荐阅读

Kransdorf MJ, Bancroft LW, Peterson JJ, Murphey MD, Foster WC, Temple HT. Imaging of fatty tumors: distinction of lipoma and well-differentiated liposarcoma. Radiology. 2002;224(1):99–104.

Nagano S, Yokouchi M, Setoguchi T, Ishidou Y, Sasaki H, Shimada H, et al. Differentiation of lipoma and atypical lipomatous tumor by a scoring system: implication of increased vascularity on pathogenesis of liposarcoma. BMC Musculoskelet Disord. 2015;16:36.

Suzuki R, Watanabe H, Yanagawa T, Sato J, Shinozaki T, Suzuki H, et al. PET evaluation of fatty tumors in the extremity: possibility of using the standardized uptake value (SUV) to differentiate benign tumors from liposarcoma. Ann Nucl Med. 2005;19(8):661–70.

第 2 部分

胸部

病例 26

肺结节病

Kavitha Yaddanapudi

病史

患者女,58 岁,诊断为结节病,行 PET/MR 检查评估心脏(图 26.1)。

诊断

肺结节病。

影像学表现

• T1 和 T2 图像显示双肺广泛的异质性混浊,表现为多个肺结节和磨玻璃密度影。

• PET/MR 融合图像显示与活动性肺结节病(三角箭头)一致的肺内异常强烈的高代谢。一些高代谢病变未见 MR 异常,因为 MR 很难显示磨玻璃密度影。

• PET MIP 图像显示病灶主要累及肺上叶(直箭头)。淋巴结未见 FDG 摄取。

讨论

结节病是一种以非干酪样肉芽肿为特征的免疫介导的多系统疾病。结节病主要影响 40 岁以下的年轻人, 女性和非洲裔发病率更高。肺部受累最常见,呼吸系统症状、盗汗、结节性红斑是最常见的临床表现。然而,约 50%的患者是无症状和偶然发现的。

肺结节病的影像学表现较典型。典型表现为双侧上叶及肺门区密度增高影、主要沿淋巴管分布的结节及纤维化改变。影像学上可逆的征象包括:结节、磨玻璃样混浊、硬化等;不可逆性改变包括囊肿、牵拉性支气管扩张、体积缩小。纵隔和双侧肺门淋巴结病变是该疾病的另一典型表现,伴有或不伴有肺异常。虽然 MR 在肺结节病的诊断方面不像 CT 那样常规使用, 但研究表明,CT 和 MR 在结节实质异常(包括实变和网状影,尤其是肺上叶受累)方面有很好的相关性。最常见的用以评估肺实质病变的 MR 序列

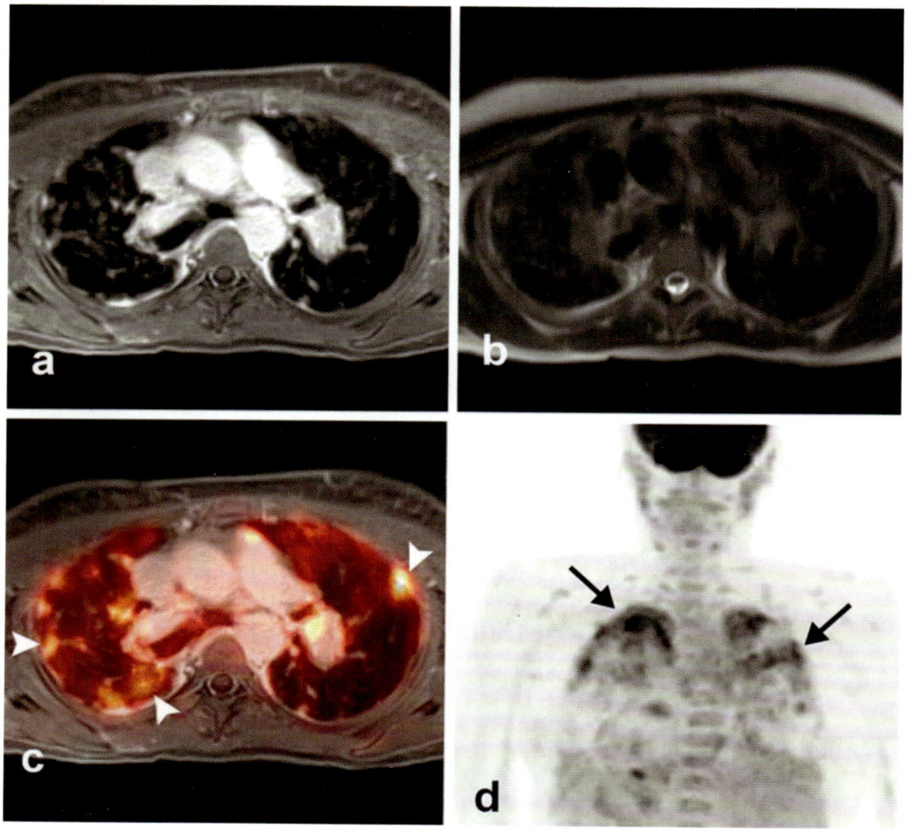

图 26.1 (a)T1 径向 VIBE 序列脂肪抑制轴位图像;(b)T2 轴位图像;(c)PET/MR T1 径向 VIBE 序列脂肪抑制轴位融合图像;(d)PET MIP 图像。

包括 HASTE、VIBE 和 True FISP。

FDG-PET 在评估疾病负担、识别活动性炎性病变、引导活检、评估治疗反应等方面具有重要作用。FDG-PET 也可用于评估心脏受累和神经结节病的存在。FDG-PET 在评估接受免疫抑制剂治疗的患者疗效方面特别有用。PET/MR 具有 PET/CT 的上述所有功能，但在评估心脏和中枢神经系统受累方面,PET/MR 还独具优势:辐射少、能清晰显示心脏及中枢神经系统受累情况。

(黄云超 赵升 译)

推荐阅读

Chung JH, Little BP, Forssen AV, Yong J, Nambu A, Kazlouski D, et al. Proton MRI in the evaluation of pulmonary sarcoidosis: comparison to chest CT. Eur J Radiol. 2013;82(12):2378–85.

Criado E, Sánchez M. Ramírez J, Arguis P, de Caralt TM, Perea RJ, et al. Pulmonary sarcoidosis: typical and atypical manifestations at high-resolution CT with pathologic correlation. Radiographics. 2010;30(6):1567–86.

病例 27

肾细胞癌的心脏转移

Kavitha Yaddanapudi, Robert Matthews

病史

患者男,69 岁,有肾细胞癌病史,胸部 CT 发现新的占位(图 27.1)。

诊断

肾细胞癌的心脏转移。

影像学表现

- T2 高信号,T1 等信号, 左心室肿瘤(白色宽直箭头)。
- 肿瘤延迟增强伴左心室心尖部心肌侵犯(白色细直箭头),右心室心尖局部受累。
- PET/MR 和 PET MIP 图像显示左心室转移灶内有强烈的高代谢活性(黑色弯箭头)。
- PET MIP 也发现右肺转移性病变(黑色三角箭头)。

讨论

转移瘤是最常见的心脏恶性肿瘤。转移可发生于肾细胞癌、黑色素瘤、乳腺癌、肺癌、淋巴瘤和各种肉瘤。最常见的转移至心脏的原发性肿瘤是肺癌,它可以直接侵入心脏或转移到心脏。转移灶最常见的部位是心包,随后可侵犯下壁心肌。虽然心脏转移瘤很可能是无症状的,但也可能是由心包积液和右心充盈受损引起的呼吸短促、胸壁疼痛和周围水肿。

转移瘤没有特异的 MR 表现,除了黑色素瘤的 T1 信号增高外, 其余 T1 呈低信号,T2 呈高信号。如果心包积液是出血性或渗出性的,则 T1 通常呈高信号;如果是良性漏出性心包积液,则在 T1 呈低信号。在 MR 图像上,恶性病变可通过心肌侵犯与良性病变鉴别。MR 增强模式并不重要,因为许多良性原发性心脏病变,如黏液瘤和纤维瘤也会增强。

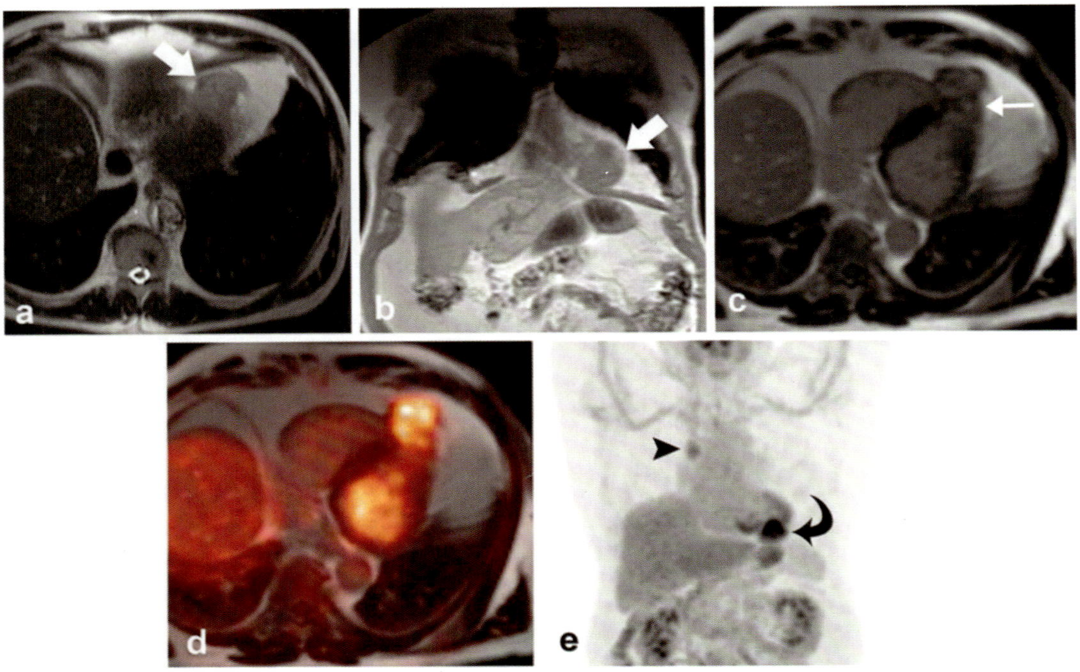

图 27.1 (a)T2 轴位图像;(b)T1 FLASH 序列冠状位图像;(c)True FISP 序列钆增强图像(四腔心层面);(d)PET/MR True FISP 序列钆增强融合图像(四腔心层面);(e)PET MIP 图像。

PET/MR 成像时,除了肿瘤样的炎性病变(如血栓)外,心脏的良性肿瘤通常不摄取 FDG。与任何心脏肿瘤一样,活检是金标准。FDG-PET/MR 可作为心脏肿块的一站式成像方式。MR 提供了极好的解剖细节、定位和功能评估,在造影后图像上确定心肌的侵犯和相关的瘢痕。FDG-PET 具有代谢特性,可以判断肿块是良性的还是恶性的。FDG 阴性且 MR 明显提示良性的病变(如脂肪瘤或血管瘤),在某些情况下无须活检或外科干预即可安全地随访。恶性病变的影像学检查可用于指导活检、术前心肌评估和术后复发评估。

(雷玉洁 王雪鹃 译)

推荐阅读

Motwani M, Kidambi A, Herzog BA, Uddin A, Greenwood JP, Plein S. MR imaging of cardiac tumors and masses: a review of methods and clinical applications. Radiology. 2013;268(1):26–43.

Nensa F, Tezgah E, Poeppel TD, Jensen CJ, Schelhorn J, Köhler J, et al. Integrated 18F-FDG PET/MR imaging in the assessment of cardiac masses: a pilot study. J Nucl Med. 2015;56(2):255–60.

Yaddanapudi K, Brunken R, Tan CD, Rodriguez E, Bolen MA. PET-MR imaging in evaluation of cardiac and paracardiac masses with histopathologic correlation. J Am Coll Cardiol Img. 2016;9(1):82–5.

病例 28

乳腺癌(浸润性导管癌)

Elham Safaie

病史

患者女,60岁,原发性乳腺癌首次化疗后分期(图28.1)。

诊断

乳腺癌(浸润性导管癌)。

影像学表现

• 直径5cm的肿块,T1呈等信号,T2呈轻度高信号(弯箭头),位于右侧乳腺,未侵犯胸壁。

• PET图像显示右侧乳腺肿块中FDG摄取异常增高,符合恶性病变表现。

• 未发现高代谢淋巴结。

• 化疗后骨髓代谢反应性增高。

讨论

乳腺癌是女性最常见的恶性肿瘤,2015年估计有23.4万新确诊病例,5%~9%的患者确诊时已发生转移。患者通常表现为可触及的、固定的肿块。晚期乳腺癌可伴有乳房疼痛、肿胀、皮疹或乳头溢液,或更大、更固定的肿块。浸润性导管癌是最常见的乳腺癌类型,占所有乳腺癌诊断的70%~80%。它是一种乳腺导管癌的亚型,表现为乳腺导管的浸润。

乳腺癌的初始分期主要是基于影像学。FDG-PET/MR在乳腺癌患者中的作用是对局部晚期癌症进行分期,评估胸壁受累、腋窝或内乳淋巴结转移和远处转移。FDG-PET对直径<10mm的T1期小肿瘤的敏感性为50%~72%,对直径20~50mm肿瘤的敏感性>90%。使用正电子发射乳腺X线摄影对乳腺进行专用PET显像,可获得1~2mm的更高分辨率。

MR目前被用于并被批准用于乳腺癌患者的许多适应证包括高危女性的筛查、既往隆胸手术患者的评估、新诊断癌症患者疾病程度的评估以及接受治疗患者的反应评估。PET/MR结合专用的乳腺线圈和动态采集的静脉造影,为乳腺组织提供了良好的评价。全身FDG-PET/MR在显示较小病灶方面作用有限,因为体积小的病灶往往会发生部分容积效应;但对转移性疾病,特别是远处转移的诊断价值更高。尤其是对于怀疑有转移性疾病的乳腺癌患者,建议进行全身评估。

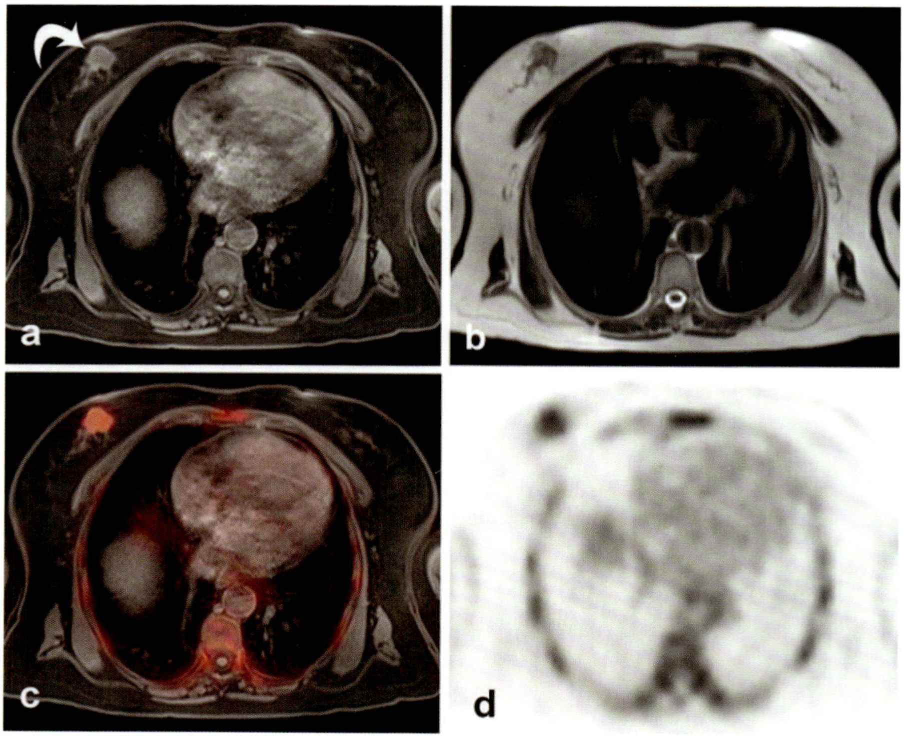

图 28.1 (a)T1 VIBE 序列脂肪抑制轴位图像；(b)T2 轴位图像；(c)PET/MR 脂肪抑制融合图像；(d)PET 轴位图像。

(聂建云 管一晖 译)

推荐阅读

Rice SL, Friedman KP. Clinical PET-MR imaging in breast cancer and lung cancer. PET Clin. 2016;11(4):387–402.

病例 29

良性胸腺反弹增生

Rajesh Gupta

病史

患者男，21 岁，淋巴瘤患者(图 29.1)。

诊断

良性胸腺反弹增生。

影像学表现

- 分期时，融合图像显示前纵隔(弯箭头)残留胸腺，无明显的 FDG 摄取。这对于 18 岁的患者是正常的。
- 化疗后，融合图像显示胸腺明显增大，有高代谢活性。
- MR 显示化疗后胸腺增大，T1 呈均匀等信号，与肌肉信号一致，T2 呈均匀中等高信号。
- PET MIP 图像显示增生胸腺内弥漫性 FDG 摄取(直箭头)。

讨论

胸腺是一个淋巴和内分泌器官，主要通过 T 细胞成熟在适应性免疫系统的发育中发挥作用。它位于上前纵隔，胸骨后面。婴儿胸腺相对较大，到青春期或成年早期逐渐发生脂肪替代和退化。胸腺对全身性压力如感染、肿瘤、手术或化疗的反应是迅速萎缩。然而，一旦压力事件结束，它会重新恢复到原来的大小或更大。这一过程被称为胸腺反弹增生，尽管通常见于儿童，但可以发生在任何年龄段。

正常胸腺的大小、形状和影像学特征随着年龄而变化。最初，呈胸骨后双叶肿块，边缘凸出。到了青春期，重量增加，到 40 岁时，脂肪变多。MR 特征随着时间的推移而改变，以反映胸腺内部微观层面的脂肪退化，成熟期的胸腺 T1 和 T2 均呈高信号。在 T1 通常相对肌肉呈轻微的高信号，T2 通常相对肌肉呈中度的接近脂肪的高信号。轴位图像上，20 岁以下的正常胸腺厚度不应超过 1.8cm，老年患者胸腺厚度不应超过 1.3cm。化学位移 MR 也被用于证明正常胸腺中存在微量脂肪。在压力时期，腺体几乎可以萎缩到原来大小的 1/2，一旦压力消除，腺体可以反弹到原来大小的 2 倍。

青春期前的儿童，在 PET 显像中，胸腺可出现轻度至中度正常的生理性 FDG 摄取，SUV 为 2~5。在儿童和成人良性胸腺反

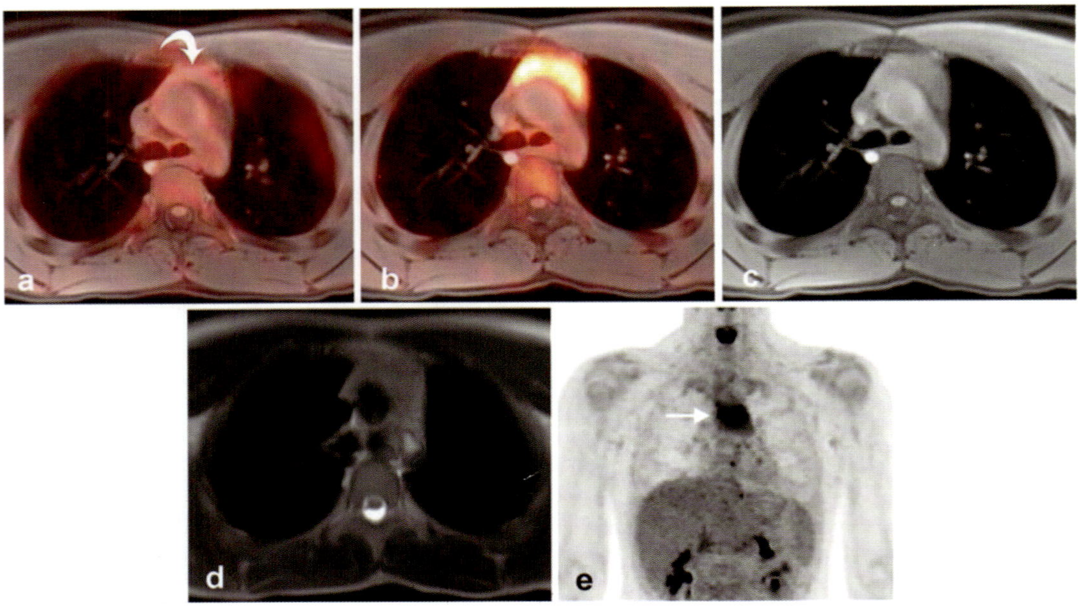

图 29.1 (a)PET/MR T1 径向 VIBE 序列脂肪抑制轴位融合图像（初始评估）；(b)PET/MR T1 径向 VIBE 序列脂肪抑制轴位融合图像(化疗后 6 个月)；(c)T1 径向 VIBE 序列轴位图像(开始化疗 6 个月后)；(d)T2 轴位图像(开始化疗 6 个月后)；(e)PET MIP 图像(化疗后 6 个月)。

弹增生中，FDG 摄取适度增加，SUV 通常为 3~7。据报道，胸腺反弹发生在化疗结束后 1~10 个月。通过结合临床信息、解剖特征和代谢信息，FDG-PET 与 MR 的融合能够更准确地区分胸腺良性与恶性病变。

（赵升 雷玉洁 译）

推荐阅读

Ackman JB, Wu CC. MRI of the thymus. AJR Am J Roentgenol. 2011;197(1):W15–20.

Gawande RS, Khurana A, Messing S. Differentiation of normal thymus from anterior mediastinal lymphoma and lymphoma recurrence at pediatric PET/CT. Radiology. 2012;262(2):613–22.

病例 30

肺梗死

Kavitha Yaddanapudi

病史

患者男，23 岁，因肾移植术后发生移植后淋巴异常增殖进而发展为霍奇金淋巴瘤而就诊（图 30.1）。4 个月前患急性肺栓塞。

诊断

肺梗死。

影像学表现

• 胸部 CT 血管成像显示右下叶肺动脉充盈缺损，提示急性肺栓塞（细直箭头）。左侧胸腔可见积液。

• MR 显示右上叶楔形病变，T1 呈高信号，T2 呈高信号，与肺栓塞引起的肺梗死一致（宽直箭头）。

• PET/MR 融合图像显示肺梗死内高代谢的炎性病灶。

• 胸骨术后吻合口线引起的磁敏感伪影。

讨论

肺栓塞在癌症患者中的发病率高于一般人群。1/4 的肺血栓栓塞可导致肺梗死。典型的肺梗死表现为楔形病灶，或者病变部位气腔填充。在 PET/CT 上，如果 FDG 摄取均匀、强烈，肺梗死可与肿瘤过程混淆。梗死区 FDG 摄取与炎症和泡沫巨噬细胞活性增加有关。肺梗死的 FDG 摄取特征通常表现为较大的肺肿块，其外缘高代谢活动增加，中心代谢活动减少，称为“环征”。与炎症相关的 FDG 摄取增高也可在中央血管栓塞中被发现。在钙化性梗死中，FDG 的摄取可能归因于营养不良的钙化和相关的炎性反应。

对于有 CT 造影禁忌或不适用核素肺扫描但怀疑肺梗死的患者，可以使用 MR 评估。MR 能准确诊断急性肺栓塞。MR 图像上的梗死灶通常为楔形实变，以宽基底与肺周边相连；也可以表现为胸膜下异常信号或周围结节。梗死愈合后可表现为空洞、瘢痕或形成条索影。急性肺梗死 T1 呈等信号，T2 呈高信号。在第 1~7 天之间，病变 T1 和 T2

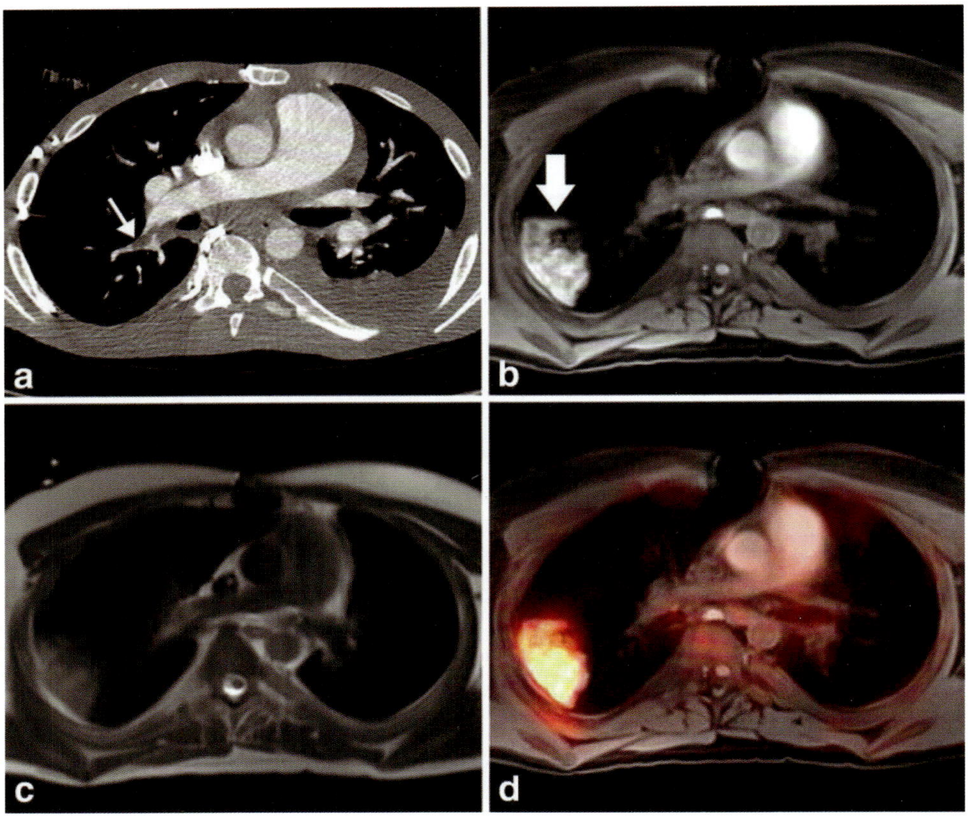

图 30.1 (a)胸部 CT 血管成像;(b)T1 径向 VIBE 序列脂肪抑制轴位图像;(c)T2 HASTE 序列轴位图像;(d)PET/MR T1 径向 VIBE 序列脂肪抑制轴位融合图像。

信号增高。钙化性梗死呈 T1 和 T2 低信号。

PET/MR 所显示的肺梗死特征说明了不同成像设备之间的互补作用。PET 上弥漫性和不均匀的 FDG 摄取代表炎症过程;在已发生肺栓塞的患者中,MR 图像上的特征性楔形病变表示肺梗死病灶。

(黄云超 韩春雷 译)

推荐阅读

Hochhegger B, Ley-Zaporozhan J, Marchiori E, Irion K, Souza AS Jr, Moreira J, et al. Magnetic resonance imaging findings in acute pulmonary embolism. Br J Radiol. 2011;84(999):282–7.

Nomori H, Horio H, Moringa S, Suemasu K. Multiple pulmonary infarctions associated with lung cancer. Jpn J Clin Oncol. 2000;30:40–2.

Wittram C, Scott JA. 18F-FDG PET of pulmonary embolism. AJR Am J Roentgenol. 2007;189(1):171–6.

病例 31

纵隔淋巴瘤

Rajesh Gupta

病史

患者男，49 岁，患有淋巴瘤，出现右颈部疼痛。超声提示右锁骨下静脉血流缓慢（图 31.1）。

诊断

纵隔淋巴瘤压迫大静脉。

影像学表现

• 前上纵隔淋巴结肿大，相互融合形成较大肿块，并向上纵隔、右下颈部延伸。T1 呈高信号，T2 呈等信号（宽直箭头）。

• PET/MR 图像显示大的淋巴结肿块呈高代谢，SUV 值 31.6。

• 由于肿大淋巴结压迫，导致左右头臂静脉汇合的上腔静脉显示不清。气管左移。

• 右颈内静脉塌陷，致左颈内静脉（*）和奇静脉扩张（细直箭头）。

• 双侧胸腔积液。

讨论

非霍奇金淋巴瘤和霍奇金淋巴瘤是由淋巴细胞和淋巴母细胞引起的血液恶性肿瘤，可以表现为淋巴结病变或淋巴结外病变。弥漫性大 B 细胞淋巴瘤（DLBCL）是原发性纵隔淋巴瘤的常见组织学亚型，通常以年轻女性多见，而主要累及身体其他部位的大细胞淋巴瘤往往以男性常见，中位发病年龄为 52 岁。浆母细胞性淋巴瘤被认为是 DLBCL 中具有显著侵袭性的病理亚型，常见于 HIV 感染者。大细胞纵隔淋巴瘤通常表现为较大的前纵隔肿块，占位效应明显，引起与血管压迫有关的症状，进而导致上腔静脉综合征和胸痛。

MR 有助于评估纵隔淋巴瘤的范围，尤其是评估胸壁、血管或骨髓浸润的程度。MR 具有良好的软组织分辨率，可以评估肿瘤和胸内结构（如心脏）之间的关系。MR 还能提供精确的胸骨下和主肺动脉窗的解剖学细节。通过 MR 可以检测恶性淋巴结的形态变化，与正常椭圆形相比，恶性淋巴结更大、更

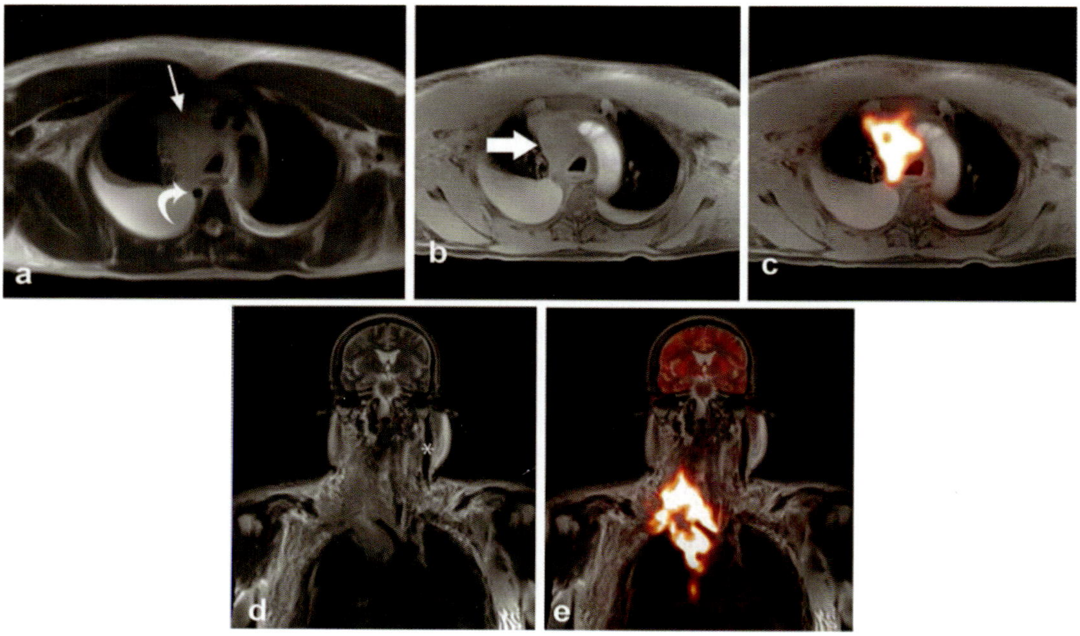

图 31.1 (a)T2 轴位图像;(b)T1 径向 VIBE 序列脂肪抑制轴位图像;(c)PET/MR T1 径向 VIBE 序列脂肪抑制轴位融合图像;(d)T2 冠状位图像;(e)PET/MR T2 冠状位融合图像。

圆。扩散加权成像已被证明对淋巴结病变和骨髓侵犯较为敏感,若治疗有效,ADC 值会升高。

利用 FDG-PET 评估大 B 细胞淋巴瘤的方法已被广泛认可。淋巴瘤表现出明显的 FDG 摄取,FDG-PET 与 MR 结合可以提供与分期、疗效评估以及预后有关的信息。在两个化疗周期后,若 SUV 最大值降低了 66%以上,提示治疗有效且预后良好。FDG 摄取的强度与淋巴瘤亚型的侵袭性相关。PET/MR 已被证明在识别结外病变,尤其是 CT 或 X 线片常难以发现的骨髓受累。

(吴湖炳 陈晓娟 译)

推荐阅读

Castillo JJ, Bibas M, Miranda RN. The biology and treatment of plasmablastic lymphoma. Blood. 2015;125(15):2323–30.

Heacock L, Weissbrot J, Raad R, Campbell N, Friedman KP, Ponzo F, et al. PET/MRI for the evaluation of patients with lymphoma: initial observations. AJR Am J Roentgenol. 2015;204(4):842–8.

Johnson SA, Kumar A, Matasar MJ, Schöder H, Rademaker J. Imaging for staging and response assessment in lymphoma. Radiology. 2015;276(2):323–38.

Shaffer K, Smith D, Kirn D, Kaplan W, Canellos G, Mauch P, et al. Primary mediastinal large-B-cell lymphoma: radiologic findings at presentation. AJR Am J Roentgenol. 1996;167(2):425–30.

病例 32

炎性乳腺癌

Elham Safaie

病史

患者女,52 岁,乳腺癌并腋窝淋巴结肿大(图 32.1)。

诊断

炎性乳腺癌伴淋巴结转移。

影像学表现

• 右侧乳腺见 2 个相邻的边缘带毛刺的结节, 与肌肉信号相比,T1 呈等信号,T2 呈低信号(白色细直箭头)。

• 右侧乳房皮肤增厚,提示有炎性反应(白色三角箭头)。

• PET 融合图像显示上述两个结节呈异常高代谢。

• 右侧乳腺增厚的皮肤及右侧乳腺腺体轻度 FDG 摄取增高,提示炎性反应活跃。

• 更高层面的图像显示右腋窝肿大的高代谢淋巴结,提示转移(白色宽直箭头)。

• PET MIP 可以更好地显示右侧乳腺的弥漫性炎症变化以及多灶性恶性肿瘤(黑色弯箭头)。右侧腋窝和颈部存在明显的高代谢转移淋巴结。

讨论

炎性乳腺癌(IBC)是一种罕见的侵袭性乳腺癌,占乳腺癌的 2%~5%。IBC 通常表现为乳房皮肤红斑、浮肿和橘皮样外观,而不是肿块。IBC 好发于年轻患者,平均年龄为 58 岁,肿瘤生长迅速且倾向于迅速扩散,就诊时已经发生远处转移率的比例为 20%~40%。

IBC 的病理特征是皮肤淋巴受累引起水肿和红斑。由于 IBC 趋于快速生长,因此早期使用皮肤穿孔活检和临床证据至关重要。区分 IBC 和其他乳腺癌的关键特征是炎性乳腺癌在症状开始时的局部晚期特点。IBC 的症状会在 3 个月或更短时间内出现,而非炎性乳腺癌的症状通常会在更长的时间内出现。炎性乳腺癌的治疗过程包括术前化疗、乳房切除术和放疗。

典型的乳腺摄影表现包括乳腺弥漫性肿大、基质变粗、密度弥漫性增高、皮肤增厚和淋巴结肿大。如果在常规影像学检查中未检测到肿物或活检目标,则 MR 有助于确定

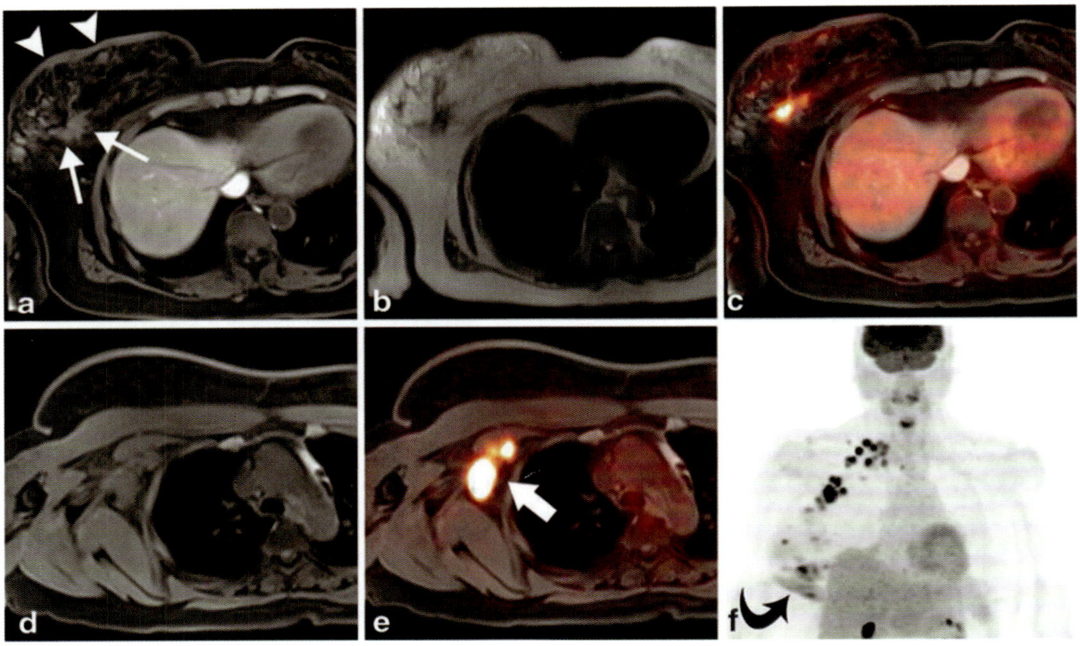

图 32.1 (a)T1 VIBE序列脂肪抑制轴位图像;(b)T2 HASTE序列轴位图像(较低层面);(c)PET/MR T1 VIBE序列脂肪抑制轴位融合图像;(d)T1 VIBE序列脂肪抑制轴位图像 (较高层面);(e)PET/MR T1 VIBE序列脂肪抑制轴位融合图像(较高层面);(f)PET MIP图像。

活检目标以确认IBC的诊断。IBC在MR增强图像上的常见表现是广泛的或局灶性非肿块样强化以及弥漫性皮肤增厚。时间-信号曲线表现为快速流入-流出型或快速流入-平台型。由于就诊时患者已发生转移的可能性很高,FDG-PET/MR在IBC的初步评估和分期中非常有益。

PET/MR还具有基于异常代谢评估腋窝淋巴结受累的良好能力。淋巴闪烁照相术与外科手术采样相结合是检测腋窝淋巴结内微转移最准确的方法。正常的腋窝淋巴结在MR图像上可能很大,因此大小标准不像其他位置淋巴结那样可靠。腋窝淋巴结转移的MR特征包括不规则边缘、正常脂肪门丢失以及皮质增厚>2~3mm。发生早期转移的淋巴结可能表现出正常淋巴结的信号,即T1低信号和T2等信号。

(蔡文立 濮永祝 译)

推荐阅读

Chow CK. Imaging in inflammatory breast carcinoma. Breast Dis. 2005–2006;22:45–54.

Le-Petross HT, Cristofanilli M, Carkaci S, Krishnamurthy S, Jackson EF, Harrell RK, et al. MRI features of inflammatory breast cancer. AJR Am J Roentgenol. 2011;197(4):W769–76.

Girardi V, Carbognin G, Camera L, Bonetti F, Manfrin E, Pollini G, et al. Inflammatory breast carcinoma and locally advanced breast carcinoma: characterisation with MR imaging. Radiol Med. 2011;116(1):71–83.

Niikura N, Costelloe CM, Madewell JE, Hayashi N, Yu TK, Liu J, et al. FDG- PET/CT compared with conventional imaging in the detection of distant metastases of primary breast cancer. Oncologist. 2011;16(8):1111–9.

病例 33

良性局限性胸腔积液

Kavitha Yaddanapudi

病史

患者男，52岁，慢性淋巴性白血病再分期。

诊断

良性局限性胸腔积液。

影像学表现

- 局限性积液表现为不均匀的T1信号，T2高信号提示渗出液（宽直箭头）。T2低信号成分为积液内分隔（三角箭头）。
- T1和T2均呈低信号的囊性区域，提示陈旧性出血（细直箭头）。
- 右肺底部可见中等大小有小房形成的胸腔积液，未见明显FDG摄取，提示良性病变。
- 胸膜增厚和积液周围肺不张伴有轻度FDG摄取，提示慢性炎症。

讨论

胸膜病变的范围从简单的胸腔积液到复杂的胸腔积液和胸膜肿块。胸腔积液是指胸膜腔内积液。胸腔积液大致分为漏出性或渗出性。胸腔积液可位于斜裂内或脏层与壁层胸膜之间。这种情况最常见于渗出液、血液和脓液。当包裹性胸腔积液被感染时，称为脓胸，可能会危及生命，需要及时诊断和治疗。通常，胸腔积液周围的肺实质塌陷，引起肺不张，可导致呼吸急促。

在轴位图像上，胸腔积液表现为半圆形的液体聚集。MR显示单纯漏出性胸腔积液T2呈均匀的高信号。在T1图像上，单纯性或漏出性积液与肌肉相比呈低信号。而复杂的、渗出性积液呈T1高信号，提示渗出物中含有蛋白质、乳糜或出血成分。

MR还有助于识别积液相关的胸膜增厚和结节（包括胸膜转移）。此外，MR可用于确定积液内的分隔和碎片。因此，MR显示的胸腔积液特征优于CT。最近，DWI已被证明可用于区分渗出液和漏出液。

FDG-PET显示炎性积液、肺炎旁积液和恶性积液的摄取增高。恶性胸腔积液可能与更多结节状或环状胸膜FDG摄取增高有关，尤其是在胸膜转移或恶性胸膜间皮瘤中。在已知恶性肿瘤的患者中，FDG-PET在鉴别良性和恶性积液方面具有中等准确性。

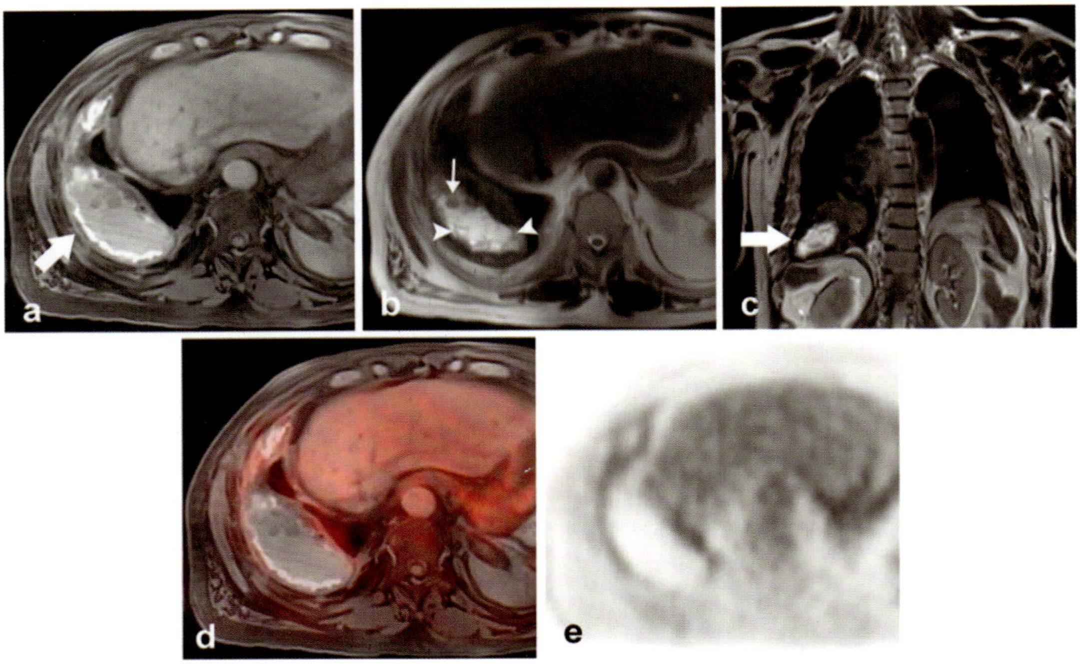

图 33.1 (a)T1 径向 VIBE 序列脂肪抑制轴位图像；(b)T2 HASTE 序列轴位图像；(d)T2 TSE 冠状位图像；(c)PET/MR T1 径向 VIBE 序列脂肪抑制轴位图像；(e)PET 轴位图像。

视觉和半定量分析均可用于评估积液中FDG的摄取。FDG-PET/MR有助于评估复杂的胸腔积液，以进一步确定潜在的摄取FDG的活检部位。也可以在恶性胸腔积液放疗前评估FDG摄取量，以指导放疗计划。缺乏明显的FDG摄取和胸膜增厚支持良性积液。

（雷玉洁 吴湖炳 译）

推荐阅读

Inan N, Arslan A, Akansel G, Arslan Z, Elemen L, Demirci A. Diffusion-weighted MRI in the characterization of pleural effusions. Diagn Interv Radiol. 2009;15(1):13–8.

Porcel JM, Hernández P, Martínez-Alonso M, Bielsa S, Salud A. Accuracy of fluorodeoxyglucose-PET imaging for differentiating benign from malignant pleural effusions: a meta-analysis. Chest. 2015;147(2):502–12.

病例 34

肾细胞癌胸壁转移

Rajesh Gupta

病史

患者男，65 岁，曾因肾细胞癌行右肾切除术，现左后胸壁发现肿块。

诊断

肾细胞癌胸壁转移(透明细胞癌)。

影像学表现

- 病灶位于左后胸壁背阔肌下部，T2 呈高信号，T1 呈等信号，FDG 摄取增高（白色直箭头）。
- PET MIP 显示左侧背阔肌的病变(黑色直箭头)。该患者只有左肾显影(黑色弯箭头)。

讨论

肾细胞癌(RCC)是最常见的肾肿瘤，大多数病例是透明细胞癌。尽管肾细胞癌可以转移到任何部位，但很少转移到骨骼肌。通常，任何原发性恶性肿瘤肌肉转移都很少见。转移途径包括血行扩散、淋巴扩散和直接蔓延。影像学在检测 RCC 转移、为患者选择合理的治疗方案以及疗效监测中起着重要作用。

MR 优越的软组织细节分辨率能识别转移性病变与其邻近软组织结构的关系。肾细胞癌病变一般在 T1 和 T2 图像上呈等信号，钆增强后动脉期强化。如果病变包含出血或坏死区域，则 MR 信号特征可能会改变。透明细胞亚型 T2 可能呈高信号，据报道与其他细胞类型相比，其具有更高的转移倾向。

单独 FDG-PET 检测原发性或转移性肾细胞癌的敏感性较低，特别是对于直径<2cm 的原发性病变，因为 FDG 的正常肾脏排泄掩盖了肾实质内的高代谢性病变。然而，最近更多的报道表明，FDG-PET/CT 在鉴定转移性 RCC 方面的敏感性和特异性增强，其中大多数具有较高的代谢活性。

FDG-PET 还被证明在提供预后信息方面很有前景，因为高 SUV 和较多的阳性病变往往提示预后不良。治疗后代谢活性降低提示治疗有效。FDG-PET/MR 由于结合了优越的解剖学细节和功能信息，为转移性肾癌检测和定性提供了更高的准确性，特别是不常见部位的病变。

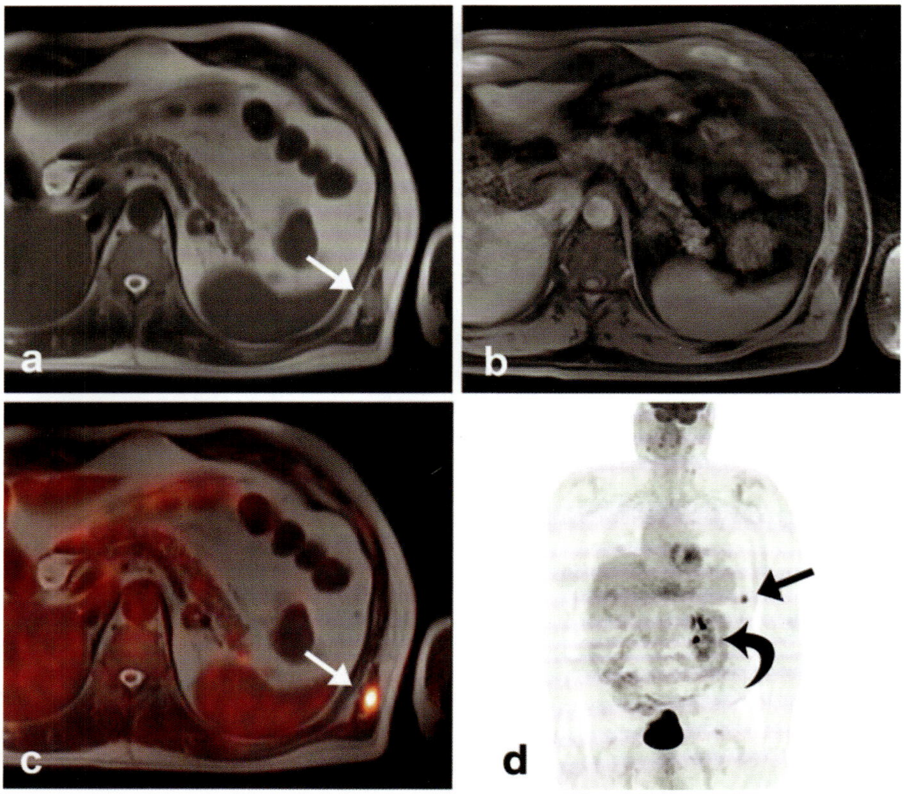

图 34.1 (a)T2 HASTE 轴位图像;(b)T1 径向 VIBE 序列脂肪抑制轴位图像;(c)PET/MR T2 轴位融合图像;(d)PET MIP 图像。

(吴湖炳 汪春 译)

推荐阅读

Griffin N, Gore ME, Sohaib SA. Imaging in metastatic renal cell carcinoma. AJR Am J Roentgenol. 2007;189(2):360–70.

Kayani I, Avril N, Bomanji J, Chowdhury S, Rockall A, Sahdev A, et al. Sequential FDG-PET/CT as a biomarker of response to Sunitinib in metastatic clear cell renal cancer. Clin Cancer Res. 2011;17(18):6021–8.

Oliva MR, Glickman JN, Zou KH, Teo SY, Mortelé KJ, Rocha MS, et al. Renal cell carcinoma: t1 and t2 signal intensity characteristics of papillary and clear cell types correlated with pathology. AJR Am J Roentgenol. 2009;192(6):1524–30.

病例 35
非小细胞肺癌

Kavitha Yaddanapudi

病史

患者女，67 岁，右上叶肺癌的初步分期（图 35.1）。

诊断

非小细胞肺癌。

影像学表现

- 右肺上叶前段邻近纵隔的 3cm 肿块，在 T1 和 T2 图像上，增强呈中等偏高信号（白色宽直箭头）。
- 矢状位 STIR 序列图像显示右肺上叶前段有高强度肿块，胸壁未见受累（白色弯箭头）。
- PET/MR 融合图像显示病灶具有与恶性肿瘤一致的高代谢活性。
- 食管全长弥漫性代谢增高，是由炎症、肌肉痉挛及吞入的放射性唾液所致（白色细直箭头）。
- PET MIP 显示异常高代谢（黑色宽直箭头）。纵隔和肺门淋巴结肿大伴代谢增高，转移可能（黑色三角箭头）。食管在 MIP 图像上完整可见。

讨论

肺癌是最致命的癌症之一，其 5 年生存率为 15%。肺癌的两个主要类别是小细胞肺癌和非小细胞肺癌。非小细胞肺癌是最常见的肺癌类型，约占 87%。FDG-PET/CT 是非小细胞肺癌的首选非侵入性分期设备。使用 PET 和其他成像方式确定的 TNM 分期系统有助于确定合适的治疗和管理方案。潜在的疗法包括接受或不接受化疗和放疗的手术。非小细胞肺癌的早期阶段（0 期和 Ⅰ A 期）可能只需要手术，而最晚期的Ⅳ期通常依赖化疗药物作为治疗的主要手段。

假阳性是 PET 显像的缺陷之一，导致假阳性的原因包括由炎症和感染导致的肺部病变和淋巴结肿大。在早期腺癌、类癌、原位癌和肺小结节（低于 PET 分辨率）中可以看到 PET 呈假阴性。一些具有微转移的淋巴结呈假阴性，通过支气管镜活检可能会提高分期。

FDG-PET/CT 在指导活检和评估治疗反应（尤其是对放疗和化疗的反应）方面非常有价值，在检测局部和远处转移方面也极具价值。

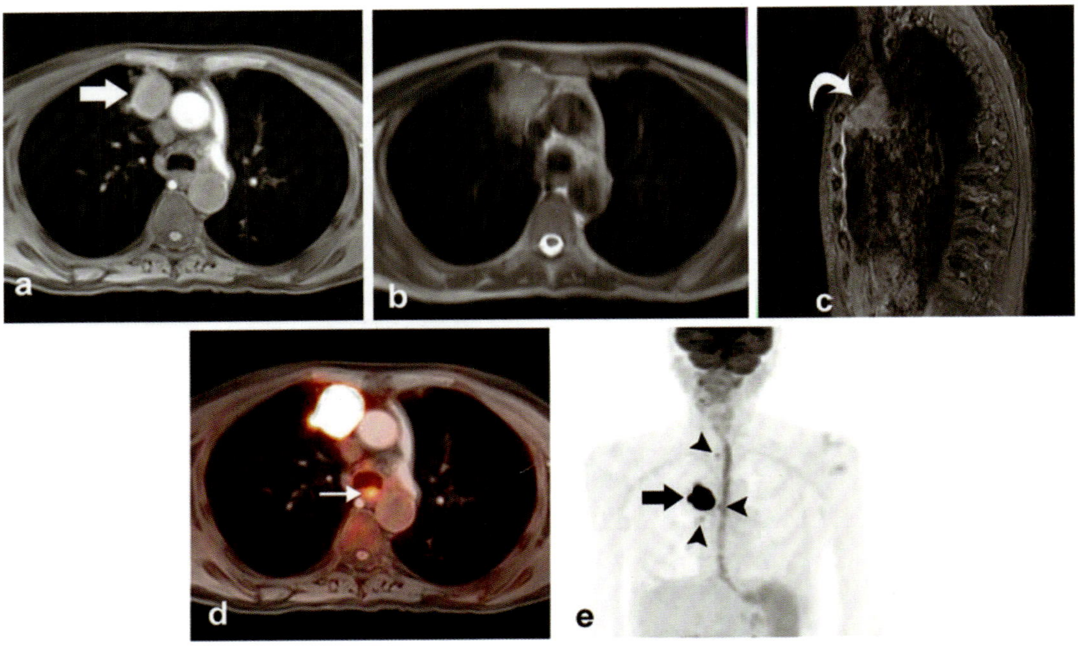

图 35.1 (a)T1 径向 VIBE 序列脂肪抑制轴位图像;(b)T2 HASTE 序列轴位图像;(c)STIR 序列矢状位图像;(d)PET/MR T1 径向 VIBE 序列脂肪抑制轴位融合图像;(e)PET MIP 图像。

尽管 MR 尚未广泛用于肺癌的检测,但一些初步研究表明 MR 在肺癌检测中很有价值。MR 广泛应用的主要障碍是序列采集时间较长。一些较新的研究表明,VIBE 可以在 3min 或更短的时间内完成,并且可以检出 3~5mm 的肺结节。此外,MR 可以避免重复 CT 扫描产生的累积辐射。MR 图像上的原发性肺癌通常 T1 呈低或中等信号,T2 呈轻度高信号。

PET/MR 具有 PET 的所有优势,并具有出色的 MR 软组织对比和特性,同时避免了 CT 采集过程中受到的不必要的辐射。淋巴结、胸壁、骨、纵隔结构和血管都可以在平扫 MR 图像上得到很好的显示。MR 尤其有助于上沟瘤(Pancoast 瘤)的分期。MR 能很好地评价肾上腺、骨骼和大脑的转移。PET 的优势在于易于发现较小转移灶,以及在病变识别方面全面提升。然而,PET/CT 和 PET/MR 都可能漏诊亚厘米级的肺转移灶。

(黄云超 孙夕林 译)

推荐阅读

Kligerman S, Digumarthy S. Staging of non-small cell lung cancer using integrated PET/CT. AJR Am J Roentgenol. 2009;193(5):1203–11.

Schwenzer NF, Seith F, Gatidis S, Brendle C, Schmidt H, Pfannenberg CA, et al. Diagnosing lung nodules on oncologic MR/PET imaging: comparison of fast T1-weighted sequences and influence of image acquisition in inspiration and expiration breath-hold. Korean J Radiol. 2016;17(5):684–94.

Wu NY, Cheng HC, Ko JS, Cheng YC, Lin PW, Lin WC, et al. Magnetic resonance imaging for lung cancer detection: experience in a population of more than 10,000 healthy individuals. BMC Cancer. 2011;11:242.

病例 36

心脏结节病

Robert Matthews

病史

患者女,77 岁,结节病(图 36.1)。

诊断

心脏结节病。

影像学表现

• 短轴延迟增强图像显示左心室前壁、室间隔和下壁发生壁间强化(三角箭头)。

• 短轴融合图像显示前壁、室间隔和下壁 FDG 摄取明显增高。

• 四腔心层面显示室间隔的强化(弯箭头)以及相应的高代谢。

讨论

结节病是一种多系统疾病,其特征是在身体的多个组织中形成非干酪性肉芽肿。多达 25%的结节病患者可见结节病累及心脏。心脏的结节状浸润通常累及心脏传导系统,导致不同程度的心脏传导阻滞、快速型心律失常、心力衰竭和偶发猝死。心脏结节病常累及左心室底部,但亦可累及心房、二尖瓣、乳头肌和心包。

心脏增强 MR 在诊断和描述心脏结节受累方面非常有效。T2 图像上,心肌炎症病灶在急性期呈高信号。早期对比增强图像和低灌注区可能呈高信号。心肌异常一般为散发,虽然可累及心肌的所有部分,但倾向于累及心肌全层或心肌中层。门控 MR 图像显示相应的病灶区域的心室壁运动异常。增强后延迟成像在检测炎症后纤维改变和瘢痕形成方面特别有用。总体而言,心脏受累的模式并不与特定的冠状动脉区域一致。

与增强 MR 相比,心脏 FDG-PET 显像在检测心脏结节病中具有更高的敏感性。

空腹 PET 扫描方案中,活跃的结节病患者可在心脏的受累部位产生强烈的放射性示踪剂摄取。据报道,在灌注成像技术出现之前,PET 在检出早期病变中性能优异,敏感性高达 100%。在治疗心脏结节病时,尽管 MR 变化持续存在,但 FDG-PET 显像恢复至低摄取水平是治疗有效的主要指标。然而,PET 显像特异性不足,这是因为正常心肌现象可以有不同的表现形式,如弥漫性、均匀性高摄取以及斑驳的不均匀性摄取,所

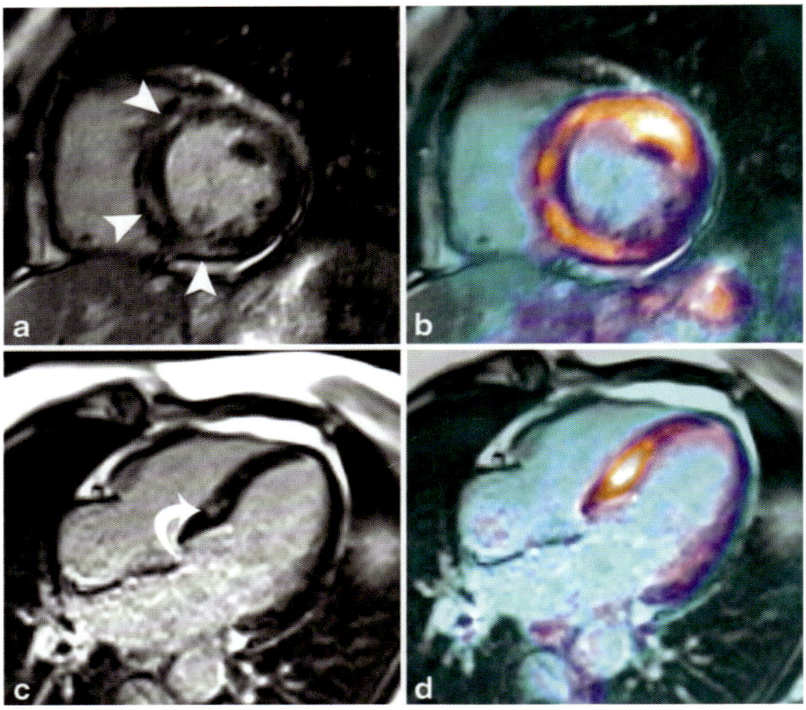

图36.1 (a)True FISP序列延迟增强扫描短轴位图像;(b)PET/MR True FISP序列延迟增强扫描图像;(c)True FISP序列延迟增强扫描图像(四腔心视图);(d)PET/MR True FISP序列延迟增强扫描图像。

有这些都为结节病的诊断带来挑战。使用肝素抑制正常心肌FDG摄取是有益的。心脏PET/MR融合成像在评估心脏结节病时既具有高敏感性又具有高特异性。加上全身PET/MR采集功能,可以检出肺、纵隔和各种淋巴结区域的活动性结节病。

(吴湖炳 雷玉洁 译)

推荐阅读

Ohira H, Tsujino I, Ishimaru S, Oyama N, Takei T, Tsukamoto E, et al. Myocardial imaging with (18) F-fluoro-2-deoxyglucose positron emission tomography and magnetic resonance imaging in sarcoidosis. Eur J Nucl Med Mol Imaging. 2008;35:933–41.

Okumura W, Iwasaki T, Toyama T, Iso T, Arai M, Oriuchi N, et al. Usefulness of fasting 18F FDG PET in identification of cardiac sarcoidosis. J Nucl Med. 2004;45:1989–98.

病例 37

乳腺癌的内乳淋巴结转移

Robert Matthews，Elham Safaie

病史

患者女，71 岁，左侧乳腺癌分期(图 37.1)。

诊断

乳腺癌转移至内乳和腋窝淋巴结。

影像学表现

• 左侧内乳小淋巴结，T1 呈稍高信号，T2 呈稍低信号。

• PET/MR 融合图像显示左侧内乳淋巴结具有异常的 FDG 摄取，提示转移(细直箭头)。

• 高代谢的左腋窝淋巴结 T1 呈高信号，而 T2 呈低信号(弯箭头)。

• 下方层面显示左侧乳腺恶性肿瘤呈 T1 高信号，高代谢(宽直箭头)

• 胸骨切开后吻合线产生金属伪影。

讨论

MR 和 PET 都难以评估内乳淋巴结受累。这些转移的诊断对于患者的分期很重要，并可能扩大乳腺切除术后放疗靶区的勾画范围。任何象限的乳腺恶性病变都可能引起内乳淋巴结转移。原发性乳腺癌病灶越大，累及的腋窝淋巴结越多，内乳淋巴结受累的可能性就越大。中部和较深的乳腺病变发生内乳淋巴结转移的频率较高。年轻的患者也有较高的内乳淋巴结病变倾向。由于胸骨周围有广泛的淋巴系统，内乳淋巴结转移可累及两侧。当转移灶很大时，可能会浸润胸壁，甚至累及胸骨。

在 MR 图像中，正常的内乳淋巴结直径通常为 1~5mm，并被限制在肋间隙内；少数情况下，正常的内乳淋巴结直径可达 9mm。因此，MR 发现的内乳淋巴结可能是正常淋巴结。

正常淋巴结应无坏死或皮质增厚，并应

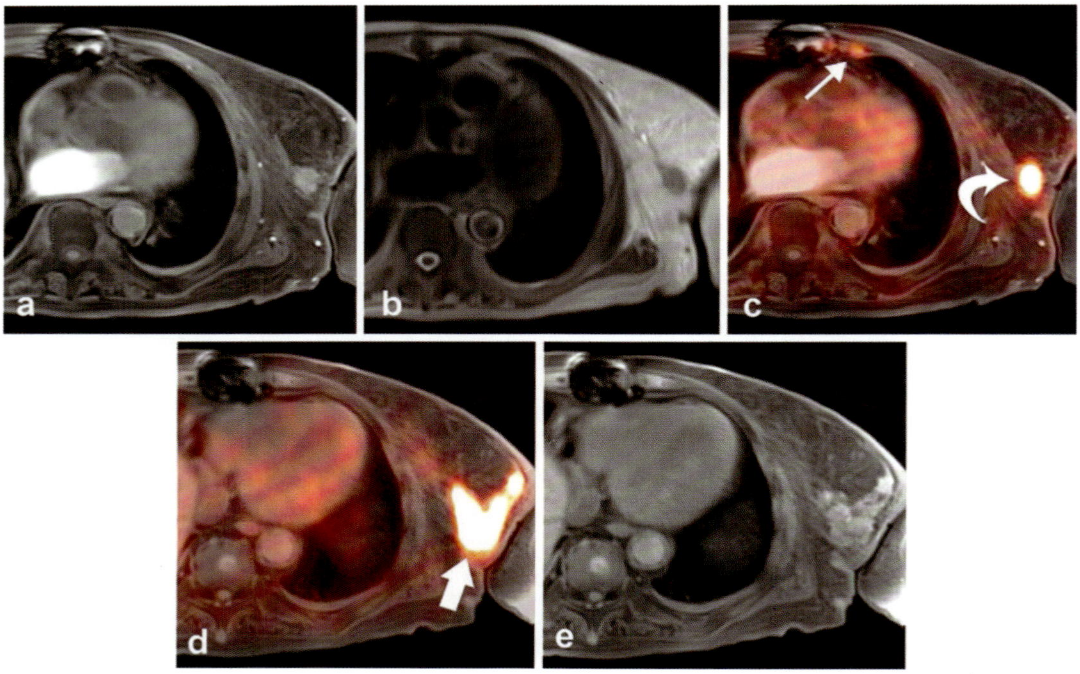

图 37.1 (a)T1 VIBE 序列脂肪抑制轴位图像;(b)T2 HASTE 序列轴位图像;(c)PET/MR T1 VIBE 序列 脂肪抑制轴位融合图像;(d)PET/MR T1 VIBE 序列脂肪抑制轴位融合图像(较低层面);(e)T1 VIBE 序列脂肪抑制轴位融合图像(较低层面)。

具有脂肪门、正常的小叶或呈卵圆形、边界清楚。T1 呈低信号,T2 呈中等信号,在非脂肪饱和序列上能检测到脂肪门。

在 FDG-PET/MR 图像上,转移性淋巴结显示代谢增高。轻微的代谢增高提示反应性淋巴结增生,常见于炎性乳腺癌以及接受肿块切除术或乳房扩大切除术的患者。在乳腺癌的分期中,淋巴造影后除非有明显的淋巴结肿大或明显的 FDG 摄取,否则一般不会常规清除内乳淋巴结,因此通常无法获得真正的病理诊断。

(李铭 聂建云 译)

推荐阅读

Mack M, Chetlen A, Liao J. Incidental internal mammary lymph nodes visualized on screening breast MRI. AJR. 2015;205:209–14.

Scatarige J, Boxen I, Smathers RL. Internal mammary lymphadenopathy: imaging of a vital lymphatic pathway in breast cancer. Radiographics. 1990;10:857–70.

病例 38

肺转移瘤

Kavitha Yaddanapudi

病史

患者女，16 岁，左侧腮腺腺样囊性癌分期(图 38.1)。

诊断

肺转移瘤。

影像学表现

- 双侧肺野中弥漫性高代谢性肺结节，符合肺转移瘤影像学表现。
- 结节大小和信号强度各不相同。
- PET/MR 图像显示胸腺中有生理性摄取(直箭头)。
- 椎体 FDG 代谢增高，与恶性肿瘤相关的骨髓刺激一致。

讨论

肺是发生转移最常见的器官之一。肺转移见于 20%~50%的癌症患者。肺转移瘤通常来自乳腺、结肠、肾脏、子宫内膜以及头颈部原发灶。肺转移的最常见形式是不均匀分布的结节。其他方式，如支气管内转移和淋巴管扩散伴间质增厚则很少见。肺转移瘤内有时可能会发生空洞、钙化和出血。

CT 对肺结节的鉴定非常敏感，即使直径小至 1~2mm。然而，并不具有特异性。FDG-PET 显像对检测恶性结节具有高度特异性。然而，由于分辨率有限，PET 本身对识别较小结节(直径<5mm)的敏感性较低。MR 检测肺结节也很困难，包括更长的成像时间(由于需要门控)、较低的分辨率和大量的伪影。使用 PET/MR 进行肿瘤成像的主要缺点之一是难以检测到肺转移。使用对比剂对于检测肺结节或转移也毫无益处。但是，较新的 MR 扫描仪具有更强的梯度，其中自由呼吸序列(如 T1 VIBE 序列)已被证明可以克服检测肺小结节的一些不足。

转移灶通常是 FDG 高代谢，直径>5mm 的转移灶在 MR 图像上很容易被识别。尽管 FDG-PET/CT 仍是检测微小肺转移灶更灵敏的手段，但由于 PET/MR 显著降低了辐射，并且具有评估腹部和骨盆某些恶性肿瘤的整体优势，因此，PET/MR 也将在癌症成像中发挥更大的作用，即使在怀疑有肺转移的情况下。

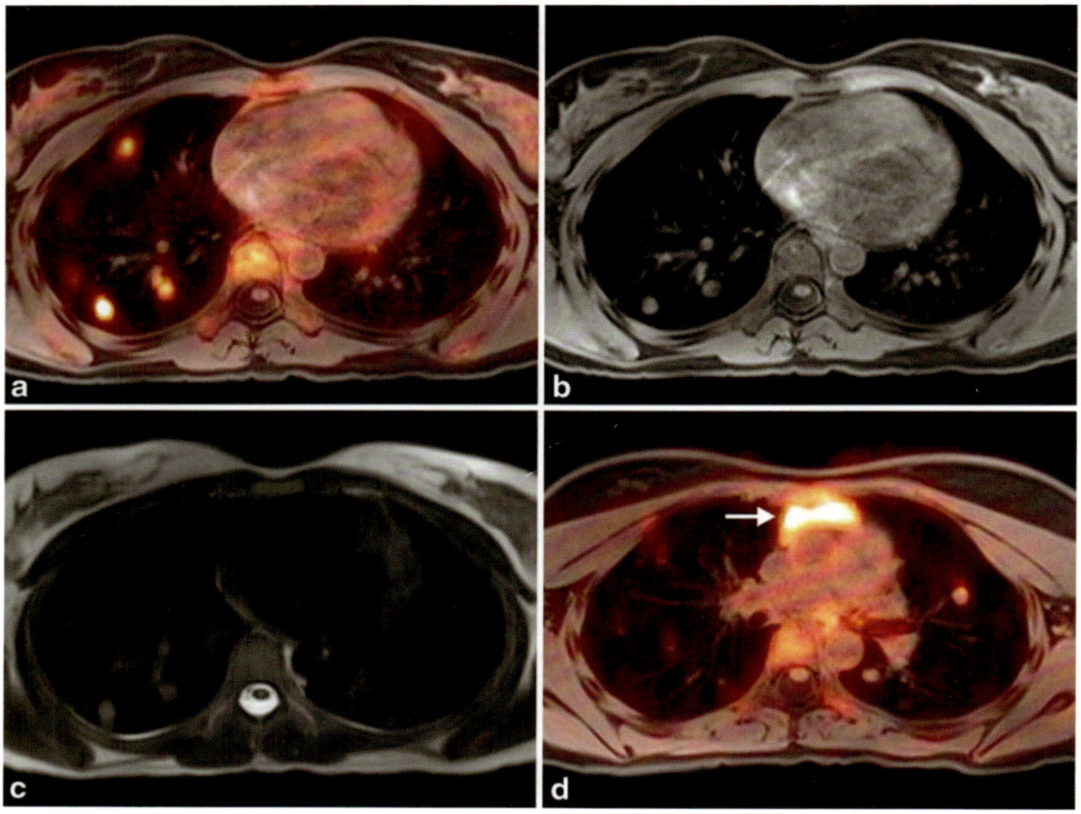

图 38.1 (a)PET/MR T1 径向 VIBE 序列脂肪抑制轴位融合图像;(b)T1 径向 VIBE 序列脂肪抑制轴位图像;(c)T2 HASTE 序列轴位图像;(d)PET/MR T1 径向 VIBE 序列脂肪抑制轴位融合图像(较高层面)。

(黄云超 孙龙 译)

推荐阅读

Chandarana H, Heacock L, Rakheja R, LR DM, Bonavita J, Block TK, et al. Pulmonary nodules in patients with primary malignancy: comparison of hybrid PET/MR and PET/CT imaging. Radiology. 2013;268(3):874–81.

Lee KH, Park CM, Lee SM, Lee JM, Cho JY, Paeng JC, et al. Pulmonary nodule detection in patients with a primary malignancy using hybrid PET/MRI: is there value in adding contrast-enhanced MR imaging? PLoS One. 2015;10(6):e0129660.

病例 39

侵袭性胸腺瘤胸膜转移

Kavitha Yaddanapudi

病史

患者女，72 岁，诊断为胸腺肿瘤，因发现左侧胸膜肿块而就诊（图 39.1）。

诊断

侵袭性胸腺瘤胸膜转移。

影像学表现

- 左后胸膜腔分叶状、较大的高代谢病变，T1 呈等信号，T2 呈高信号。
- 与 T2 图像（直箭头）上信号较高的微小胸腔积液相比，胸膜肿块呈相对低信号。

讨论

胸膜转移通常起源于肺癌、乳腺癌和淋巴瘤。转移至胸膜的胸外肿瘤包括卵巢、子宫和胃肠道肿瘤。虽然浸润性胸腺瘤通常在诊断时病变局限，但在转移时主要表现为广泛的胸膜增厚或散在的多个肿块。胸膜转移通常表现为胸膜腔积液伴胸膜增厚、结节或肿块。孤立的胸膜肿块沿肋胸膜或纵隔胸膜生长。转移瘤也可能累及叶间裂。

胸膜转移和恶性胸膜间皮瘤具有相同的影像学特征。在 T1 图像上表现为与肌肉等信号，在 T2 图像上表现为异常高信号的胸膜增厚或肿块。MR 具有出色的软组织对比度，在有积液的情况下，能够辨别胸膜病变。液体的 T2 特性有利于检测胸膜沉积物，与积液的 T2 高信号相比，胸膜沉积物信号相对较低。钆增强后，胸膜转移会明显强化。

FDG-PET 是检测胸膜转移非常有用的方法，据报道其敏感性为 80%~100%。在 PET 显像中，恶性胸腔积液 FDG 摄取较纵隔摄取背景增加。此外，与单纯 CT 相比，散在的胸膜转移灶对 FDG 的摄取强烈，使病灶更加明显。然而，PET 显像的不足之处在于胸膜炎性病变（脓胸、肺炎引起的积液和胸膜增厚）也会导致 FDG 摄取显著增高。因此，病史和与胸腔积液细胞学的相关性起着至关重要的作用。PET/MR 通过结合出色的软组织对比度和代谢信息，提高了对恶性胸膜疾病的检测能力，因此，它可以指导活检部位、评估局部和远处转移及评估疗效。

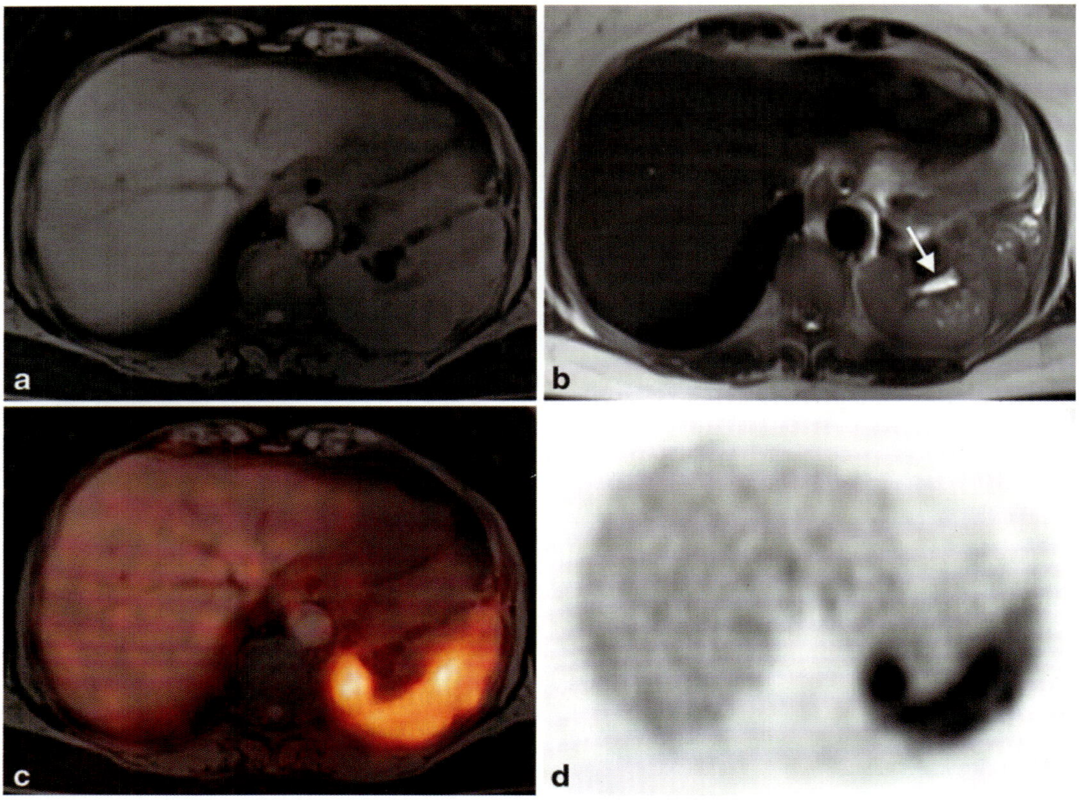

图 39.1 (a)T1 径向 VIBE 序列脂肪抑制轴位图像；(b)T2 HASTE 序列轴位图像；(c)PET/MR T1 径向 VIBE 序列脂肪抑制轴位图像；(d)PET 轴位图像。

(孙华 雷玉洁 译)

推荐阅读

Erasmus JJ, HP MA, Rossi SE, Goodman PC, Coleman RE, Patz EF. FDG PET of pleural effusions in patients with non-small cell lung cancer. AJR Am J Roentgenol. 2000;175(1):245–9.

Jeong YJ, Kim S, Kwak SW, Lee NK, Lee JW, Kim KI, et al. Neoplastic and nonneoplastic conditions of Serosal membrane origin: CT findings. Radiographics. 2008;28(3):801–17.

Nishino M, Ashiku SK, Kocher ON, Thurer RL, Boiselle PM, Hatabu H. The thymus: a comprehensive review. Radiographics. 2006;26(2):335–48.

病例 40

胸主动脉瘤

Kavitha Yaddanapudi，Rajesh Gupta

病史

患者女，79 岁，行 PET/MR 检查评估肺结节（图 40.1）。既往有腹主动脉瘤病史，并接受血管内修复治疗。

诊断

胸主动脉瘤。

影像学表现

• 主动脉弓和降主动脉动脉瘤样迂曲扩张。

• T1 和 T2 呈低信号的小病灶位于动脉瘤壁（白色三角箭头），动脉粥样硬化斑。

• 由于动脉血流紊乱，在胸主动脉瘤中可见杂乱的 T2 信号（白色弯箭头）。通常，流动的血液因流空效应在 T2 图像上呈低信号。

• 可见胸骨术后金属线引起的磁敏感伪影。

• 中纵隔扩张的主动脉弓 FDG 摄取中度增高，显示动脉粥样硬化钙化斑（白色直箭头）。

• PET MIP 图像显示广泛的主动脉弓病变（黑色直箭头）。在右肺野（黑色三角箭头）可见恶性肺结节。

讨论

胸主动脉瘤比腹主动脉瘤少见，最常见于 50~60 岁的年龄段，以男性为主。升主动脉是最容易受累的部位，其次是降主动脉，最后是主动脉弓。主要病因是动脉粥样硬化斑块导致管腔狭窄和代偿性变化而引起血管重塑。

MR 对胸主动脉瘤的诊断和随访是一种很好的成像方式。甚至可以在 MR 平扫时评估主动脉的大小，因此那些需要每年随访的年轻患者就避免了有害放射线和造影剂可能引起的不良反应。MR 测量具有高度可重复性，并且可以可靠地监测动脉瘤随时间改变的扩张率。MR 还可以评估主动脉夹层和动脉粥样硬化引起的主动脉瘤，并提供详细的管腔、根部及瓣膜受累和反流情况。缓慢的湍流类似血栓，限制了常规 MR 序列对管腔的评估。即使血流缓慢，增强 MR 血管造影和亮血技术依然可以对主动脉腔进行高级评估。但是对于血流动力学不稳定的急性主动脉病变的患者，由于 MR 的采集时间

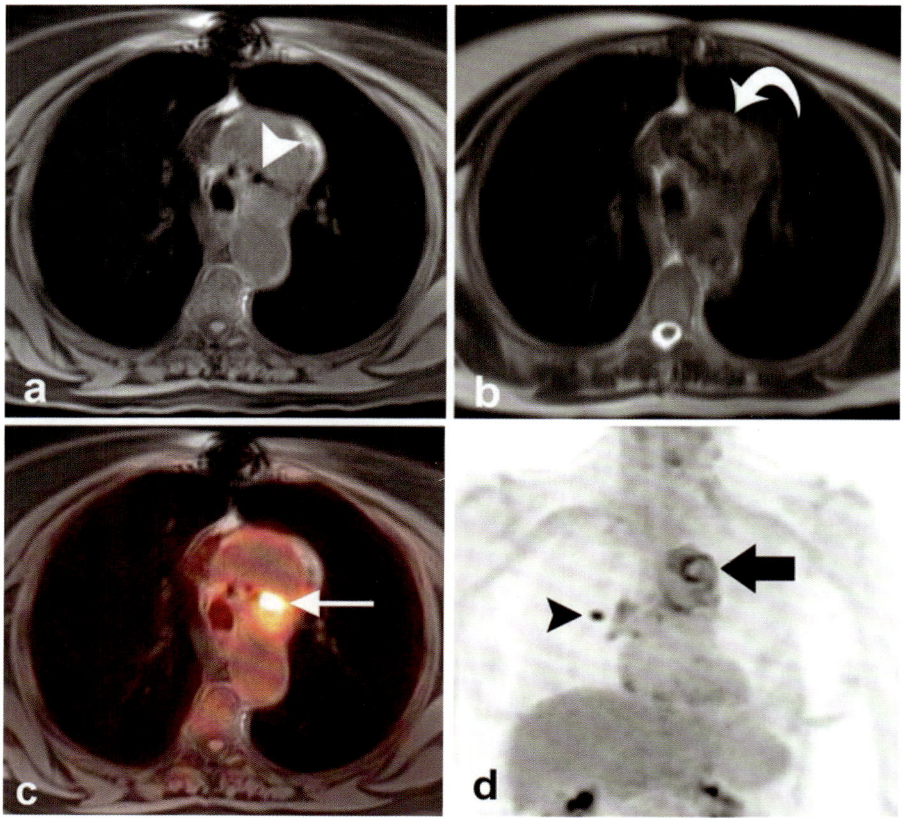

图 40.1 (a)T1 径向 VIBE 序列脂肪抑制轴位图像；(b)T2 HASTE 序列轴位图像；(c)PET/MR T1 径向 VIBE 序列脂肪抑制轴位图像；(d)PET MIP 图像。

更长，因此不是首选的检查方式。

在动脉粥样硬化动脉瘤中存在 FDG-PET 的摄取，一般认为是由粥样硬化斑块中的炎症变化导致。这些发现已在腹主动脉瘤中被广泛证明，并且研究也将 FDG 的摄取与腹主动脉瘤破裂的风险联系在一起。除了动脉粥样硬化性动脉瘤外，感染或真菌性动脉瘤 FDG 的摄取也会增加。动脉炎的变化与动脉粥样硬化的变化不同，前者表现为弥漫性、同心圆样摄取增高，而后者表现为斑片状、异质性的摄取增高。此外，动脉炎的主动脉腔往往正常或狭窄，并倾向于累及近端的主动脉弓分支血管。PET 和 MR 的结合可以更全面地评估主动脉瘤的形态、血流以及炎症。

(黄云超 杨聪慧 译)

推荐阅读

Litmanovich D, Bankier AA, Cantin L, Raptopoulos V, Boiselle PM. CT and MRI in diseases of the aorta. AJR Am J Roentgenol. 2009 Oct;193(4):928–40.

Timur UT, van Herwaarden JA, Mihajlovic D, De Jong P, Mali W, Moll FL. 18F-FDG PET scanning of abdominal aortic aneurysms and correlation with molecular characteristics: a systematic review. EJNMMI Res. 2015;5:76.

病例 41

纵隔结节病

Kavitha Yaddanapudi

病史

患者女，79 岁，纵隔多发结节，结肠癌再分期（图 41.1）。

诊断

纵隔结节病。

影像学表现

• 双侧增大的肺门和隆嵴下肿大的淋巴结 T1（与肌肉相比）呈高信号，而 T2 呈等信号。

• 肺门和隆嵴下淋巴结明显摄取 FDG，与活动性结节病一致。

• PET MIP 图像显示纵隔内和肺门淋巴结高代谢。

讨论

纵隔和肺门淋巴结肿大是结节病最常见、最典型的表现。在 Siltzbach 的影像学分级中，Ⅰ期和Ⅱ期淋巴结病分别表现为无肺内病变和有肺内病变。95%的结节病患者可见气管右侧和双侧肺门对称性淋巴结肿大。血管前、隆嵴下和气管左侧淋巴结也可被结节病累及。虽然双侧肺门淋巴结病可能在淋巴瘤和结核病患者中出现，但无症状个体出现双侧肺门淋巴结肿大高度提示结节病。非典型症状多见于老年患者，主要包括纵隔病变而无肺门淋巴结肿大，或存在椎旁、膈脚后或乳腺内淋巴结病。结节病的淋巴结可以钙化，并有特征性的“蛋壳样”钙化，这种钙化形式在硅沉着病中也可见。无定形和点状的钙化也可见到。

在横断面成像中，肿大的纵隔淋巴结被定义为短轴>1cm 且正常脂肪门丧失的淋巴结。即使不使用钆对比剂，MR 对于血管和淋巴结也具有极佳的固有软组织对比度，以检测纵隔和肺门异常。然而，与 CT 相比，MR 的缺点是：由于部分容积效应，小的单个淋巴结可能在 MR 图像上显示为大的肿块；另外，淋巴结内的散在钙化可能在 MR 图像上无法被检测到。

FDG-PET 对病理淋巴结的检测具有高度的敏感性和中等的特异性。相比单纯依靠大小做出判断，这是一个有利于区分淋巴结良恶性的标准。另一方面，PET 的特异性降低，因为肿瘤性、炎症性或感染性淋巴结病

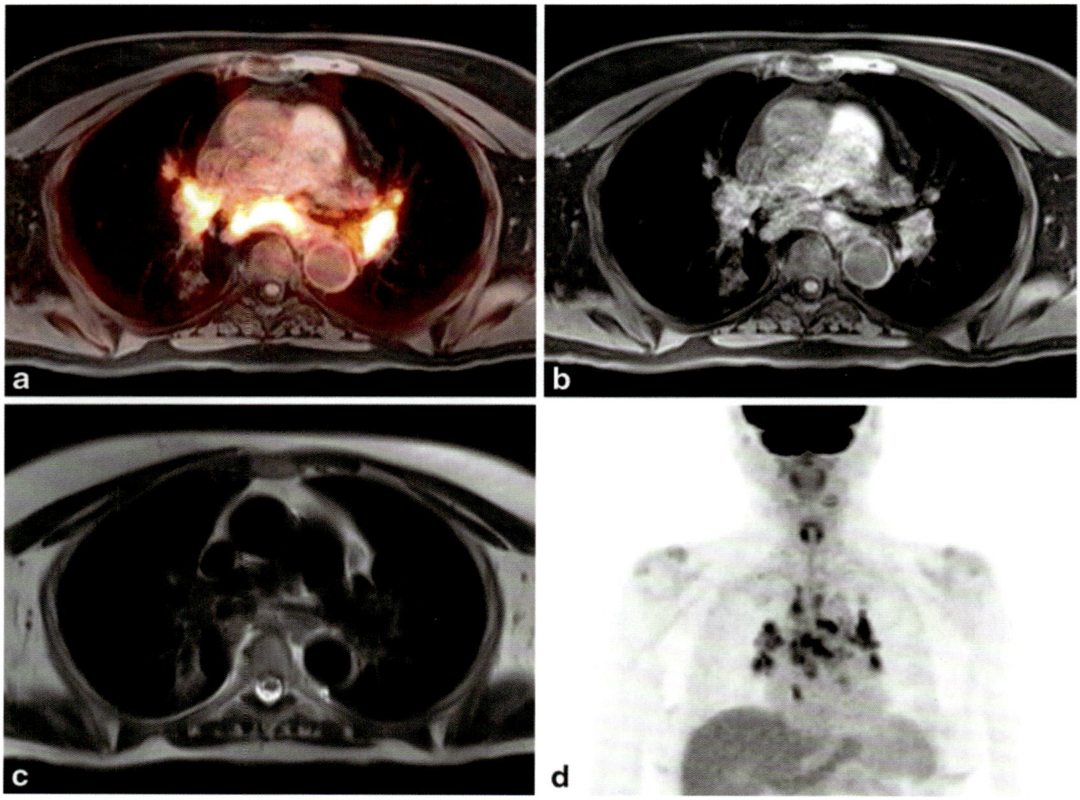

图 41.1 (a)PET/MR T1 径向 VIBE 序列脂肪抑制轴位融合图像;(b)T1 径向 VIBE 序列脂肪抑制轴位图像;(c)T2 HASTE 序列轴位图像;(d)PET MIP 图像。

都可能由于葡萄糖利用率的增加而呈高代谢。PET/MR 结合了 PET 的敏感性、优越的解剖细节和 MR 的图像对比度分辨率,并以此评价纵隔淋巴结病变。因此,这种方法有助于确定活检的理想部位、评估结节病的全身疾病负担以及评估治疗效果。

(杨聪慧 周智洋 译)

推荐阅读

Criado E, Sánchez M, Ramírez J, Arguis P, de Caralt TM, Perea RJ, et al. Pulmonary sarcoidosis: typical and atypical manifestations at high-resolution CT with pathologic correlation. Radiographics. 2010;30(6):1567–86.

Torabi M, Aquino SL, Harisinghani MG. Current concepts in lymph node imaging. J Nucl Med. 2004;45(9):1509–18.

病例 42

乳腺癌肝转移

Elham Safaie, Robert Matthews

病史

患者女,51岁,乳腺癌伴淋巴结和肝转移(图42.1)。

诊断

乳腺癌转移到肝脏和多个淋巴结。

影像学表现

• 肝脏多发转移灶,T1呈低信号,T2呈高信号,FDG-PET显像呈高代谢。

• 右侧乳房巨大肿块,T1等信号伴代谢明显增高,符合乳腺原发性恶性肿瘤(直箭头)。PET显示病灶内部光子缺失,提示坏死区。

• 胸部图像显示肝穹顶FDG摄取明显增高(弯箭头)。

• PET MIP显示纵隔和肺门多发淋巴结转移、广泛肝转移、右侧乳腺病变及右侧腋窝淋巴结肿大伴代谢增高。

• 巨大的恶性肿瘤负荷导致脑内FDG摄取减低。

讨论

肝脏是许多癌症(包括胃肠道癌、乳腺癌、肺癌和黑色素瘤)最常见的血行转移灶。乳腺癌肝转移预后较差。若病变未扩散到肝脏以外的器官,则患者可以从手术中获益。然而,即使给予化疗和激素治疗,也只有少数患者的生存期可以超过2年。有多种局部消融疗法可用于治疗肝转移瘤,包括射频消融、热消融和钇-90微球治疗。

与传统的成像方式相比,PET/MR全身成像由于其巨大的视野(当原发肿瘤较小且转移不明显时),在原发性乳腺癌和局部腋窝淋巴结转移的评估中应用受限。然而,PET/MR对肺、骨、脑和肝的远处转移是一种很好的评价方法,与PET/CT相比,PET/MR能更清晰地显示肝脏病变,且放射剂量较小。此外,它还可以准确地检测到远处转移的其他部位。乳腺癌肝转移在PET/MR图像上的表现不一,但往往表现出FDG高摄取。典型病变T1呈低信号,T2呈高信号,钆增强后病灶明显强化。

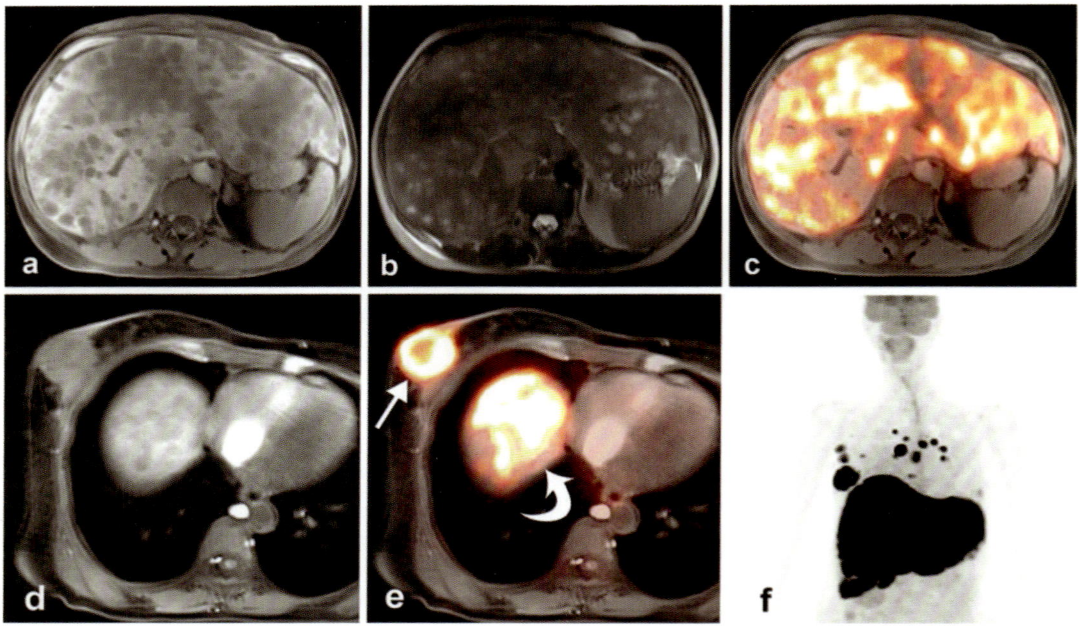

图 42.1 (a)T1 VIBE 序列脂肪抑制轴位图像，腹部；(b)T2 HASTE 序列轴位融合图像，腹部；(c)PET/MR T1 VIBE 序列脂肪抑制轴位图像，腹部；(d)T1 VIBE 序列脂肪抑制轴位图像，胸部；(e)PET/MR T1 VIBE 序列脂肪抑制轴位融合图像，胸部；(f)PET MIP 图像。

（王雪鹃 赵升 译）

推荐阅读

Bhattacharya R, Rao S, Kowdley KV. Liver involvement in patients with solid tumors of nonhepatic origin. Clin Liver Dis. 2002;6(4):1033–43.

Hustinx R, Paulus P, Jacquet N, Jerusalem G, Bury T, Rigo P. Clinical evaluation of whole-body 18F-fluorodeoxyglucosepositron emission tomography in the detection of liver metastases. Ann Oncol. 1998;9(4):397–401.

Rosenkrantz AB, Friedman K, Chandarana H, Melsaether A, Moy L, Ding YS, et al. Current status of hybrid PET/MRI in oncologic imaging. AJR Am J Roentgenol. 2016;206(1):162–72.

Sacks A, Peller PJ, Surasi DS, Chatburn L, Mercier G, Subramaniam RM. Value of PET/CT in the management of liver metastases, part 1. AJR Am J Roentgenol. 2011;197(2):W256–9.

病例 43

多灶性肺炎

Rajesh Gupta

病史

患者男，88 岁，多发性骨髓瘤再分期(图 43.1)。

诊断

多灶性肺炎。

影像学表现

• 气管分叉层面的图像显示右肺上叶后段实变，边界不清，T1 呈等信号。T2 显示更清晰，呈高信号(直箭头)。

• 在 PET/MR 融合图像中，病灶 FDG 弥漫性摄取不均匀，提示感染。

• 在心脏层面，右肺多灶性实变，T2 呈高信号(三角箭头)，FDG 弥漫性摄取不均匀。

讨论

肺炎通常是由细菌、病毒或真菌感染引起的，主要影响肺泡。传统的诊断肺炎的影像学方法依赖于胸片，有时借助高分辨率胸部 CT。然而，与 CT 相比，MR 同样具有检测肺部感染的能力，其敏感性为 94%，特异性为 98%。尽管 MR 不是诊断肺炎的首选检查，但 MR 可能会在患者进行别的疾病检查时偶然地检测到肺炎。此外，凭借其无辐射的特性，MR 可能会在儿童和妊娠女性患者中发挥重要作用，因为这两类患者对射线防护极为敏感。

VIBE 序列可以在 30s 的屏气时间内产生高分辨率的 3D T1 图像，借助诸如 VIBE 这类新序列的开发应用，MR 在胸部成像中有了很大的改进。屏气序列有助于消除呼吸运动中的伪影。肺炎由炎性及感染的细胞组成，此类细胞富含水分且填充于肺泡内，在富含气体呈低信号的正常肺组织的衬托下，肺炎 T1 往往呈等信号。T2 图像对水分子敏感，在低信号正常肺组织的对比下，富含水分的肺炎 T2 呈轻度高信号。

FDG-PET 显像对感染过程高度敏感，因为活跃的炎症细胞对葡萄糖利用率增加。与恶性肿瘤相比，肺炎通常表现为弥漫性放射性示踪剂分布和较少的 FDG 摄取。然而，较高的 SUV 值在急性炎症中并不少见。在这些病例中，MR 发现的实变征象是重要的诊断依据。某些情况下，肺部感染过程是先由 PET 检出的，而此时 CT 或 MR 图像上只

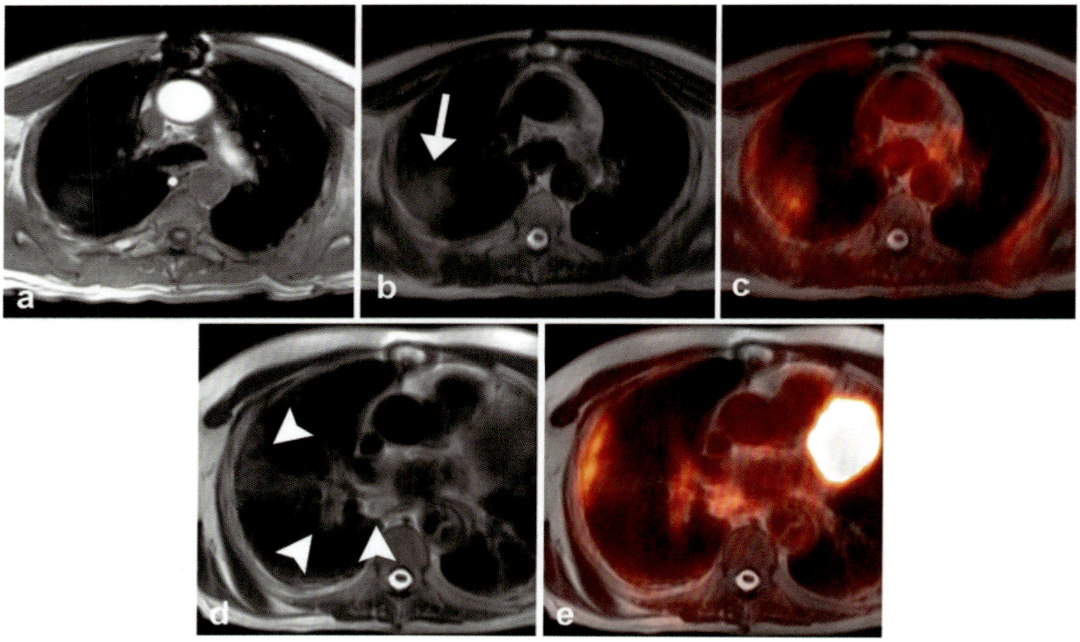

图 43.1 (a)T1 VIBE 序列轴位图像，隆嵴层面；(b)T2 HASTE 序列轴位图像，隆嵴层面；(c)PET/MR T2 HASTE 序列轴位图像，隆嵴层面；(d)T2 HASTE 序列轴位图像，心脏层面；(e)PET/MR T2 HASTE 序列轴位融合图像，心脏层面。

有细微的变化，这时临床表现和实验室数据有助于诊断。在典型的肺炎病例中，治疗后随访会发现肺实变的消散吸收。在 PET/MR 图像上诊断肺部感染很重要，因其可以在癌症患者中被偶然发现，此类患者因为免疫状态受损而容易感染。

（李铭 黄云超 译）

推荐阅读

Kapucu LO, Meltzer CC, Townsend DW, Keenan RJ, Luketich JD. Fluorine-18-fluorodeoxyglucose uptake in pneumonia. J Nucl Med. 1998;39(7):1267–9.

Syrjala H, Broas M, Ohtonen P, Jartti A, Pääkkö E. Chest magnetic resonance imaging for pneumonia diagnosis in outpatients with lower respiratory tract infection. Eur Respir J. 2017;49(1):pii: 1601303.

病例 44

乳腺浸润性小叶癌

David Capaldi

病史

患者女，60 岁，左侧小叶乳腺癌（图 44.1）。

诊断

乳腺浸润性小叶癌伴转移。

影像学表现

• 左侧乳腺肿块中等密度伴 FDG 摄取轻度增高，病理检查显示为乳腺小叶癌（宽直箭头）。两个微小 T1 低信号是活检痕迹。

• 宫旁肿块，T1 呈等信号，T2 呈高信号，FDG 摄取轻度增高，术后病理显示为乳腺小叶癌转移灶（三角箭头）。

• T11 椎体呈 STIR 高信号，未见明显 FDG 摄取，提示无 FDG 摄取的转移灶（细直箭头）。

讨论

乳腺浸润性小叶癌（ILC）起源于乳腺的产乳小叶，是第二常见的乳腺癌病理类型，占所有乳腺癌的 10%~15%。ILC 更可能发生于绝经后的老年患者，平均年龄为 65 岁。与其他类型的乳腺癌相比，ILC 往往表现为多灶性及双侧发病。通常表现为巨大的乳腺病变，患者就诊时，14%的肿瘤直径>5cm。ILC 在临床上也很难被发现，因为病变通常不会形成明显的离散性肿块。在早期，ILC 可能不会引起任何症状和体征。当 ILC 变大时，可能会导致乳房增厚、丰满或肿胀，以及覆盖在乳房病变上的皮肤纹理或外观的改变。

在诊断时，60%的 ILC 患者会有淋巴结或远处器官转移，30%~80%的患者会在 ILC 开始治疗后发生转移。ILC 最常见的转移部位与浸润性导管癌（IDC）相似，包括淋巴结、骨和各种其他软组织。与 IDC 相比，ILC 转移到腹膜、胃肠道和卵巢的概率更大（ILC 为 6.7%，IDC 为 1.8%），但 ILC 累及肺、胸膜和中枢神经系统的可能性较小。

在 MR 图像上，31%~43%的 ILC 病例最常见的表现是孤立的、不规则或有角的肿块，边缘有毛刺，边界不清。其他表现包括：多个卫星灶包绕的主病灶，增强后渐进性强化，腺体结构变形，病灶呈区域性强化、局灶性不均匀强化，或间隔强化；极少数情况下病灶无明显异常。MR 动态增强扫描，ILC 表

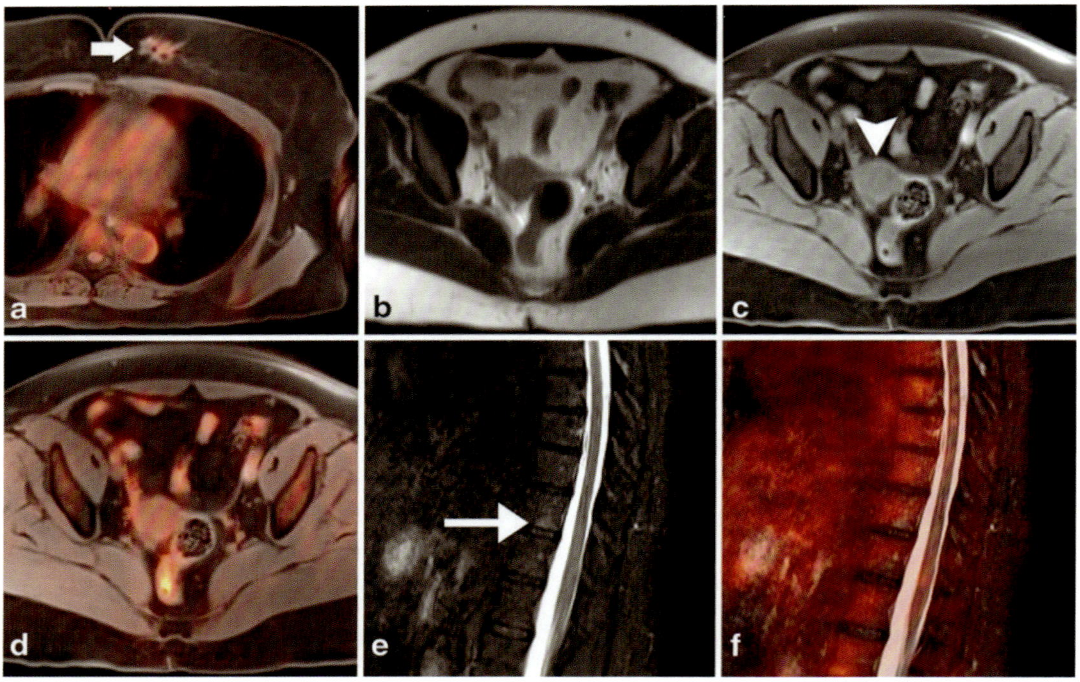

图 44.1 (a)PET/MR T1 径向 VIBE 序列轴位融合图像,胸部;(b)T2 HASTE 序列图像,骨盆;(c)T1 径向 VIBE 序列轴位图像,骨盆;(d)PET/MR T1 径向 VIBE 序列轴位融合图像,骨盆;(e)STIR 序列矢状位图像,脊柱;(f)PET/MR STIR 序列矢状位融合图像,脊柱。

现为延迟强化,仅有极少数病例廓清;这一强化方式与经典的浸润性乳腺癌强化方式不同。

大多数研究的结果表明,在没有专用正电子发射乳腺摄影相机的情况下,有限的空间分辨率限制了 PET 诊断直径<1cm 的病变的能力。PET 在诊断高度分化肿瘤(如导管原位癌)和生长缓慢的癌症(如小管癌)方面同样受限。PET 对浸润性小叶癌的检测不如对浸润性导管癌敏感。无论是原发性乳腺病变还是转移性疾病,SUV 的测量值在 ILC 中通常都较低。(乳腺癌)骨转移性病变通常表现为 FDG 摄取低或无摄取硬化性病变。侵袭性小叶癌的某些生物学特性, 例如,低肿瘤细胞密度和周围组织的弥漫性浸润,可能导致其 FDG 摄取较低。

(谢燃 聂建云 译)

推荐阅读

Lim HS, Yoon W, Chung TW, Kim JK, Park JG, Kang HK, et al. FDG PET/CT for the detection and evaluation of breast diseases: usefulness and limitations. Radiographics. 2007;27(Suppl 1):S197–213.

Lopez JK, Bassett LW. Invasive lobular carcinoma of the breast: Spectrum of mammographic, US, and MR imaging findings. Radiographics. 2009;29(1):165–76.

Rosen EL, Eubank WB, Mankoff DA. FDG PET, PET/CT, and breast cancer imaging. Radiographics. 2007;27(Suppl 1):S215–29.

病例 45

肺霍奇金淋巴瘤

Rajesh Gupta

病史

患者女,17 岁,霍奇金淋巴瘤复发后再分期(图 45.1)。

诊断

肺霍奇金淋巴瘤(结节硬化型)。

影像学表现

- 右肺中叶及下叶肿块样实变,T1 呈不均匀等信号,T2 呈中度高信号(弯箭头)。
- 病灶 FDG 摄取明显增高。
- 右侧胸腔积液,T2 呈高信号,未见代谢增高(直箭头)。

讨论

霍奇金淋巴瘤(HL)是淋巴结恶性肿瘤,占所有癌症的 1%,最常见的诊断年龄为 30~40 岁,本病沿着淋巴管连续传播。尽管淋巴结外侵犯在 HL 中比在非霍奇金淋巴瘤(NHL)中少见,但胸腔内表现更为常见。HL 可影响胸膜、心脏、心包、胸腺和胸壁。肺浸润相对少见,占 6%~12%,发生肺浸润时通常伴有肺门和纵隔淋巴结病变。然而,HL 治疗后复发且累及胸部时有发生。

原发性肺 HL 通常是肺门淋巴结病变向肺的直接延伸。结节性肺部病变常为边界不清的周围型病变,好发于肺上叶。影像学表现还包括肺叶或肺段的肿块或肿块样实变和肺不张,沿肺小叶淋巴管扩散的间质性改变较少见。高分辨率 CT 通常是评价肺实质特别是微小结节的首选方法。然而,应用快速屏气序列的 MR 序列已经能够实现对肺的无辐射评估。肿块样肺实变将显示不均匀的 T1 和 T2 信号特征,反映原发性恶性肿瘤的异质性。

对于 HL 和其他类型淋巴瘤的检测、分期和治疗反应评估,FDG-PET 是有效工具。结外霍奇金淋巴瘤代谢活跃,FDG 摄取明显。PET/MR 融合成像在霍奇金淋巴瘤的早期评估和分期中是一种很好的方法,因其可以从总体上评估病灶的数量和分布。PET/MR 可以实现疾病的再分期,排外淋巴瘤治疗后

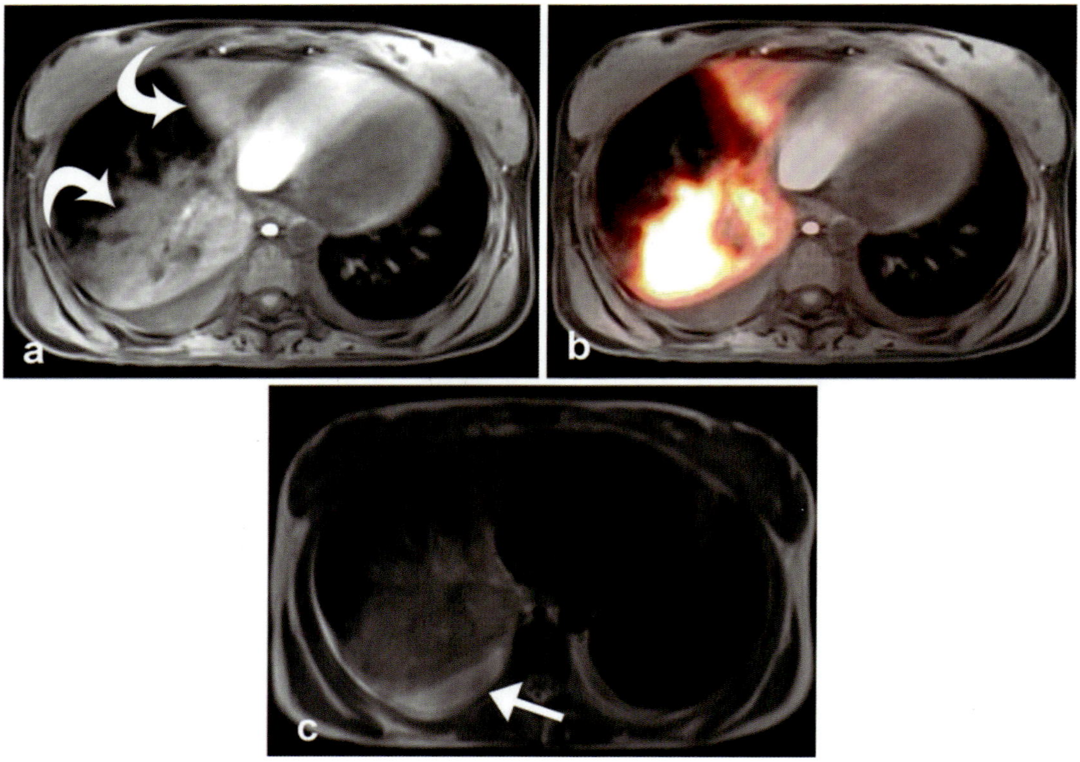

图 45.1 (a)T1 径向 VIBE 序列轴位图像；(b)PET/MR T1 径向 VIBE 序列轴位融合图像；(c)T2 HASTE 序列轴位图像。

复发或残留。然而，治疗后的患者当发现肺部高代谢病变时，依然需要活检，以避免因感染、放射性肺炎或药物引起的肺部良性病变而呈现假阳性。相比 PET/CT，PET/MR 以更低的辐射成为儿童及可能需要多次复查的年轻患者的首选检查。

（陈晓娟 杨聪慧 译）

推荐阅读

Guermazi A, Brice P, de Kerviler EE, Fermé C, Hennequin C, Meignin V, et al. Extranodal Hodgkin disease: spectrum of disease. Radiographics. 2001;21(1):161–79.

Schaefer NG, Taverna C, Strobel K, Wastl C, Kurrer M, Hany TF. Hodgkin disease: diagnostic value of FDG PET/CT after first-line therapy–is biopsy of FDG-avid lesions still needed? Radiology. 2007;244(1):257–62.

第 3 部分

胃肠系统

病例 46

结肠癌肝转移

Robert Matthews

病史

患者男，79 岁，结肠癌，肝脏新发病灶（图 46.1）。

诊断

结肠癌肝转移。

影像学表现

• 肝脏可见多个大小不同的肿块，T1 呈低信号，T2 呈高信号。

• 钆增强后，T1 图像上肝脏肿块延迟强化。

• PET/MR 融合图像显示肝脏肿块代谢活性增强，肿块中央 FDG 活性减弱提示有坏死。

• 肿块 DWI 信号增强，ADC 图信号减弱。

讨论

在所有恶性肝脏占位病灶中，转移灶远远多于原发灶。发生肝转移的患者，完整的手术切除或治疗肝脏病变能使大多数癌症患者整体生存率增加。因此，准确地发现肝转移在肿瘤治疗中是至关重要的，尤其是病灶还较小的时候。此外，影像学检查对鉴别良性肿块或其他肝脏病变有重要意义。

肝转移瘤 T1 多呈中低信号，T2 多呈中高信号。钆增强扫描是 MR 检查肝脏转移的重要手段。不同类型的肝脏病变影像学表现各异，部分病灶在增强后的动脉期表现为明显强化，部分病灶在门静脉期出现缓慢的较低强化。血供丰富的肝转移瘤通常发生在肾细胞肉瘤、神经内分泌肿瘤、甲状腺肉瘤以及部分黑色素瘤。血供减少的转移常见于结直肠癌、肺癌和胃癌。坏死型转移灶可能出现血供减少。乳腺癌转移可表现为血供丰富或减少。无论是哪种类型的转移情况，血供丰富或减少的病变都通常表现为持续的边缘强化。T2 低信号伴随 T1 高信号，反映边缘出血或黑色素沉着。新的 MR 成像序列，如 DWI 和肝胆造影剂也对诊断有用。

对比增强 CT 和非增强 PET/CT 在检测肝转移灶时，PET/CT 成像的敏感性略高。对比增强 CT 可能在多达 7%的患者中漏诊转移灶，并可能高估肝转移的累及程度。联合 PET/MR 可以有更高的敏感性和准确性来检

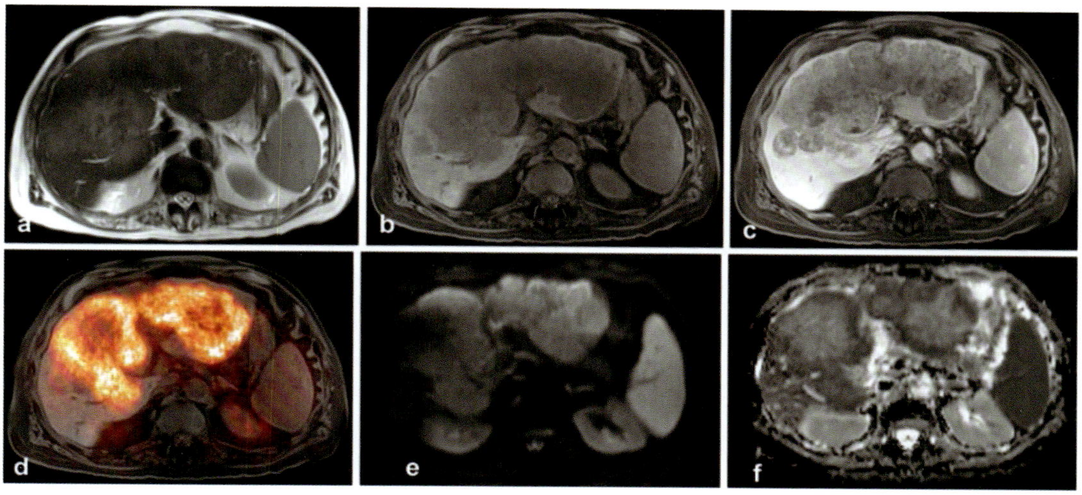

图 46.1 (a)T2 HASTE 序列轴位图像;(b)T1 VIBE 序列脂肪抑制轴位图像;(c)T1 VIBE 序列脂肪抑制钆增强轴位图像;(d)PET/MR T1 VIBE 序列脂肪抑制轴位融合图像;(e)DWI 轴位图像;(f)ADC 轴位图像。

测肝转移,并提供更好的病灶界限。在显示肝转移灶方面,PET/MR 借助 DWI 高信号、ADC 信号减低可以更准确地显示病灶范围。

(汪春 何志礼 译)

推荐阅读

Beiderwellen K, Geraldo L, Ruhlmann V, Heusch P, Gomez B, Nensa F, et al. Accuracy of [18F]FDG PET/MRI for the detection of liver metastases. PLoS One. 2015;10(9):e0137285.

Brendle C, Schwenzer NF, Rempp H, Schmidt H, Pfannenberg C, la Fougère C, et al. Assessment of metastatic colorectal cancer with hybrid imaging: comparison of reading performance using different combinations of anatomical and functional imaging techniques in PET/MRI and PET/CT in a short case series. Eur J Nucl Med Mol Imaging. 2016;43:123–32.

Namasivayam S, Martin DR, Saini S. Imaging of liver metastases: MRI. Cancer Imaging. 2007;7:2–9.

病例 47

食管腺癌

Robert Matthews

病史

患者男，71 岁，食管腺癌，食管支架植入后（图 47.1）。

诊断

食管腺癌淋巴结转移。

影像学表现

• 食管远端增厚，T1 呈等信号，T2 呈轻度高信号（三角箭头）

• PET/MR 融合图像显示食管远端异常的高代谢。

• T1 图像显示肝胃韧带淋巴结肿大，DWI 呈高信号，ADC 图呈低信号，符合转移（直箭头）。

讨论

食管癌占美国所有癌症的 1%，但在中国、印度和非洲南部更常见。食管癌的两种主要类型是发生在食管远端的腺癌和发生在食管中上段的鳞状细胞癌。食管癌的初步诊断是通过内镜检查和活检。然后利用超声内镜（EUS）来识别原发灶食管壁的浸润深度。CT、MR 和 PET 的横断面成像有助于检测晚期食管癌的局部浸润和转移范围。FDG-PET/MR 在早期食管癌的分期中优势明显，得益于其较好的软组织分辨率和病灶对 FDG 的高摄取。

在八年前，由于食管的常规蠕动，MR 对食管癌的成像仍较困难。现在的成像序列更新、更快，MR 已被证实能鉴别食管壁的不同层次。与黏膜层和固有肌层相比，黏膜下层 T2 信号较高。T2 图像上，恶性病变显示为病变部位管壁增厚伴轻度高信号。DWI 扩散受限有助于检测恶性肿瘤。食管癌在 T1 图像上与食管壁呈等信号，注射钆对比剂后出现强化。

食管癌在 PET 显像上呈高代谢信号。然而，PET 在食管癌的初步诊断中作用有限，因为相同解剖位置的许多良性病因 FDG 摄取也可增加，包括平滑肌瘤、食管痉挛、念珠菌感染、放射性炎症、吞咽分泌物和反流病。虽然 PET/CT 对区域淋巴结的检测能力有限，但 PET/MR 显示其在食管周围淋巴结检测方面优于 EUS、增强 CT 及 PET/CT。MR DWI 图像和对比增强 MR 提高了对转

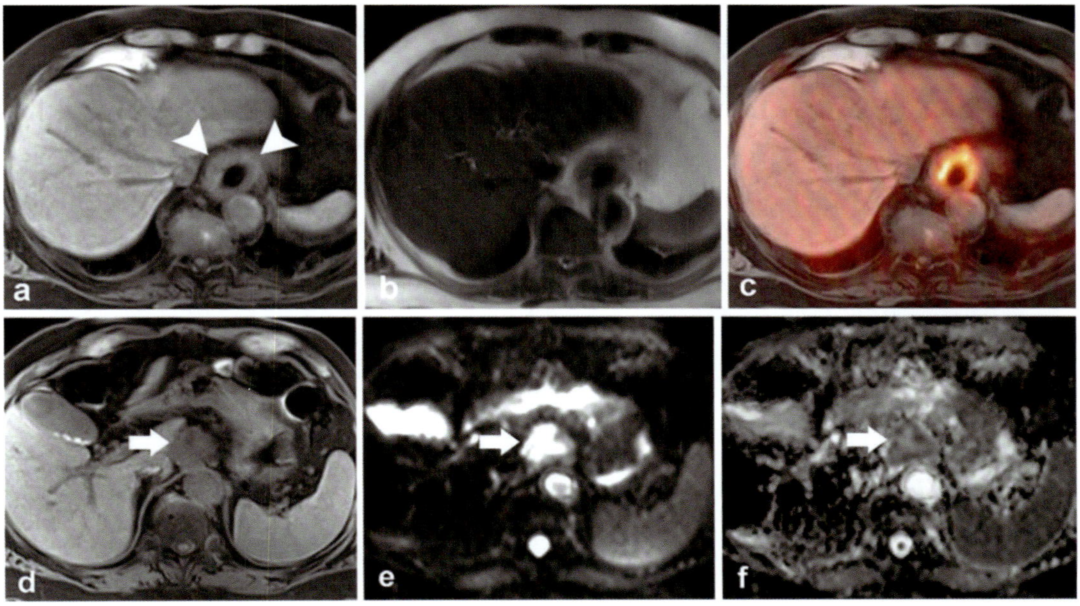

图 47.1 (a)T1 VIBE 序列脂肪抑制轴位图像；(b)T2 HASTE 序列轴位图像；(c)PET/MR T1 VIBE 序列脂肪抑制轴位融合图像；(d)T1 VIBE 序列脂肪抑制轴位图像（更低层面）；(e)DWI 轴位图像（更低层面）；(f)ADC 轴位图像（更低层面）。

移灶的检出能力。PET/MR 在检测肿瘤区域扩散和远处转移方面也有优势。

（何志礼 雷玉洁 译）

推荐阅读

Kim TJ, Kim HY, Lee KW, Kim MS. Multimodality assessment of esophageal cancer: preoperative staging and monitoring of response to therapy. Radiographics. 2009;29(2):403–21.

Lee G, Hoseok I, Kim SJ, Jeong YJ, Kim IJ, Pak K, et al. Clinical implication of PET/MR imaging in preoperative esophageal cancer staging: comparison with PET/CT, endoscopic ultrasonography, and CT. J Nucl Med. 2014;55(8):1242–7.

van Rossum PS, van Lier AL, Lips IM, Meijer GJ, Reerink O, van Vulpen M, et al. Imaging of oesophageal cancer with FDG-PET/CT and MRI. Clin Radiol. 2015;70(1):81–95.

病例 48

结肠局灶性代谢增高

Robert Matthews

病史

患者男,79 岁,头颈部恶性肿瘤再分期(图 48.1)。

诊断

结肠良性病变局灶性代谢增高。

影像学表现

- 右侧结肠有明显的高代谢灶。
- MR 显示右侧结肠内无明显异常。
- 无肠系膜转移的证据。
- 结肠镜检查未见病变。

讨论

在上消化道和下消化道的放射性示踪剂摄取差异明显,尤其是在结肠。摄取可呈弥漫性、局灶性或节段性分布。有很多原因会导致肠道局灶性摄取增高,包括淋巴组织、感染、菌群摄取、因吞咽而引起的肠道分泌、炎性息肉、良性或恶性肿瘤。结肠或直肠中有 FDG 摄取的偶发病灶中,约 50%在结肠镜检查中提示为潜在的腺瘤或恶性病灶。总的来说,只有 10%的病灶摄取是由于结肠恶性肿瘤。虽然恶性肿瘤与其他病变相比通常具有较高的 SUV 值,但并没有可靠的 SUV 值可以用来区分良恶性病灶。

对于术后患者,结肠吻合术或肠切除后的缝合线可引起炎性或肉芽肿性反应,并可形成类似于局部复发的瘢痕。这些变化会在手术后持续数月。此外,高密度材料(如金属)、静脉注射对比剂或钡可人为增加 PET 信号。结肠或直肠内的可变气体将随着 PET 信号的增加而产生衰减伪影。化疗和放疗也会引起伴有淋巴结增生的肠道和肠系膜炎性改变。由于上述多重因素的影响,当结肠局灶性摄取增高时,PET/MR 有时很难解释。这时通常就需要结直肠镜检查来明确诊断。

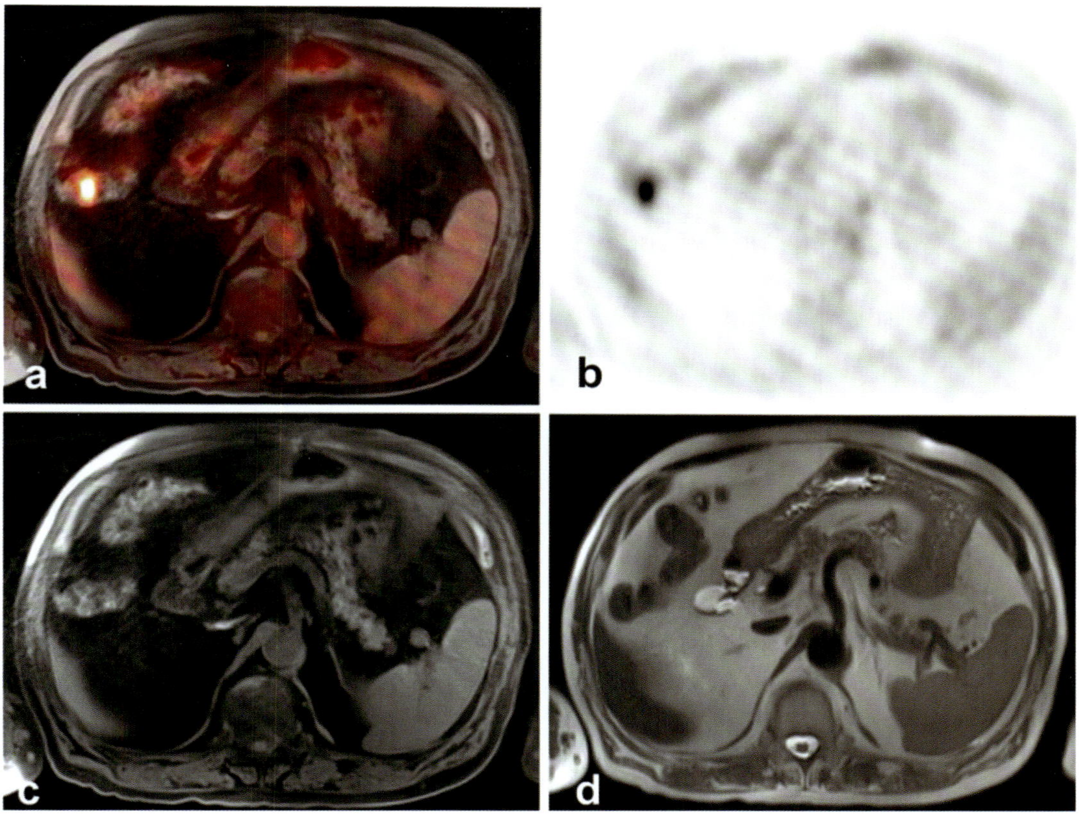

图 48.1 (a)PET/MR T1 VIBE 序列脂肪抑制轴位图像;(b)PET 轴位图像;(c)T1 VIBE 序列脂肪抑制轴位图像;(d)T2 HASTE 序列轴位图像。

(聂建云 管一晖 译)

推荐阅读

Corrigan AJ, Schleyer PJ, Cook GJ. Pitfalls and artifacts in the use of PET/CT in oncology imaging. Semin Nucl Med. 2015;45:481–99.

Safaie E, Matthews R, Bergamaschi R. PET scan findings can be false positive. Tech Coloproctol. 2015;19:329–30.

病例 49

弥漫性脂肪肝

Robert Matthews

病史

患者男，56岁，因肾上腺素水平升高拟诊嗜铬细胞瘤（图49.1）。

诊断

弥漫性脂肪肝（肝脂肪变性）。

影像学表现

- PET图像上未见提示恶性病变的局灶性FDG摄取增高。
- T1和T2图像未见明显异常。
- 与同相位图像相比，矢状位图像上信号减低。

讨论

非酒精性脂肪肝是最常见的慢性肝病，可由多种疾病引起，包括良性大体积肝脂肪变性、非酒精性脂肪性肝炎（NASH）、肝纤维化、肝硬化和肝细胞癌。脂肪肝患者可能占总人口的12%~24%，其中肥胖和糖尿病患者的发病率明显较高。在过去的20年中，即使是在儿童群体中，这种疾病的发病率也显著增加。该病的发生与心血管疾病和动脉粥样硬化的高发病率有关。NASH与炎症有关，可发展为纤维化，最终发展为肝硬化。在需要进行肝移植的肝衰竭患者中，预估20%的此类患者与NASH有关。

炎症细胞尤其是中性粒细胞具有代谢活性，可增加FDG的摄取。正常肝细胞的葡萄糖-6-磷酸酶可以帮助维持血糖水平，可以将FDG从肝细胞内输出到血流中。在NASH的炎症活动期，SUVmean值发生了变化，但SUVmax值一般不受影响。

常规的MR T1和T2序列很难检测肝脂肪变性。应用T1同反相位序列进行化学位移成像，在脂肪浸润的检测中有很高的敏感性，在临床上也有广泛的应用。含有微量脂肪和水分（存在正常组织中）的病变，其反相位图像上的信号会比同相位图像上的信号下降。因此，反相位图像会比同相位图像颜色更深。轻度肝大常伴肝脂肪变性。脂肪浸润可广泛累及肝脏，但也可呈几何形状。

局灶性脂肪残留被称为假性病变（实际上是肝岛），发生于肝门、胆囊、镰状韧带周围及被膜下。PET/MR鉴别局灶性脂肪残留与肿块病变的一个重要特征是：前者不存在

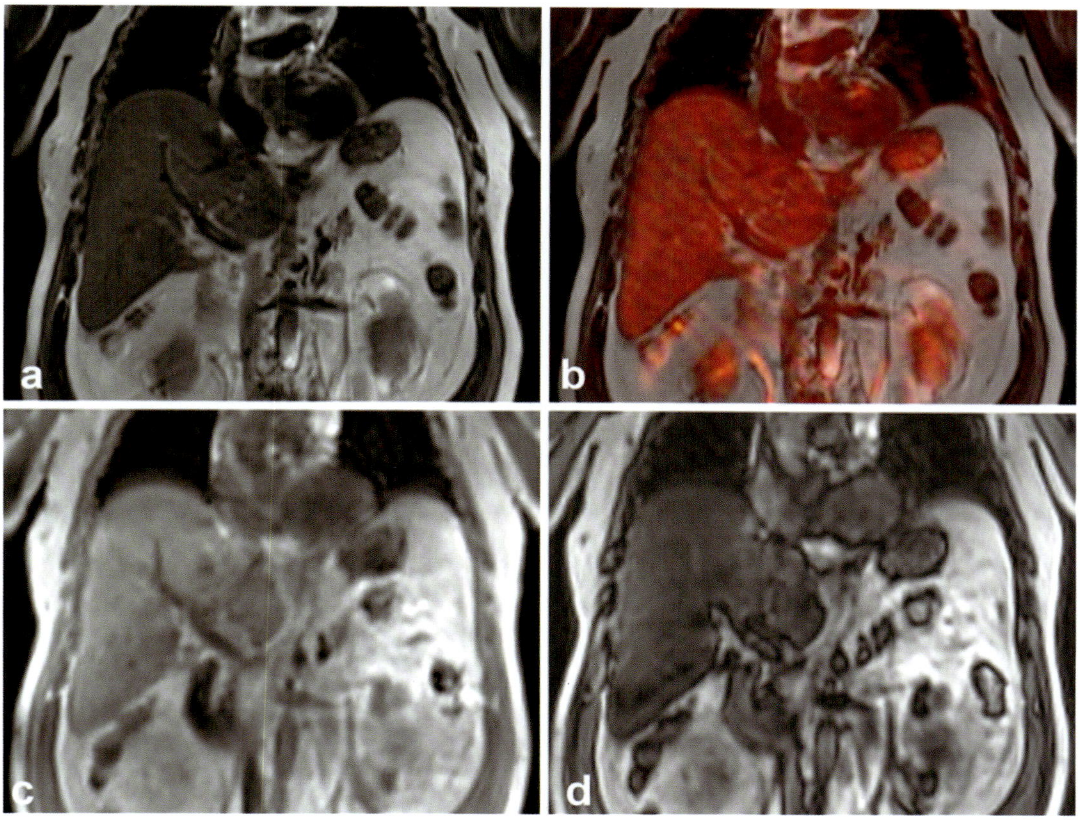

图 49.1 (a)T2 TSE 序列冠状位图像;(b)PET/MR T2 TSE 序列冠状位图像;(c)Dixon T1 同相冠状位图像;(d)Dixon T1 反相位冠状位图像。

占位效应,可见正常血管穿行,且局部未摄取 FDG。

(孙华 孙龙 译)

推荐阅读

Décarie PO, Lepanto L, Billiard JS, Olivié D, Murphy-Lavallée J, Kauffmann C, et al. Fatty liver deposition and sparing: a pictorial review. Insights Imaging. 2011;2:533–8.

Keramida G, Potts J, Bush J, Verma S, Dizdarevic S, Peters AM. Accumulation of 18F-FDG in the liver with hepatic steatosis. AJR Am J Roentgenol. 2014 Sep;203(3):643–8.

病例 50

胰腺导管腺癌

Robert Matthews

病史

患者男，62 岁，因腹痛行腹部 CT 检查，发现胰腺肿块（图 50.1）。

诊断

胰腺导管腺癌。

影像学表现

- 胰体不规则、边界不清的肿块，T1 呈轻度不均匀等信号，T2 呈轻度低信号（宽直箭头）。
- PET 图像显示胰体肿块明显高代谢。
- T2 图像显示肿块向后压迫脾静脉，导致脾静脉闭塞（细直箭头）。
- 远端胰管扩张，T2 呈高信号（三角箭头）。

讨论

胰腺导管腺癌在癌症致死病因中排第四位。因发现较晚，大多数胰腺癌病例在诊断时已是不可切除的晚期。手术切除是主要的治疗方法，如果发现肝转移、远处淋巴结转移、动脉包绕或下腔静脉包绕范围>50%，则已失去手术切除机会。

MR 具有较高的软组织分辨率，更适合于评估胰腺癌的浸润程度。MR 在鉴别主胰管扩张、包绕邻近血管、囊性坏死性改变、纤维化改变方面有优势。正常胰腺在未增强的 T1 脂肪抑制图像上呈高信号，并显示均匀的动脉增强且在延迟期呈等强度信号。胰腺腺癌通常在 T1 脂肪抑制像图上表现为轻度低信号，这是由促结缔组织增生性反应所致，但也可表现为等信号甚至稍高信号。在胰腺占位诊断中，T1 对比增强是最有用的，延迟显像呈渐进性强化。T2 和 FLAIR 信号强度可以因促结缔组织增生性反应、坏死、炎症和出血的情况而变化。但是，T2 成像是评价胆总管扩张及主胰管扩张的有效方法。

多数胰腺恶性肿瘤 PET 显像显示 FDG 摄取增强，尤其是当病灶直径>1cm 时。相比增强 CT，PET/CT 和 PET/MR 在病灶检测中表现出较高的敏感性和特异性。一些炎性疾病也表现为 FDG 摄取增高，这与恶性病变的鉴别有一定困难，并因此导致假阳性。总的来说，反映 FDG 摄取程度的 SUVmax 值与病理分级、肿瘤大小和分期相关。

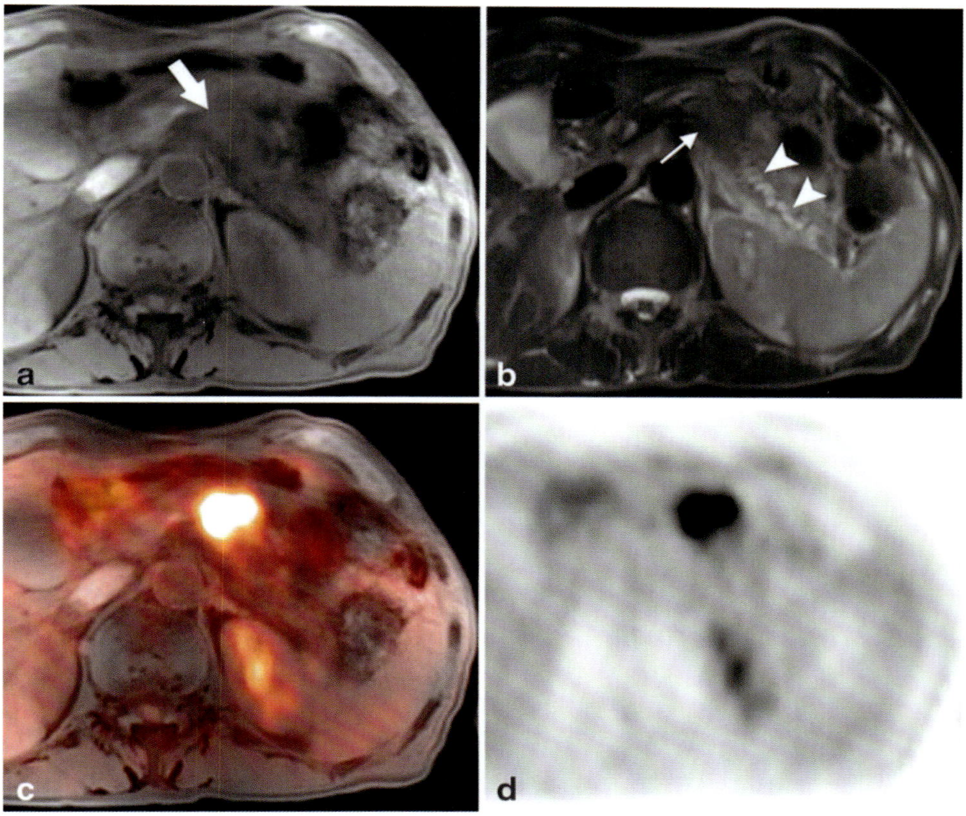

图 50.1　(a)T1 VIBE 序列脂肪抑制,轴位图像;(b)T2 HASTE 序列图像;(c)PET/MR 融合成像,T1 VIBE 序列脂肪抑制轴位图像;(d)PET 轴位图像。

(聂建云　周智洋　译)

推荐阅读

Jha P, Bijan B, Melendres G, Shelton DK. Hybrid imaging for pancreatic malignancy. Clin Nucl Med. 2015;40:206–13.

Miller FH, Rini NJ, Keppke AL. MRI of adenocarcinoma of the pancreas. AJR Am J Roentgenol. 2006;187(4):W365–74.

Nagamachi S, Nishii R, Wakamatsu H, Mizutani Y, Kiyohara S, Fujita S, et al. The usefulness of (18)F-FDG PET/MRI fusion image in diagnosing pancreatic tumor: comparison with (18)F-FDG PET/CT. Ann of Nucl Med. 2013;27:554–63.

病例 51

脾脏弥漫性摄取

Robert Matthews

病史

患者女，39 岁，转移性乳腺癌，行脑部放射治疗，同时进行化疗（图 51.1）。

诊断

脾脏弥漫性摄取。

影像学表现

• 脾脏大小正常，MR 表现为正常的 T1、T2 信号。

• PET 显示 FDG 摄取均匀增加，无局灶性病变。

• 骨髓 FDG 摄取增高。

讨论

脾脏是一个淋巴器官，参与体液和细胞介导的免疫反应，以及破坏衰老的或受损的红细胞。脾脏正常 FDG 摄取等于或略低于肝脏。在接受化疗的患者中，粒细胞集落刺激因子和促红细胞生成素可以刺激脾脏和骨髓中 FDG 的摄取。化疗，特别是铂类药物，也会引起 PET 上脾脏和骨髓摄取增高。当这种情况发生时，脾脏的大小通常保持不变，并且 MR 没有发现局灶性病灶。血液疾病，如贫血，尤其是地中海贫血，可导致脾脏 FDG 摄取的弥漫性增加，而不伴随骨髓刺激。当脾脏弥漫性高代谢且脾大，而骨髓高代谢活性缺乏时，脾脏受累的可能性较高。PET 活性增加的鉴别诊断包括恶性肿瘤、感染或炎症等多种疾病。可引起脾脏弥漫性高代谢的病理改变包括：镜下淋巴瘤弥漫性累及脾脏、系统性红斑狼疮、急性 EB 病毒感染、Castleman 病、白血病、糖原贮积症等。

由于组织对比度的提高，与 CT 相比，MR 对脾脏局灶性病变和弥漫性病变的检测能力有所提高。通常，脾脏 T1 信号比肝脏低，而 T2 信号较高。在钆增强图像上，脾脏可能由于循环的变化最初会呈蛇皮样强化，并在第 1 分钟后变得更加均匀。

髓外造血通常见于长期贫血，并在 MR 上表现为脾脏的弥散性均匀浸润。当髓外造血严重时，脾脏 T1 呈中高信号，T2 呈高信号，钆增强轻度强化。弥漫性肝病如糖原贮积症 T1 呈低信号，T2 呈中高信号。通常情况下，注射促红细胞生成素、粒细胞集落刺激因子及化疗后这些可以在 PET 上显示的

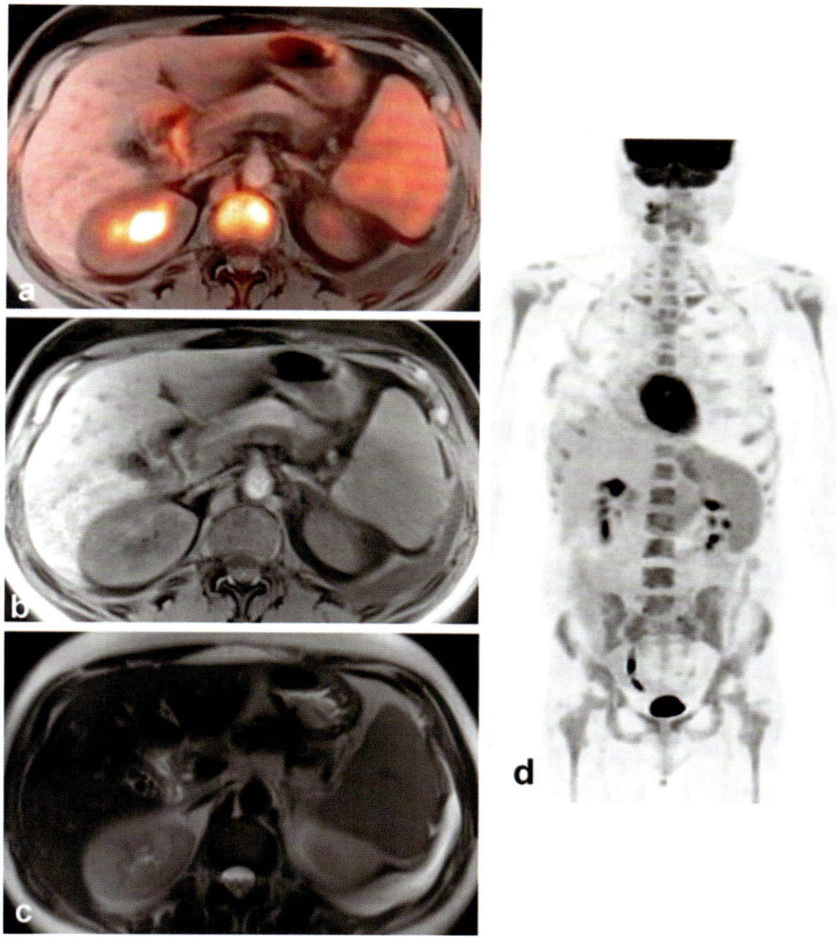

图 51.1 (a)PET/MR T1 径向 VIBE 脂肪抑制轴位融合图像；(b)T1 径向 VIBE 脂肪抑制轴位图像；(c)T2 HASTE 轴位图像；(d)PET MIP 图像。

变化在 MR 上不容易观察到。

（何志礼 李淑娟 译）

推荐阅读

Abouzied MM, Crawford ES, Nabi HA. 18F-FDG imaging: pitfalls and artifacts. J Nucl Med Technol. 2005;33:45–155.

Elsayes KM, Narra VR, Mukundan G. MR imaging of the spleen: spectrum of abnormalities. Radiographics. 2005;25:967–82.

病例 52

单纯性肝囊肿和出血性肝囊肿

Robert Matthews

病史

患者男,72 岁, 结肠癌再分期(图 52.1)。

诊断

单纯性肝囊肿和出血性肝囊肿。

影像学表现

• 肝脏局灶性病变,T1 呈低信号,T2 呈高信号,与液体密度一致,有薄壁,无内部间隔或固体成分(宽直箭头)。

• 单纯性肝囊肿不强化,并且无高代谢。

• 更低层面肝脏局灶性病变表现为周围 T1 囊性低信号,中心出血成分较复杂,T1 呈环样高信号(弯箭头);T2 呈高信号。

• 更低层面出血性肝囊肿无强化,融合图像上无高代谢。

• 出血性肝囊肿位于胆囊附近(细直箭头)。

讨论

肝脏囊性病变是腹部影像学最常见的表现之一。这些含液性病变可能由多种良性和恶性病变所致,也可能是某些疗法的后遗症。PET/MRI 中最常见的病因是单纯性肝囊肿。T1 呈低信号,T2 呈高信号,增强不强化。单纯囊肿壁光滑,无分隔或壁结节,可单发或多发。这些良性病变无 FDG 摄取。少数情况下,单纯性囊肿会出现并发症,如感染或出血。出血性囊肿通常在 T1 上有表现为高信号的成分,有时可见液平。它们缺乏对比增强,虽然偶尔可能有轻微的强化。出血性囊肿无 FDG 摄取。另一方面,感染的肝囊肿显示 FDG 摄取增高。

复杂性囊肿是一种含液性病变,可有壁增厚、内部结节、间隔、钙化、出血或蛋白质成分。胆管囊腺瘤和胆管囊腺癌是一种孤立的复杂囊性肿块,具有厚的纤维包膜、内部分隔和壁结节。MR 信号特征因其内容物不同(可能包含出血、固体成分和蛋白质成分)而变化很大。囊性“液体”通常 T1 呈低信号,

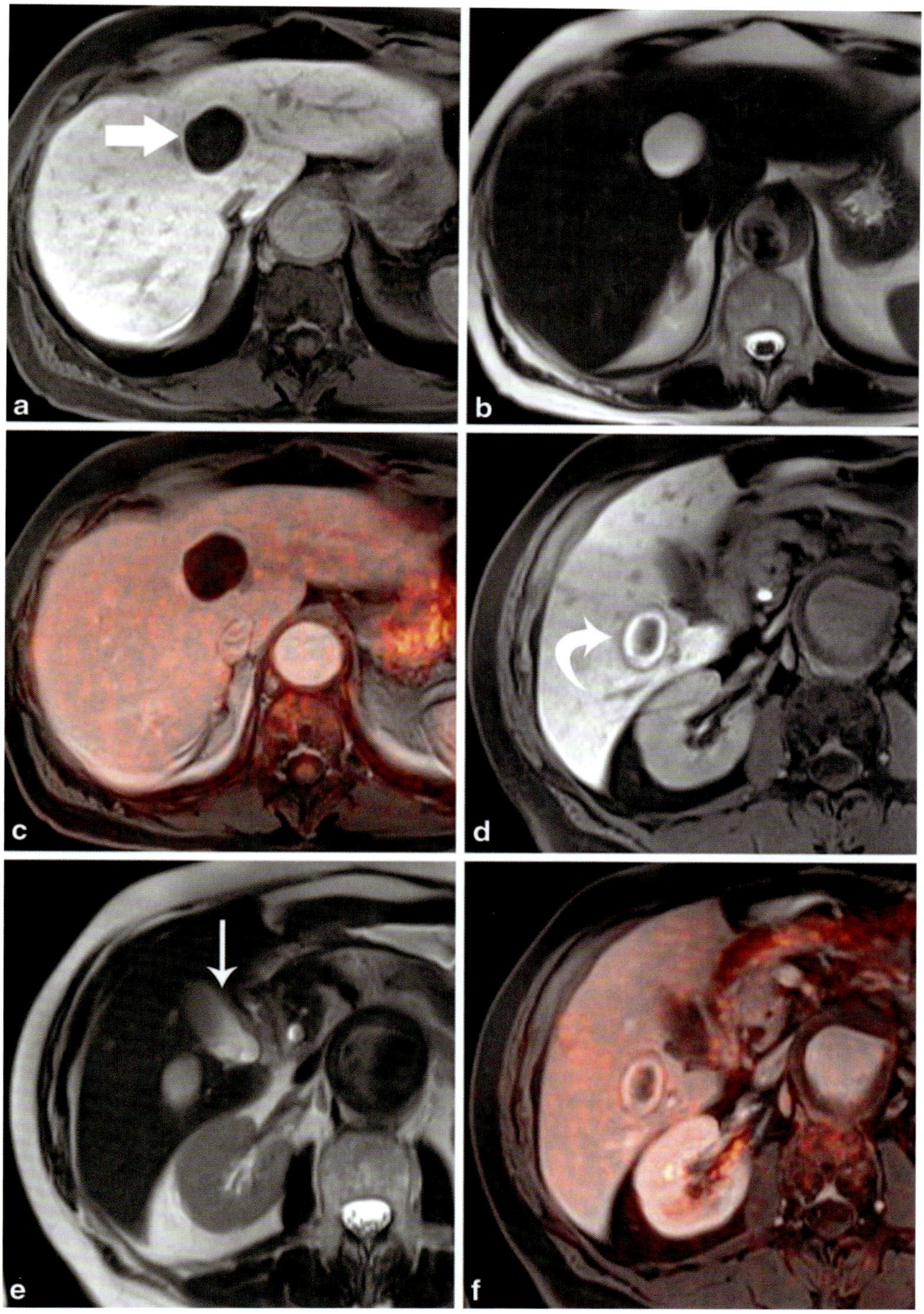

图 52.1　(a)增强后延迟 15 分钟 T1 VIBE 序列脂肪抑制轴位图像;(b)T2 HASTE 轴位图像;(c)增强后早期 PET/MR T1 VIBE 序列脂肪抑制轴位融合图像;(d)增强后延迟 15 分钟 T1 VIBE 序列脂肪抑制轴位图像(较低层面);(e)T2 HASTE 轴位(较低层面)图像;(f)增强后早期 PET/MR T1 VIBE 序列脂肪抑制轴位融合图像(较低层面)。

T2 呈均匀的高信号。胆管囊腺癌表现为增强强化和 FDG 摄取。

PET/MR 可发现囊性转移瘤。这些囊性转移通常是富血供性肿瘤坏死的结果，如转移性黑色素瘤、神经内分泌肿瘤、肉瘤以及一些乳腺癌和肺癌。黏液性转移瘤也可以表现为囊性，如一些卵巢癌和结肠癌。MR 上病灶呈单发或多发，壁厚不规则，间隔较厚，内部有碎屑。囊性转移瘤与单纯性囊肿相比，T2 呈稍低的高信号，钆增强后强化。囊性转移瘤 PET/MR 显示 FDG 摄取。治疗后的转移性病灶也可能因其变性而呈囊性，不强化，且几乎没有 FDG 摄取。肝细胞癌(HCC)很少有坏死或囊状变性。实性部分具有肝癌的特征性表现，包括 T2 高信号、T1 低信号、快进快出。肝脏手术和活检后，由于血清瘤、血肿、胆管瘤(胆汁湖)或感染，在 PET/MR 上通常可见囊性病变。没有最佳的 SUV 临界值可用于确定囊性病变是否为恶性。

（何志礼 聂建云 译）

推荐阅读

Mortelé KJ, Ros PR. Cystic focal liver lesions in the adult: differential CT and MR imaging features. Radiographics. 2001;21(4):895–910.

Xia Q, Feng Y, Wu C, Huang G, Liu J, Chen T. Differentiation between malignant and benign solitary lesions in the liver with (18)FDG PET/CT: accuracy of age-related diagnostic standard. J Cancer. 2015;6(1):40–7.

病例 53

^{68}Ga-DOTATATE 诊断类癌

Joseph R. Stein

病史

患者男，48 岁，肠系膜根部肿块合并多发内分泌肿瘤综合征（图 53.1）。

诊断

^{68}Ga-DOTATATE 检测到的转移性类癌。

影像学表现

• 较高层面图像显示回肠近端腔内肿块，T2 呈轻度高信号，T1 呈等信号（白色细箭头）。

• PET/MR 融合图像显示腔内原发性类癌异常放射性示踪剂活性。

• 较低层面图像显示类癌转移淋巴结，T2 呈轻度高信号，高代谢（白色弯箭头）。

• PET MIP 显示高代谢性内生包块（黑色三角箭头）和高代谢性肠系膜淋巴结（黑色宽箭头），肿块下方可见一簇较小的高代谢淋巴结。

讨论

类癌是一种神经内分泌肿瘤（NET），可发生在不同部位，其中胃肠道类癌占 60%~85%。类癌是生长缓慢的肿瘤，但有转移的能力。小肠黏膜下类癌 T1 呈等信号，T2 呈高、等信号。对比增强后，小肠类癌表现出中等强度的增强模式，典型病例往往均匀性强化。

镓-68（^{68}Ga）是由发生器产生的发射正电子的核素，随用随制备。DOTATATE 是一种生长抑素类似物，与生长抑素受体结合，对在 NET 中过度表达的 2 型受体（SST2）有更高的亲和力。DOTATATE 也是用镥-177 和钇-90 进行放射性核素治疗时最常用的肽。其摄取与 NET 中生长抑素受体的密度有关。2016 年，经 FDA 批准，^{68}Ga-DOTATATE 可用于神经内分泌肿瘤的 PET 显像。与 ^{111}In-奥曲肽 γ 成像相比，DOTATATE 有较低的辐射剂量，提高了病变的检出率，检查时间更短，扫描速度更快。

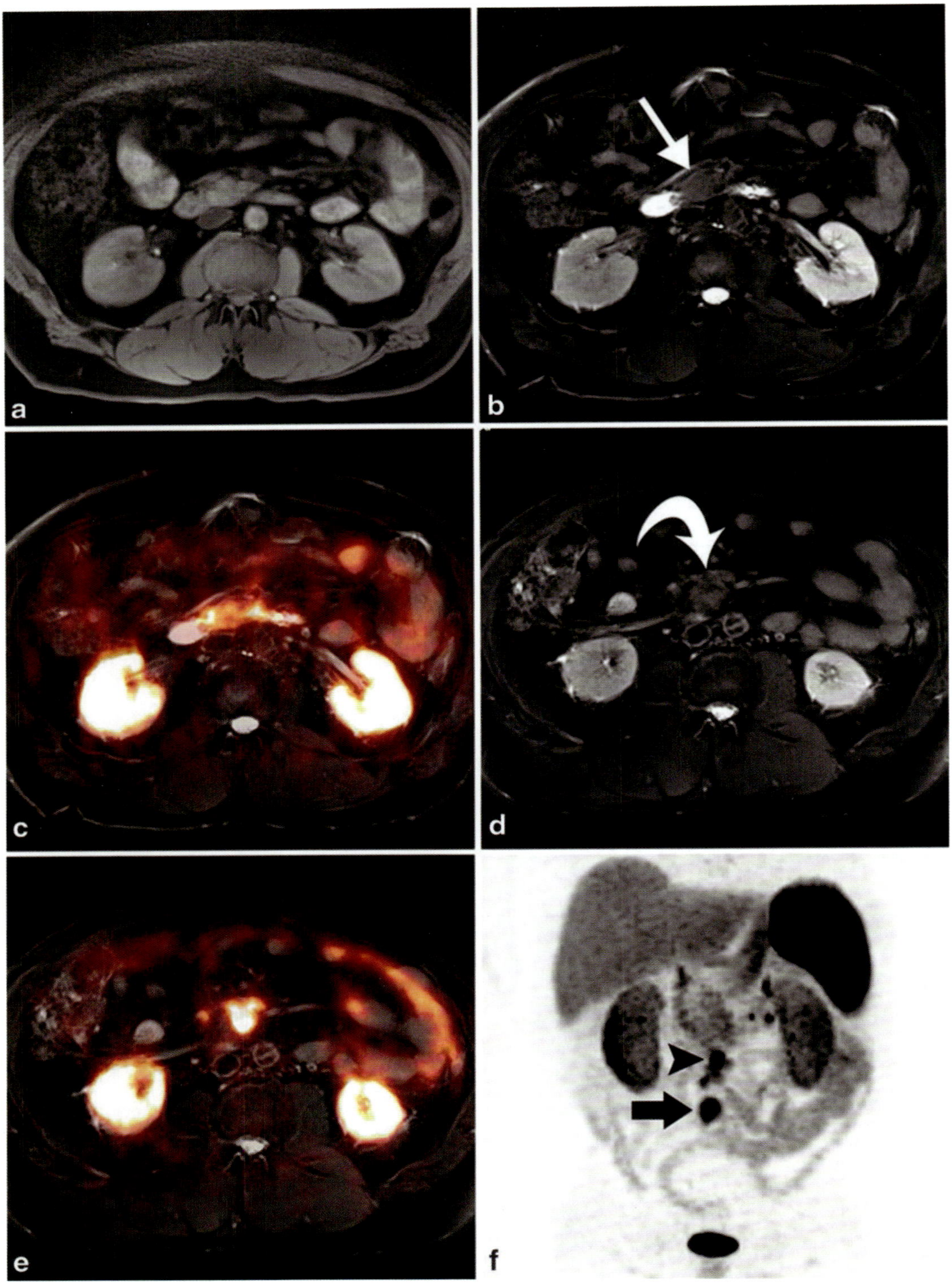

图53.1 (a)T1 径向 VIBE 序列脂肪抑制轴位图像(较高层面);(b)T2 BLADE 序列脂肪抑制轴位图像(较高层面);(c)DOTATATE PET/MR T2 BLADE 序列脂肪抑制轴位融合图像(较高层面);(d)T2 BLADE 序列脂肪抑制轴位图像(较低层面);(e)DOTATE PET/MR T2 BLADE 序列脂肪抑制轴位融合图像(较低层面);(f)DOTATATE PET MIP 图像。

DOTATATE 在肌肉和软组织中的背景活性很低，这导致肿瘤与背景的对比度很高。在表达 SST2 的垂体、涎腺、甲状腺、胰头及钩突、肾上腺等器官中可以见到 DOTATATE 的正常摄取。生理性摄取 DOTATATE 最高的器官是脾脏，其次是肾上腺、肾脏和垂体，而在肝脏、唾液腺、甲状腺和胰腺中摄取不太高。医师必须了解正常的生理及其导致 ^{68}Ga 摄取的病理过程。高达 1/3 的患者胰腺钩突可见中等强度的摄取。对于既往有胰腺神经内分泌瘤病史的患者，接受脾切除术后，脾组织植入可能是再分期时的常见表现，可能会被误认为腹膜转移。另一个易误诊区是肾上腺的生理性摄取，这会干扰肾上腺神经内分泌肿瘤的诊断。脑膜瘤在 ^{68}Ga-DOTATATE PET 上常被偶然发现。这些微小的病变，通常在厘米以下，不需要额外的检查。炎性摄取常见于腋窝、肺门和纵隔淋巴结反应性病变以及前列腺炎和放疗后改变。

胃肠胰的神经内分泌肿瘤、类癌、嗜铬细胞瘤、胰腺胰岛素瘤、甲状腺髓样癌均呈 DOTATE 阳性。^{68}Ga-DOTATATE 的摄取在许多其他神经内分泌源性肿瘤，包括垂体腺瘤、血管网状细胞瘤、脑膜瘤和黑色素瘤中均可见。在原发性肿瘤未知的转移性神经内分泌肿瘤患者中，它也被证明是定位原发性肿瘤的有效方法。^{68}Ga-DOTATATE PET 对神经内分泌肿瘤检测的敏感性为 88%~90%，特异性为 80%~100%。

（韩春雷 李淑娟 译）

推荐阅读

Bader TR, Semelka RC, Chiu VC, Armao DM, Woosley JT. MRI of carcinoid tumors: spectrum of appearances in the gastrointestinal tract and liver. J Magn Reson Imaging. 2001;14(3):261–9.

Levy AD, Sobin LH. From the archives of the AFIP: gastrointestinal carcinoids: imaging features with clinicopathologic comparison. Radiographics. 2007;27(1):237–57.

Mojtahedi A, Thamake S, Tworowska I, Ranganathan D, Delpassand ES. The value of ^{68}Ga-DOTATATE PET/CT in diagnosis and management of neuroendocrine tumors compared to current FDA approved imaging modalities: a review of literature. Am J Nucl Med Mol Imaging. 2014;4(5):426–34.

病例 54

巨大泥沙样胆囊结石

Christopher Shackles, Amit Gupta

病史

患者女，86岁，乳腺癌再分期（图 54.1）。主诉右上腹部疼痛。

诊断

巨大泥沙样结石。

影像学表现

- 胆囊内巨大钙化结石，T1、T2 均呈低信号（直箭头）。
- 胆囊后部 T1 高信号代表分层的泥沙样成分（三角箭头）。
- 冠状位图像上可见轻度增大的胆囊（弯箭头）。
- 胆囊未见 FDG 摄取。

讨论

胆石症是引起症状性胆囊病的常见原因。临床症状通常不明确，但往往可见右上腹至上腹部中段疼痛、恶心。虽然最初的评估通常是用超声或 CT 来完成，但对于胆道梗阻的病例，通常是用 MR 来对胆道系统进行评估。

胆结石在 MR 图像上表现为 T1 和 T2 低信号，在 T2 高信号胆汁背景下通常特别明显。钙化结石也会在梯度回波或磁敏感序列上出现晕征。慢性胆囊炎常与胆石症相关，其典型表现为胆囊收缩，壁不规则增厚。钆增强后，慢性胆囊炎的壁将呈均匀、轻微的强化，程度比急性胆囊炎轻。虽然有学者建议应用 MR 胆管造影和功能性 MR 胆管造影，但它们在慢性胆囊炎中的作用尚不清楚。尽管有病例报道表明 PET 在急性胆囊炎诊断中的作用，但是 PET 在胆石症或其他良性胆囊疾病的检查中没有显著作用。然而，PET 可能在鉴别胆囊壁增厚的良恶性方面有一定的作用。虽然息肉样胆囊恶性肿瘤更容易识别，但那些单纯表现为弥漫性胆囊壁增厚的肿瘤很难与良性病变（如胆囊炎）相鉴别。已知 FDG 既可被活性炎症细胞摄取，也可被恶性细胞摄取。然而，结合这些患者的炎性指标（如 C 反应蛋白升高），增加的

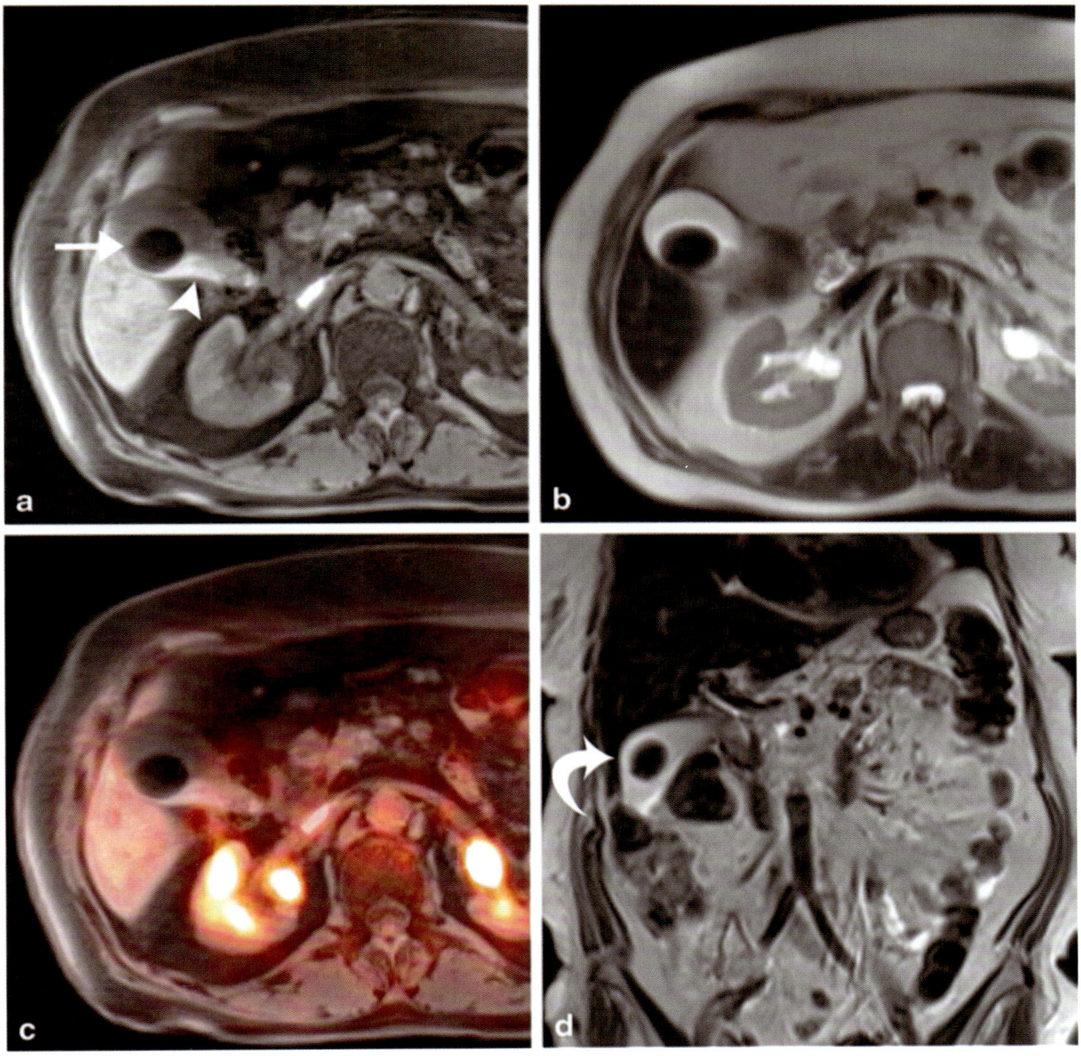

图 54.1 (a)T1 径向 VIBE 序列脂肪抑制轴位图像;(b)T2 HASTE 序列轴位图像;(c)FDG-PET/MR T1 径向 VIBE 序列脂肪抑制轴位融合图像;(d)T2 TSE 冠状位图像。

SUV 水平可以用来区分恶性和良性病变,敏感性和特异性分别高达 75%~100%。

(李淑娟 李铭 译)

推荐阅读

Aparici CM, Win AZ. Acute calculous cholecystitis missed on computed tomography and ultrasound but diagnosed with fluorodeoxyglucose-positron emission tomography/computed tomography. J Clin Imaging Sci. 2016;6:31.

Catalano OA, Sahani DV, Kalva SP, Cushing MS, Hahn PF, Brown JJ, et al. MR imaging of the gallbladder: a pictorial essay. Radiographics. 2008;28(1):135–55. quiz 324

Oe A, Kawabe J, Torii K, Kawamura E, Higashiyama S, Kotani J, et al. Distinguishing benign from malignant gallbladder wall thickening using FDG-PET. Ann Nucl Med. 2006;20(10):699–703.

病例 55

盲肠癌

Robert Matthews

病史

患者女,45 岁,结肠癌初诊分期(图 55.1)。

诊断

盲肠癌伴淋巴结转移。

影像学表现

- T1 图像显示盲肠内有一个不均匀的高信号肿块,T2 呈低信号(直箭头)。
- 有多个 T1 呈不均匀高信号、T2 呈低信号的肿大淋巴结,从肿块延伸至右侧主动脉旁区域(三角箭头)。
- PET 图像显示盲肠肿块和淋巴结呈明显高代谢,与恶性肿瘤相符。

讨论

结直肠癌是美国第 3 大最常见的恶性肿瘤。在确诊时,高达 25%的患者有肝转移。结肠癌的初步诊断通常需要结肠镜和活检。腹部和骨盆的增强 CT 常规检查通常是为了寻找淋巴结、肝脏和腹腔的转移病灶。在疼痛、贫血和可触及的肿块等症状和体征出现之前,累及盲肠的结直肠癌通常已发展到晚期。

在 MR 图像上,结肠癌和大淋巴结转移 T1 呈等高信号,T2 呈等低信号。对比增强 MR 和 DWI 通过强烈的对比度增强和扩散受限来提高病变的检出率。在 PET 图像上,结肠癌和淋巴结转移灶显示边界清晰的放射性示踪剂摄取增高。

传统的解剖影像学根据大小和形状来判断转移性肠系膜淋巴结,常以 5mm 为界。早期转移淋巴结可能没有增强或 MR 信号改变,也不会出现中心脂肪丢失。MR 与 CT 相比,由于对比度的提高,可以很容易地检测出大小的变化。然而,反应性增生淋巴结较常见,这些轻微肿大的淋巴结可能被误诊为转移。在 PET/MR 图像上,这些不确定的肠系膜淋巴结内是否存在高代谢可以用来对区域淋巴结转移做出更准确的评估。由于淋巴结(特别是腹部淋巴结)的解剖定位比较困难,所以同步 PET/MR 具有明显的分期优势。

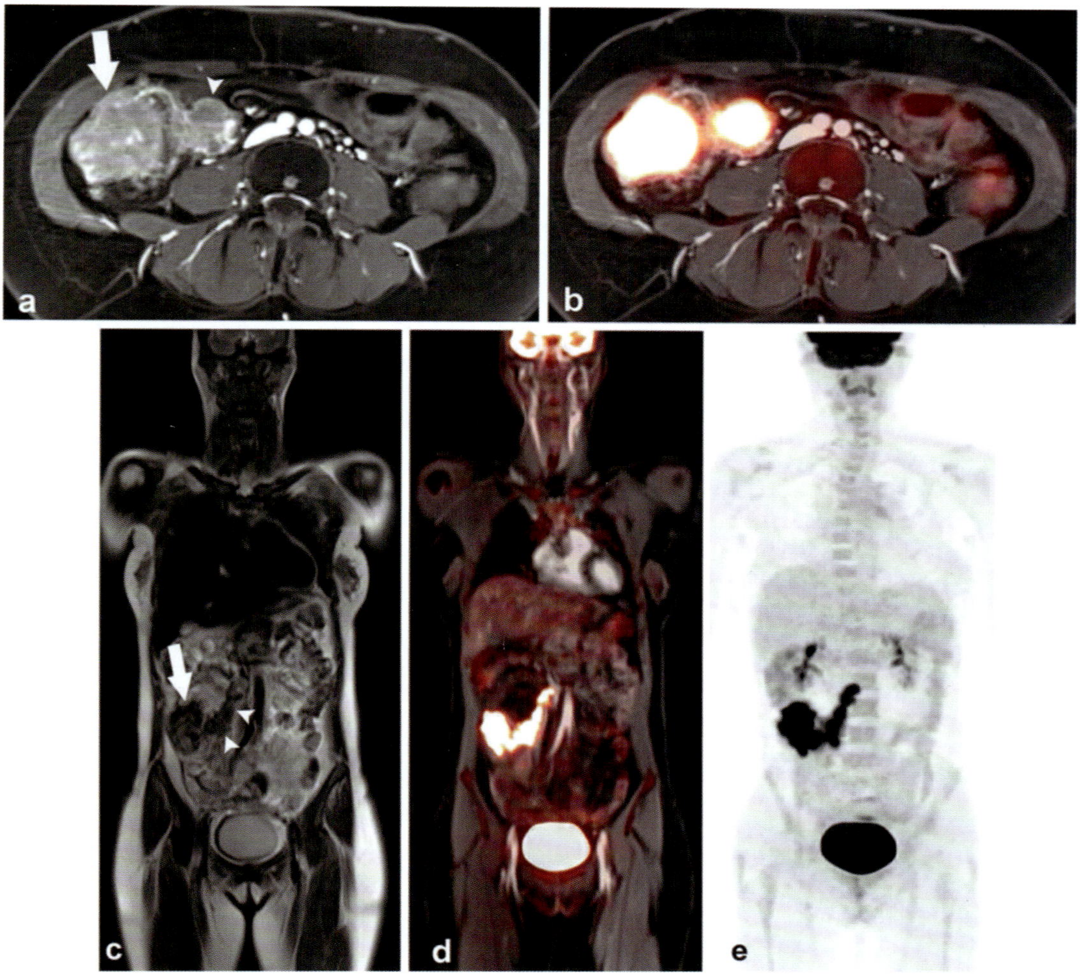

图 55.1 (a)T1 径向 VIBE 序列脂肪抑制轴位图像；(b)PET/MR T1 径向 VIBE 序列脂肪抑制轴位融合图像；(c)T2 TSE 冠状位图像；(d)PET/MR Dixon T1 水序列冠状位融合图像；(e)PET MIP 图像。

（陈龙 孙夕林 译）

推荐阅读

Kang B, Lee JM, Song YS, Woo S, Hur BY, Jeon JH, et al. Added value of integrated whole body PET/MRI for evaluation of colorectal cancer: comparison with contrast-enhanced MDCT. AJR Am J Roentgenol. 2016;206:W10–20.

Mainenti PP, Romano F, Pizzuti L, Segreto S, Storto G, Mannelli L, et al. Non-invasive diagnostic imaging of colorectal liver metastases. World M Radiol. 2015;28:157–69.

病例 56

无 FDG 摄取的肝细胞癌

Robert Matthews

病史

患者男，69 岁，肝硬化，肝细胞癌可能（图 56.1）。

诊断

无 FDG 摄取的肝细胞癌。

影像学表现

• 肝穹顶处较大肿块，T1 呈轻度高信号，T2 呈等信号（直箭头）。

• 门静脉右支 T1 高信号癌栓（弯箭头）。

• PET 融合图像显示肿块内无明显的放射性示踪剂摄取。

• 肿块周围可见 T2 高信号的扩张的肝内胆管（三角箭头）。

• 肝脏内小肝硬化结节 T2 呈低信号。

讨论

肝细胞癌（HCC）是最常见的原发性肝癌，最常见于慢性肝病患者，尤其是肝硬化患者。肝癌的发病机制是反复的肝损伤以及伴随而来的炎症和实质修复。长期肝损伤最常见的原因是乙型肝炎、丙型肝炎、酗酒、自身免疫性疾病和血色素沉着引起的铁过载。有慢性肝病且发现甲胎蛋白升高的患者，应通过 CT 或 MR 筛查肝细胞癌。

通常，HCC 开始时是一个发育不良的结节，大小至少为 1cm，与正常肝脏相比，病灶呈 T1 高信号、T2 低信号。异常增生结节的强化模式与正常肝组织相似。当发育不良的结节转变为 HCC 时，则呈 T1 低信号和 T2 高信号，可长到 2cm 或更大。HCC 在动脉期强化，T1 呈高信号。在门静脉期和延迟期，HCC 廓清，与背景肝实质均呈低信号。然而，即使在缺乏特征性 MR 信号强度的情况下，对于肝硬化中任何新发现的或增大的占位肿块，都应怀疑 HCC。当使用肝胆特异性 MR 对比剂时，由于肝癌缺乏正常功能性肝细胞，延迟扫描时无对比剂摄取。HCC 是唯一可以仅通过影像学标准来诊断的恶性肿瘤。

HCC 的 FDG 摄取依赖于肿瘤的侵袭性。分化良好的 HCC 与正常肝细胞相似，其己糖激酶活性较低，葡萄糖-6-磷酸酶活性较高，导致 FDG 较少被捕获到细胞内，而较多地去磷酸化的 FDG 则得以逃逸。与周围肝脏相比，这导致高分化 HCC 中 FDG 摄取

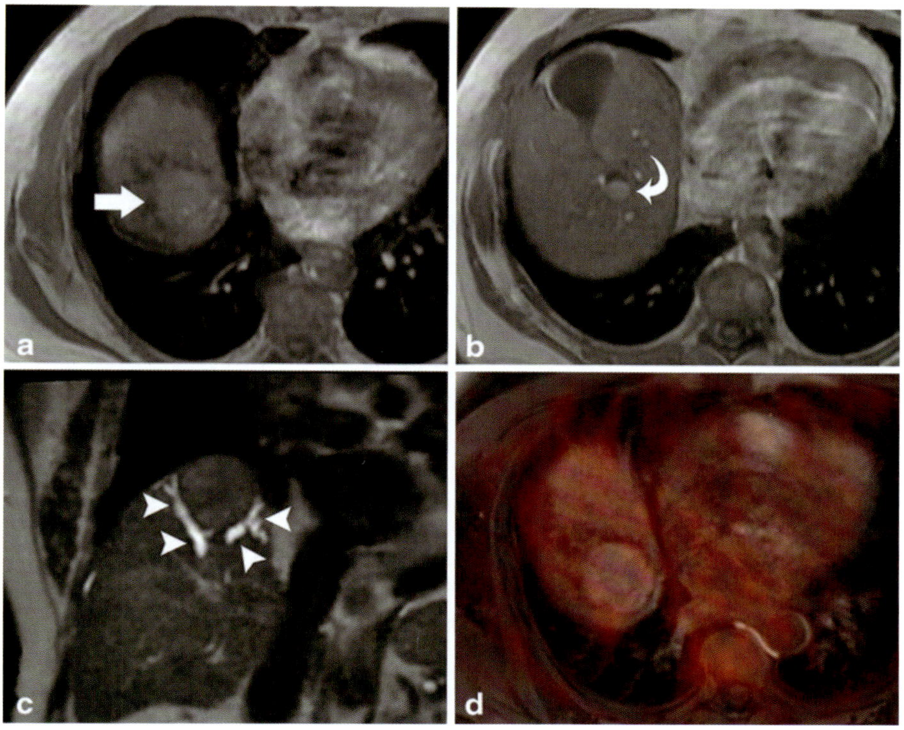

图 56.1 (a)T1 GRE 序列轴位图像；(b)较低层面的 T1 GRE 轴位图像；(c)T2 HASTE 冠状位图像；(d)PET/MR T1 VIBE 序列脂肪抑制轴位融合图像。

减少或正常。当肿瘤变得更具侵袭性时，己糖激酶活性增加，葡萄糖-6-磷酸酶活性降低，肿瘤捕获的 FDG 增多。总的来说，只有 50%~60%的 HCC 在 PET 显像上表现为高代谢。PET/MR 能更好地表征 HCC 的恶性程度，SUV 越高，肿瘤的侵袭性越强。PET/MR 在检测肝外疾病中更有价值，因为侵袭性病变往往发生转移，转移灶的 FDG 摄取与原发肿瘤相似。

(韩春雷 赵升 译)

推荐阅读

Chou CT, Chou JM, Chang TA, Huang SF, Chen CB, Chen YL, et al. Differentiation between dysplastic nodule and early-stage hepatocellular carcinoma: the utility of conventional MR imaging. World J Gastroenterol. 2013 Nov 14;19(42):7433–9.

Sacks A, Peller PJ, Surasi DS, Chatburn L, Mercier G, Subramaniam RM. Value of PET/CT in the management of primary hepatobiliary tumors, part 2. AJR Am J Roentgenol. 2011 Aug;197(2):W260–5.

病例 57

二甲双胍引起的肠道摄取

Amit Gupta,Robert Matthews

病史

患者男,64 岁, 行肺结节评估 (图 57.1)。

诊断

二甲双胍引起的肠道弥漫性 FDG 摄取。

影像学表现

• 乙状结肠弥漫性高 FDG 摄取 (白色宽直箭头)。乙状结肠未充盈,未见任何异常的 MR 信号。

• 横结肠也显示明显的弥漫性 FDG 摄取增高,而 MR 上没有相应的壁增厚或信号改变(白色弯箭头)。

• PET MIP 显示 FDG 摄取贯穿整个结肠(黑色三角箭头),小肠呈多个环形 FDG 摄取增高(黑色细直箭头)。

讨论

二甲双胍是一种口服抗糖尿病药物,常用于治疗 2 型糖尿病。二甲双胍已被证明能引起结肠内强烈的弥漫性 FDG 摄取, 尽管这种摄取可能更加多变。小肠受到的影响较小,部分表现为弥漫性摄取,强度较低。对于这种摄取有几种不同的假说,包括肠平滑肌摄取 FDG、淋巴组织摄取 FDG、肠道炎症、腔内排泄 FDG 和直接增加细胞激酶活性。然而,确切机制很可能涉及这些理论中的一种或多种。

二甲双胍最常见的副作用是腹泻和呕吐等消化道症状,30%的患者会出现这种症状。MR 对肠道的评估通常具有挑战性只有通过优化检查方法,如口服造影剂进行肠道扩张、快速采集和使用抗痉挛药物以减少蠕动伪影等措施,才能用于肠道评估。如果患者由于服用二甲双胍导致肠道内弥漫性 FDG 摄取,那么在 PET/MR 图像上评估肠道就更具挑战性。一些小组建议, 在计划行

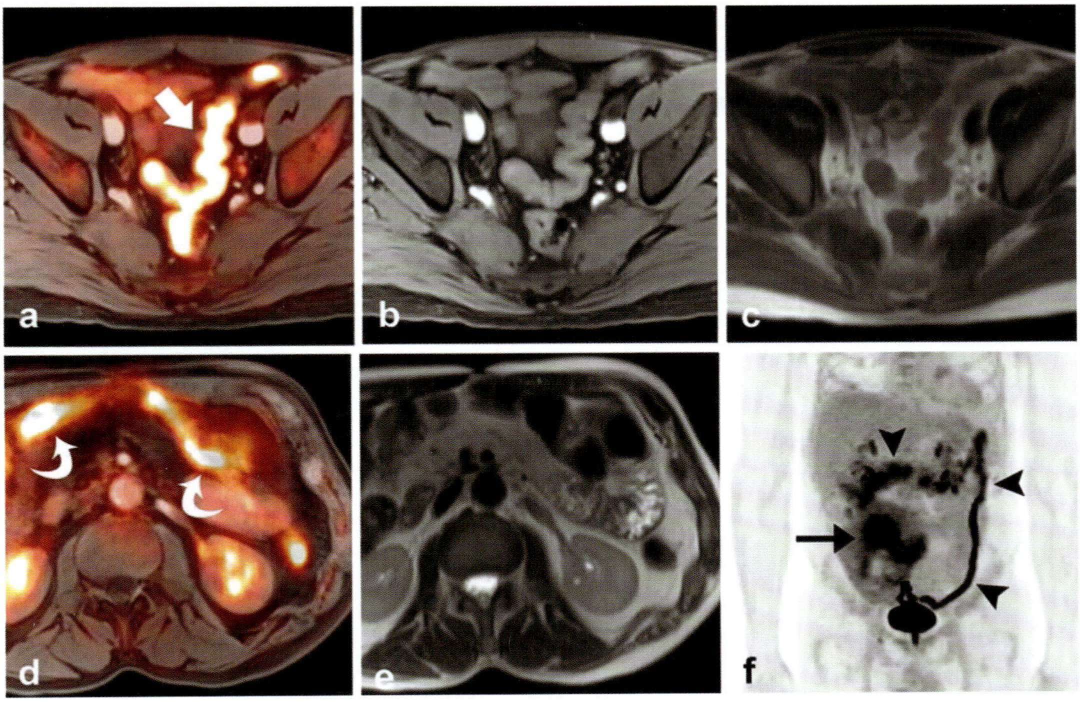

图 57.1　(a)PET/MR T1 径向 VIBE 序列脂肪抑制轴位融合图像(骨盆);(b)T1 径向 VIBE 序列脂肪抑制轴位图像(骨盆);(c)T2 HASTE 轴位图像(骨盆);(d)PET/MR T1 径向 VIBE 序列脂肪抑制轴位融合图像(腹部);(e)T2 HASTE 轴位图像;(f)PET MIP 图像。

PET 检查时,应考虑停用二甲双胍,尤其是在患者有肠癌病史的情况下。由于 MR 具有较好的软组织分辨率,因此 MR 对不能停用二甲双胍的患者可能有一定的作用。

PET/MR 常规体部成像的主要难点之一是区分肠壁增厚和扩张不足。使用口服造影剂成像时,正常小肠壁厚度可达 2mm。炎症或感染引起的肠壁水肿在 T2 图像上信号增加,这可以通过脂肪抑制图像与脂肪区分开来。在小肠和大肠的 T1 图像上,钆增强通常有一定程度的强化。特定肠段的过度强化可见于缺血、炎症、粘连和肿瘤。其他可用于小肠评估的序列有 DWI 和电影成像。如果患者有肠癌或炎性肠病病史,停用二甲双胍将明显提高 PET/MR 的诊断准确性。

(汪春　陈晓娟　译)

推荐阅读

Cronin CG, Delappe E, Lohan DG, Roche C, Murphy JM. Normal small bowel wall characteristics on MR enterography. Eur J Radiol. 2010;75(2):207–11.

Gontier E, Fourme E, Wartski M, Blondet C, Bonardel G, Le Stanc E, et al. High and typical 18F-FDG bowel uptake in patients treated with metformin. Eur J Nucl Med Mol Imaging. 2008;35(1):95–9.

Kavaliauskiene G, Ziech MLW, Nio CY, Stoker J. Small bowel MRI in adult patients: not just Crohn's disease—a tutorial. Insights Imaging. 2011;2(5):501–13.

病例 58

脾血管瘤

Robert Matthews

病史

患者男，79 岁，头颈部肿瘤累及头皮（图 58.1）。

诊断

脾血管瘤。

影像学表现

- 脾内见 T2 高信号和 T1 等信号病变，代表血管瘤（直箭头）。
- 病灶内无相应的异常 FDG 摄取。
- 副脾（弯箭头）。

讨论

PET/MR 偶尔会发现脾脏内的病变。脾脏内可见多种实体良性肿瘤，包括血管瘤、错构瘤、窦岸细胞血管瘤、淋巴管瘤和炎性假瘤。淋巴瘤是最常见的恶性肿瘤。尽管脾脏是一个富血供器官，但脾内转移性病变却罕见。脾脏内的囊性病变包括肿瘤性肿块、假性囊肿、先天性囊肿和寄生虫性囊肿，如棘球蚴病。脾脏最常见的囊性肿瘤是淋巴瘤、转移瘤和血管瘤。假性囊肿继发于创伤、出血、梗死或炎症。

FDG-PET 显像是评价不确定性脾脏病变的一种很好的方法。在已知的癌症患者中，FDG-PET 对脾脏实性病变有很高的阴性预测价值。对于脾脏炎症和感染性病变，如结节病和细菌感染，PET 显像可能呈假阳性。当转移性病变发生在脾脏时，通常有多发性脾脏病变以及腹部和其他部位转移性病变。假瘤可以在早期摄取 FDG，但随着时间的推移，其摄取逐渐消失。良性肿瘤如血管瘤、错构瘤、窦岸细胞血管瘤和淋巴管瘤不会增加脾脏内的 FDG 摄取。

血管瘤是脾脏内最常见的良性肿瘤，在无其他症状患者的影像学检查中常被偶然发现。大多数病灶的直径<2cm，但有的病灶可以比这个大得多。大病灶可自发破裂出血。血管瘤 T2 呈均匀的 T2 高信号，T1 呈等信号或低信号。在对比增强 T1 图像上，周围有结节状强化，并持续延迟强化。

错构瘤是一种罕见的良性肿瘤，通常直径<3cm。该病变可能包含囊性和坏死成分以及钙化。错构瘤如果很大也会破裂。在 T2 图像上，错构瘤边界清楚，信号稍高；在 T1

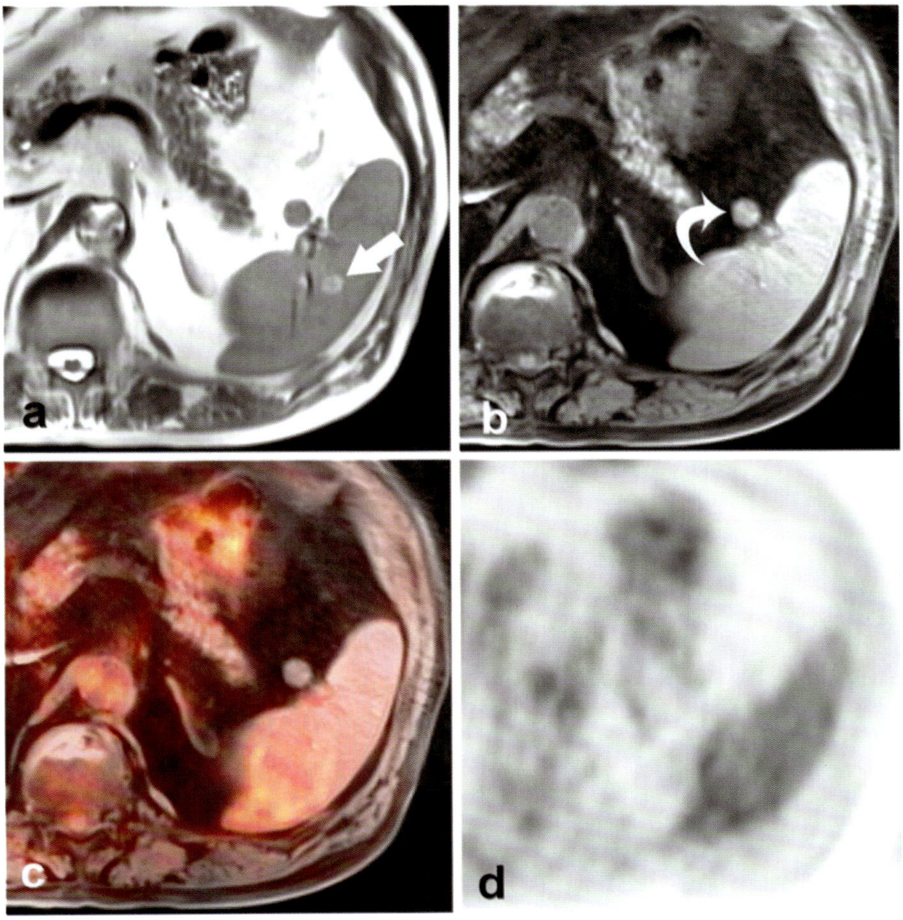

图 58.1 (a)T2 HASTE 轴位图像；(b)T1 径向 VIBE 序列脂肪抑制轴位图像；(c)PET/MR T1 径向 VIBE 序列脂肪抑制轴位融合图像；(d)PET 轴位图像。

图像上与正常脾组织等信号，早期不均匀强化。转移性病变 T1 和 T2 通常呈等信号，但当出现坏死或囊性改变时可能变为 T2 高信号。增强后，转移瘤通常最初呈 T1 低信号，然后在延迟成像上呈等信号。

（何志礼 谢燃 译）

推荐阅读

Elsayes KM, Narra VR, Mukundan G, Lewis JS Jr, Menias CO, Heiken JP. MR imaging of the spleen: spectrum of abnormalities. Radiographics. 2005;25:967–82.

Metser U, Miller E, Kessler A, Lerman H, Lievshitz G, Oren R, et al. Solid splenic masses: evaluation with 18F-FDG PET/CT. J Nucle Med. 2005;46:52–9.

病例 59

侵袭性肛管癌

Robert Matthews

病史

患者女，71 岁，肛管癌分期(图 59.1)。

诊断

侵袭性肛管癌伴淋巴结转移。

影像学表现

• 直肠肛管区大肿块，呈轻度低 T1、中度高 T2 信号，后方有小淋巴结(三角箭头)。

• 原发性肛管癌病灶具有与恶性肿瘤一致的高代谢活性，正常膀胱用星号标记。

• 直肠周围脂肪和腹膜区有多个高代谢淋巴结和结节(细直箭头)。其中右髂外淋巴结中心呈 T1 低信号、T2 高信号(弯箭头)，为坏死的特征性表现。

讨论

大多数侵袭性肛管癌是鳞状细胞癌，起源于肛管和肛缘的鳞状细胞黏膜。肛管癌既可发生壁层浸润，又可发生淋巴系统扩散。后者通过腹股沟、髂内和直肠周围淋巴结发生。更多的上部肛管癌可能扩散到肠系膜下血管附近的淋巴结，而更多的下部肛管癌更倾向于扩散到腹股沟和股淋巴结。

肛管癌 T1 呈低至中等信号，T2 和 STIR 序列呈中等信号，高于骨骼肌，但低于肌间隙的脂肪。肛管癌在钆增强后明显强化。随着病灶增大，MR 信号可能会变得更加不均匀。肿瘤 T2 信号增高可见于括约肌复合体、阴道、膀胱、尿道以及皮肤和皮下组织的转移灶。更深层的结构，如骨骼肌，在 MR 图像上可以很好地显示出来。尽管单以淋巴结大小评估恶性肿瘤并不总是准确，MR 在评估淋巴结受累方面依然是有用的。造影剂的使用提高了淋巴结受累的检测能力。通常肛门肿瘤与直肠炎和脓肿有关，这些可能的诱因也可以通过 MR 检查被发现。

肛管癌表现为明显的高代谢。PET/MR 有助于肿瘤的检测，并有助于确定肿瘤在邻近结构中的局部转移扩散。当直肠炎与肿瘤相关时，它也有助于勾画直肠肿瘤的受累范围。PET 有助于在 MR 出现解剖改变之前发现早期淋巴结受累。与 MR 相比，PET 对腹股沟淋巴结早期受累的检出率较高。然而，

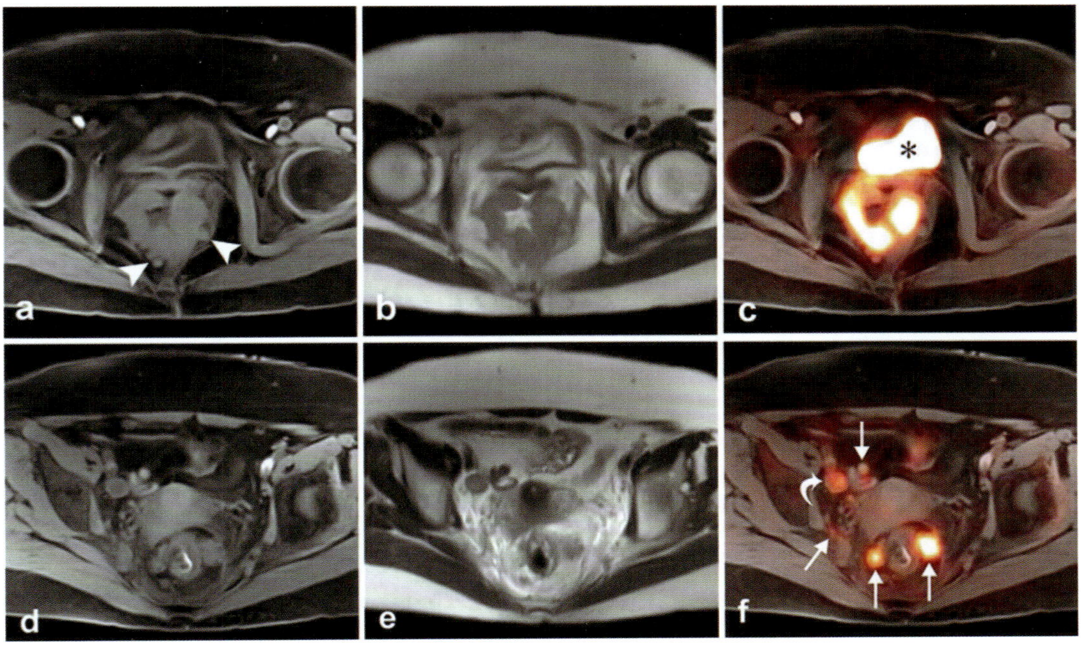

图 59.1 (a)盆腔 T1 径向 VIBE 序列脂肪抑制轴位图像;(b)盆腔 T2 HASTE 轴位图像;(c)盆腔 PET/MR T1 径向 VIBE 序列脂肪抑制轴位融合图像;(d)T1 径向 VIBE 序列脂肪抑制轴位图像 (更高层面);(e)T2 HASTE 轴位图像(更高层面);(f)PET/MR T1 径向 VIBE 序列脂肪抑制轴位融合图像(更高层面)。

小的反应性淋巴结通常表现为轻微的 FDG 活性,这可能对 PET/MR 检出病灶具有挑战性。肛管癌可以扩散到肝、肺和骨,如果只进行盆腔检查, 这些可能无法被检出。全身 PET/MR 可以评估远处转移性疾病。

(杨聪慧 吴湖炳 译)

推荐阅读

Grigsby PW. FDG-PET/CT: new horizons in anal cancer. Gastroenterol Clin Biol. 2009;33(5):456–8.

Tonolini M, Bianco R. MRI and CT of anal carcinoma: a pictorial review. Insights Imaging. 2013;4(1):53–62.

Uronis HE, Bendell JC. Anal cancer: an overview. Oncologist. 2007;12(5):524–34.

病例 60

肝脏铁沉积

Robert Matthews

病史

患者女，62 岁，淋巴瘤和乳腺癌再分期。患者在治疗期间接受多次输血（图 60.1）。

诊断

肝脏铁沉积（因为多次输血）。

影像学表现

• 与骨骼肌相比，肝脏的 T2 信号弥漫性降低。

• T1 图像未发现肝脏异常信号。

• PET 图像显示整个肝脏正常均匀的 FDG 摄取。

• 同相位序列显示肝脏信号低于反相位序列（直箭头）。

讨论

铁是人体的重要成分，以血红蛋白和肌红蛋白的形式存在于肌肉和红细胞中。正常的小肠每天吸收 1~2mg 的膳食铁，以补充上皮脱落、月经和其他形式的失血所流失的铁。当旧的红细胞被脾脏破坏时，铁被循环利用。人类没有有效地清除铁的方法。相反，铁储存在肝、脾和具有网状内皮系统的其他器官中。因此，铁超载并不少见。原发性血色素沉着症、肝硬化、贫血和多次输血可导致铁超载。

PET 上的许多良性病变相对于背景肝脏有正常的 FDG 摄取。虽然有少数病例报道铁缺乏和负荷过重轻微影响肝脏 FDG 摄取，但在绝大多数病例中，肝脏 SUV 测量值无明显变化。其他病变，如局灶性结节增生、肝腺瘤和血管瘤，其 FDG 摄取与 PET 图像上的背景肝摄取相似。

MR 对检测肝脏和脾脏内的铁超载高度敏感。由于铁在磁场中的顺磁性质，T1 和 T2 图像都能显示出与铁沉积量成比例的信号损失。正常情况下，与邻近的椎旁骨骼肌信号相比，肝脏和脾脏 T2 具有更高的信号。当铁超载时，T2 图像上肝脏和脾脏的信号强度与骨骼肌信号相比有所下降，因此显得更暗。这是磁化率加权成像（SWI）的基础，SWI 是检测血液成分特别敏感的 MR 成像序列。顺磁性化合物如脱氧血红蛋白、铁蛋白和含铁血黄素与局部磁场相互作用，改变局部组织的相位，导致信号丢失。由于铁引

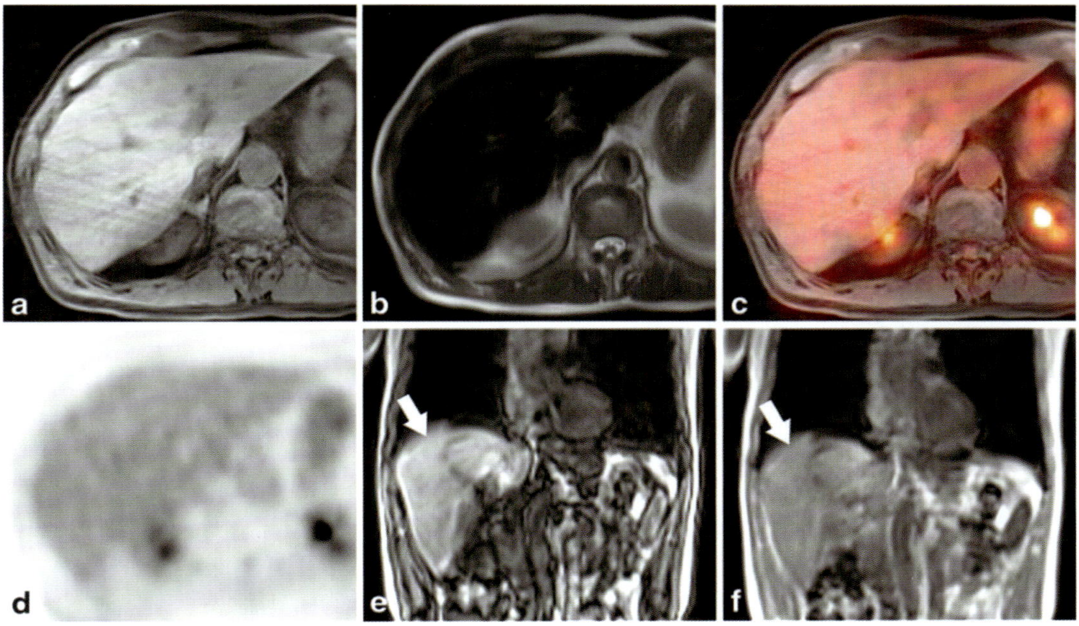

图 60.1 (a)T1 径向 VIBE 序列脂肪抑制轴位图像;(b)T2 HASTE 轴位图像;(c)PET/MR T1 径向 VIBE 序列脂肪抑制轴位融合图像;(d)PET 轴位图像;(e)Dixon T1 反相位冠状位图像;(f)Dixon T1 同相位冠状位图像。

起的磁化率变化,使用同相位和反相位序列的化学位移成像还将显示同相位序列上的信号与反相位序列上的信号相比有所下降。这与肝脏脂肪变性的影响相反,肝脏脂肪变性表现为反相位序列上信号相对下降。

(韩春雷 李淑娟 译)

推荐阅读

Delbeke D, Martin WH, Sandler MP. Evaluation of benign vs malignant hepatic lesions with positron emission tomography. Arch Surg. 1998;133(5):510–5.

Queiroz-Andrade M, Blasbalg R, Ortega CD. MR imaging findings of iron overload. Radiographics. 2009;29(6):1575–89.

Tong KA, Ashwal S, Obenaus A. Susceptibility-weighted MR imaging: a review of clinical applications in children. AJNR Am J Neuroradiol. 2008;29(1):9–17.

病例 61

结肠癌腹膜转移

Robert Matthews

病史

患者女，75 岁，既往因结肠癌行右半结肠根治术，现肝脏下方出现新发病灶（图 61.1）。

诊断

结肠癌腹膜转移。

影像学表现

- 肝右叶下方见边界不清的腹膜结节，相比肌肉呈 T1 等信号、T2 轻度高信号（宽直箭头）。
- 肝右叶下方腹膜结节呈显著高代谢，符合转移灶表现。
- 更高层面图像显示另一枚 T1 轻度低信号、T2 轻度高信号的肠系膜转移结节，呈高代谢，符合转移灶表现（弯箭头）。
- 该结节形态不规则的浸润性表现提示为腹膜转移而非淋巴结。

讨论

腹膜转移是指恶性细胞通过腹腔和盆腔周围的浆膜性腹膜进行扩散。腹膜包括沿前腹壁和后腹壁排列的壁腹膜、覆盖腹腔和盆腔器官的脏腹膜、肠系膜、小网膜和大网膜。通过腹膜腔种植方式直接扩散的最常见癌症包括卵巢癌、胃癌、食管癌、结直肠癌、胰腺癌和胆囊癌。腹膜的血行转移见于乳腺癌、肺癌和恶性黑色素瘤。当腹膜受累更广泛时，就称之为腹膜癌病(peritoneal carcinomatosis)。通常腹膜转移患者也伴有其他远处转移。

腹膜转移表现为腹膜增厚，增厚的腹膜可以平滑、呈结节状或边界不清。可出现多发小结节或数个大病灶。通常表现为壁腹膜增厚，尤以肝脏附近或大网膜种植常见。常伴有肠壁增厚或扭转。在 MR 图像上，腹膜转移灶呈 T1 低信号、T2 轻至中等信号。小转移灶常在 T2 脂肪抑制序列中更容易被发现。腹膜转移病灶钆增强后明显强化。DWI 已被证明有助于检测小的腹膜病变。

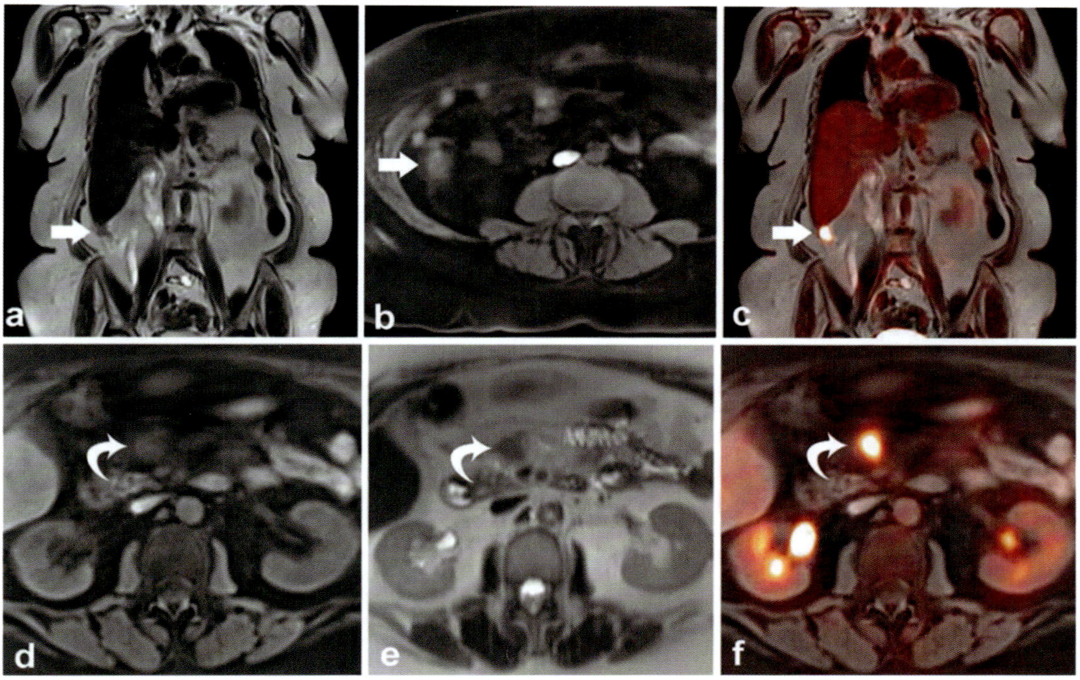

图 61.1　(a)T2 TSE 冠状位图像；(b)T1 径向 VIBE 序列脂肪抑制轴位图像；(c)PET/MR T2 TSE 冠状位融合图像；(d)T1 径向 VIBE 序列脂肪抑制轴位图像(更高层面)；(e)T2 HASTE 轴位图像(更高层面)；(f)PET/MR T1 径向 VIBE 序列脂肪抑制轴位融合图像(更高层面)。

PET 显像是检出腹膜转移的有效方法，特别是与 MR 结合时。较小的腹膜转移灶以及黏液性肿瘤的 FDG 摄取可能较低。PET 假阳性可见于代谢增高的炎性病变，如术后改变或脂肪坏死，这些很容易用 MR 加以区别。腹水是与腹膜转移相关的最常见的征象，其液性部分在 MR 图像上呈 T2 高信号，并可能会隐藏小的腹膜转移病灶。PET 有助于显示这些隐藏在液体中的小病灶。它还可以显示 MR 难以检出的、覆盖在大肠和小肠表面的腹膜转移灶。

(谢燃　管一晖　译)

推荐阅读

Healy JC. Detection of peritoneal metastases. Cancer Imaging. 2001;1(2):4–12.

Patel CM, Sahdev A, Reznek RH. CT, MRI and PET imaging in peritoneal malignancy. Cancer Imaging. 2011;11:123–39.

病例 62

胆囊恶性息肉

Robert Matthews

病史

患者男，50 岁，结直肠癌治疗后 2 年，常规复查 PET 显像(图 62.1)。

诊断

胆囊恶性息肉伴结肠癌淋巴结转移

影像学表现

• 胆囊壁内息肉样小病变，与肝脏相比呈 T1 轻度低信号，T2 轻度高信号(弯箭头)。

• PET 融合图像显示原发性胆囊癌息肉样病变的高浓聚。

• 符合结肠癌转移的腹腔多发高代谢小淋巴结(直箭头)。

讨论

胆囊息肉及其相关病变通常是被偶然发现的。在大多数情况下，患者无症状，偶有恶心、呕吐和胆囊腔梗阻所致的右上腹痛。胆囊息肉的尸检发现率为 5%，其病因学和恶性潜能各异。胆囊息肉最常见的类型为胆固醇息肉，通常多发，直径<1cm，无恶性倾向。胆固醇息肉在 MR 图像上表现为无强化且见脂肪存在，而脂肪表现为反相位成像时信号减低。

炎性息肉与慢性胆囊炎相关，由肉芽组织和纤维组织组成。这些病变直径<1cm，呈 T2 轻度高信号，可见缓慢渐进的造影剂轻度强化。总体而言，其 MR 表现与慢性胆囊炎的胆囊壁增厚相似。PET 上这些病变与慢性胆囊炎相似，可有轻度 FDG 摄取。腺肌瘤是癌前期息肉，通常单发，直径<1cm 且位于基底部。它们占胆囊息肉的 25%，表现为从胆囊壁向内生长的息肉样病变，MR 信号相似但无增强。胆囊腺瘤是直径<2cm 的良性病变，可有一定程度的强化。它们不能可靠地与早期胆囊腺癌相鉴别，因此必须进行影像学随访。腺瘤(尤其是伴高级别间变者)可呈 FDG 轻度摄取。

胆囊恶性息肉一般直径>1cm，通常为无蒂、孤立性病变，随访影像可见进行性增大，相对于肝脏呈 T1 低信号、T2 高信号。恶性息肉钆增强后延迟强化，程度较正常胆囊壁高。良性病变强化方式多表现为快进慢出。胆囊恶性息肉 FDG 摄取较胆囊良性息肉更高，但 SUV 值范围存在重叠。

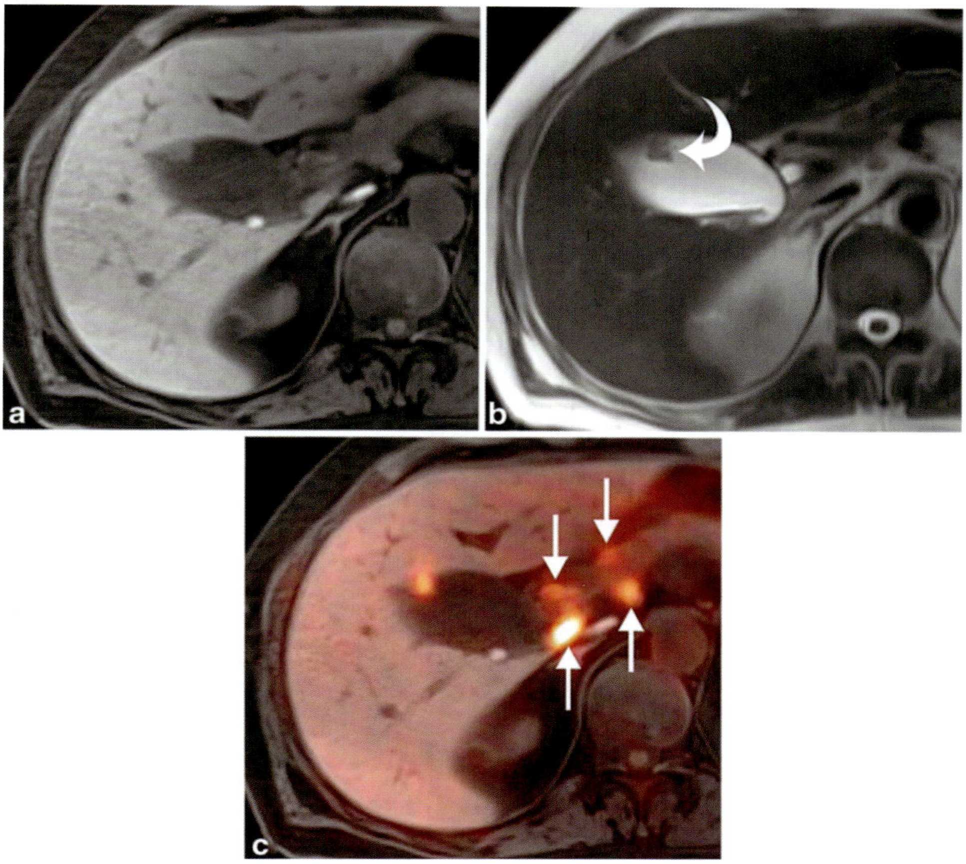

图 62.1　(a)T1 径向 VIBE 序列脂肪抑制轴位图像；(b)T2 HASTE 轴位图像；(c)PET/MR T1 径向 VIBE 序列脂肪抑制轴位融合图像。

（廖承德　孙龙　译）

推荐阅读

Andren-Sandberg A. Diagnosis and management of gallbladder polyps. N Am J Med Sci. 2012;4(5):203–11.

Lee J, Yun M, Kim KS, Lee JD, Kim CK. Risk stratification of gallbladder polyps (1–2 cm) for surgical intervention with 18F-FDG PET/CT. J Nucl Med. 2012;53(3):353–8.

病例 63

憩室炎

Robert Matthews

病史

患者女，49 岁，宫颈癌病史，腹痛（图 63.1）。

诊断

憩室炎。

影像学表现

• 增大的乙状结肠憩室，呈 T1 等信号、T2 高信号。

• T2 脂肪抑制图像显示乙状结肠憩室呈 T2 高信号，符合重度炎症表现（弯箭头）。在周围脂肪中可见更多呈 T2 中等信号的中度炎症改变（三角箭头）。

• PET/MR 融合图像显示显著高代谢，符合急性憩室炎表现。

讨论

结肠憩室病在西方老龄化人群中发病率较高。憩室病与长期低纤维饮食有关。在年龄>65 岁的人群中，通过影像学方法可见于>50%的患者。其特点是结肠壁向外囊样突出，大多无症状。有时，会引起轻微的腹部不适、腹胀和痉挛。憩室炎发生于憩室发炎或感染时，可引起发热、恶心、腹痛和痉挛。许多憩室炎患者并无症状。

多层螺旋 CT 结合静脉注射和口服造影剂是诊断急性憩室炎的首选方法。MR 也可用于检测急性憩室炎，其敏感性约为 90%，特异性约为 90%。憩室炎最常见于因癌症行相关 PET/MR 检查的无症状患者。MR 表现为节段性肠壁增厚、较肠壁增厚范围更广泛的肠周脂肪索以及多发性憩室。活动性炎症表现为 T2 高信号、弥散受限以及钆剂强化。

MR 还可显示憩室病的并发症，如腹腔内出现液体和气体、脓肿形成和瘘管形成。

PET 显像上结肠内局灶性 FDG 摄取的原因很多，包括正常生理性摄取、炎症或感染以及恶性肿瘤等。当同期 MR 图像未检出异常时，诊断较困难。在憩室炎病例中，FDG 异常浓聚位于结肠壁外围，肠周脂肪也会因炎症而呈弥漫性 FDG 摄取。腹膜植入物在 PET 上可呈相似表现，但在 MR 图像上无肠周炎性反应。小的腹膜植入物若出现 MR 轻度异常表现并非罕见。

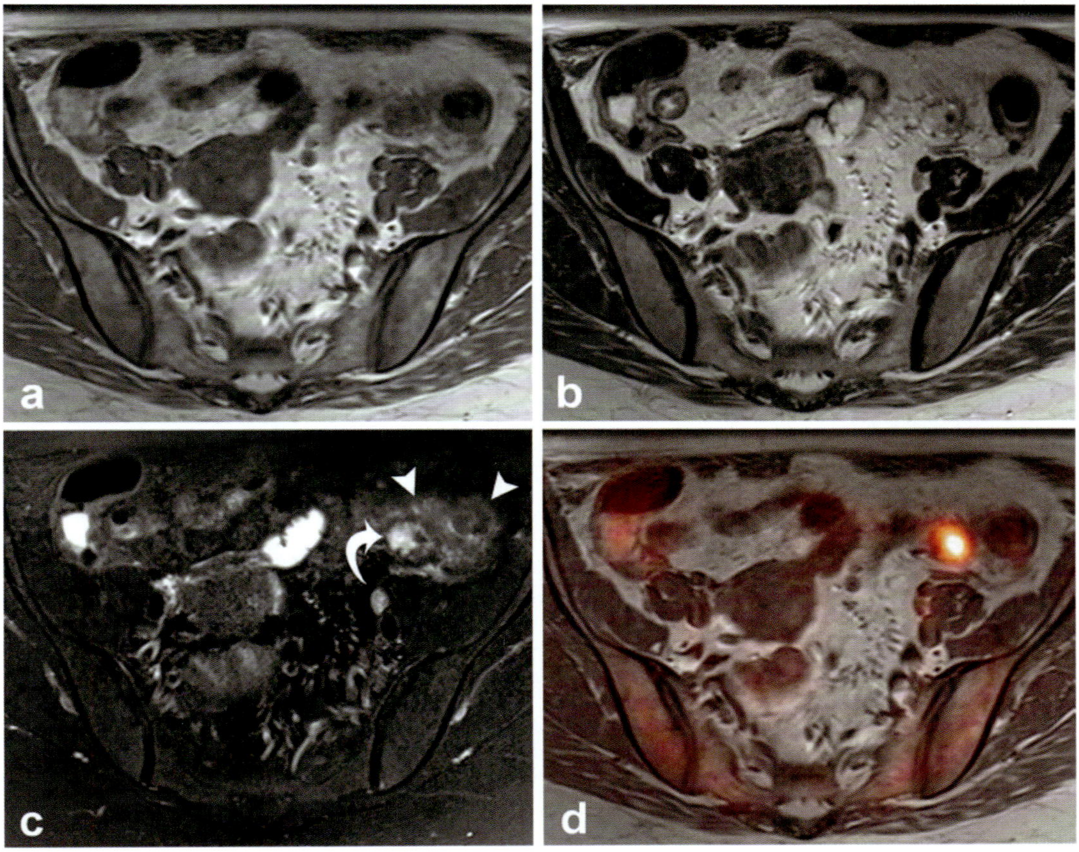

图 63.1 (a)T1 径向 VIBE 序列轴位图像;(b)T2 HASTE 轴位图像;(c)T2 HASTE 脂肪抑制轴位图像;(d)PET/MR T1 径向 VIBE 序列轴位融合图像。

(管一晖 杨聪慧 译)

推荐阅读

DeStigter KK, Keating DP. Imaging update: acute colonic diverticulitis. Clin Colon Rectal Surg. 2009;22:147–55.

Prabhakar HB, Sahani DV, Fischman AJ, Mueller PR, Blake MA. Bowel hot spots at PET-CT. Radiographics. 2007;27:145–59.

病例 64

脾淋巴瘤

Robert Matthews

病史

患者男,21 岁, 新诊断为霍奇金淋巴瘤,行初步分期(图 64.1)。

诊断

脾淋巴瘤。

影像学表现

- T1 图像显示多个边界不清的高信号病灶(箭头)。
- T2 图像显示病变呈高信号。
- PET/MR 及 PET 图像显示与 MR 图像所示病变范围一致的 FDG 不均匀高摄取,符合恶性肿瘤表现。
- 肝内另可见符合转移灶表现的高代谢病变。

讨论

淋巴瘤是最常累及脾脏的恶性肿瘤。它可能是原发性脾淋巴瘤,也可能是系统性淋巴瘤的一部分。在制订正确化疗方案和评估预后方面,脾脏是否累及具有重要意义。淋巴瘤脾脏累及可有多种表现形式。淋巴瘤脾脏累及常表现为巨脾和脾大。可呈显微镜下累及、弥漫性累及或单发或多发的局灶性病变。霍奇金淋巴瘤和非霍奇金淋巴瘤均可累及脾脏。

正常脾组织的 MR 表现为早期强化不均匀,而延迟期强化则更为均匀。典型脾淋巴瘤在 T2 呈轻度高信号, 但在某些病例中也可呈 T2 低信号;T1 可呈轻度低或高信号。钆增强后,病变通常因缺乏血供而呈不明显强化。显微镜下弥漫性淋巴瘤脾脏累及病变在 MR 图像上可表现正常,也可表现为边界不清的低强化小结节。淋巴瘤治疗后,病变在 T1 和 T2 图像上的边界会变得不清晰。

PET 显像在评估霍奇金淋巴瘤和非霍奇金淋巴瘤方面均具有高度敏感性和特异性。原发性和继发性淋巴瘤脾脏累及均可表现为单发或多发病灶, 伴 FDG 代谢局灶性增高。与低级别淋巴瘤相比,侵袭性更高的高级别淋巴瘤 SUV 摄取更高。化疗后,脾脏反应性增生呈弥漫性高代谢,此时若有淋巴瘤弥漫性累及脾脏将难以发现。

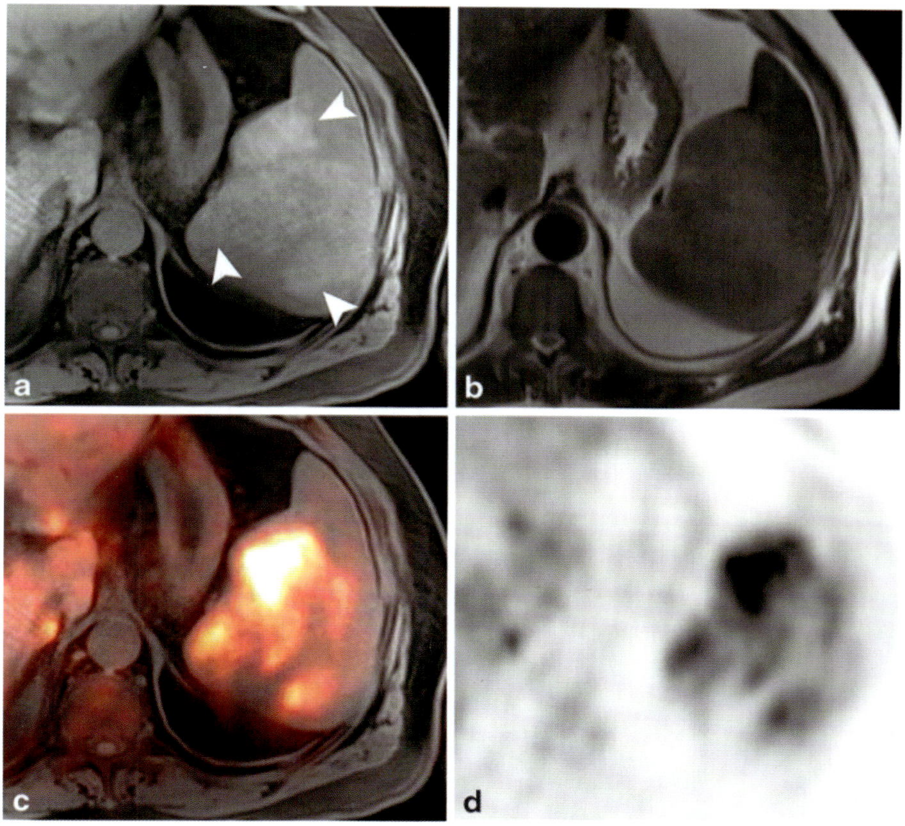

图 64.1 (a)T1 径向 VIBE 序列脂肪抑制轴位图像;(b)T2 HASTE 轴位图像(c);PET/MR T1 径向 VIBE 序列脂肪抑制轴位融合图像;(d)PET 轴位图像。

(管一晖 陈晓娟 译)

推荐阅读

Luna A, Ribes R, Caro P, Luna L, Aumente E, Ros PR. MRI of focal splenic lesion without and with dynamic gadolinium enhancement. AJR. 2006;186:1533–47.

Saboo SS, Krajewski KM, O'Regan KN, Giardino A, Brown JR, Ramaiya N, et al. Spleen in haematological malignancies: spectrum of imaging findings. Br J Radiol. 2012;85:81–92.

病例 65

胃腺癌

Robert Matthews

病史

患者女，64 岁，现诊断胃部占位（图 65.1）。

诊断

胃腺癌伴淋巴结转移。

影像学表现

- T2 图像显示明显的胃皱襞（三角箭头）。
- T1 图像显示直径 1.5cm 的肿大肝胃间隙淋巴结，呈高信号（弯箭头）。
- PET/MR 融合图像显示胃以及 1 枚肝胃间隙淋巴结呈 FDG 高摄取，符合恶性肿瘤表现。
- PET MIP 图像显示与 FDG 高摄取的胃相邻的 FDG 高摄取肝胃淋巴结（宽箭头）。注意胃窦部有轻度的生理性摄取。

讨论

胃癌是世界上第 2 大常见的癌症，更常见于东亚，包括日本、中国和韩国。胃癌早期症状通常不特异，晚期则表现为腹痛、厌食和体重减轻。在美国，胃癌患者被确诊时通常已处于晚期，因此预后较差。唯一明确有效的治疗方法是胃部病变的根治性切除辅以邻近淋巴结清扫。传统术前评估方法包括增强 CT 扫描、上消化道内镜和超声内镜检查。

MR 有助于评估肿瘤大小、胃壁浸润以及淋巴结转移。MR 可通过显示胃壁层次结构以确定肿瘤侵袭深度；然而需要通过口服液体造影剂使胃充盈、使用快速屏气序列以及抗蠕动药物等方法来提高准确性。胃癌的 MR 表现为胃壁厚度>6mm，增厚胃壁与相邻正常胃壁缺乏过渡。邻近结构侵犯表现为 T2 图像上胃周脂肪间隙模糊。在 MR 图像上，短径>8mm的淋巴结存在转移可能。T1 图像上增强后明显强化。虽然 MR 有 80%的检出率，但网膜转移和腹膜癌在 MR 图像上很

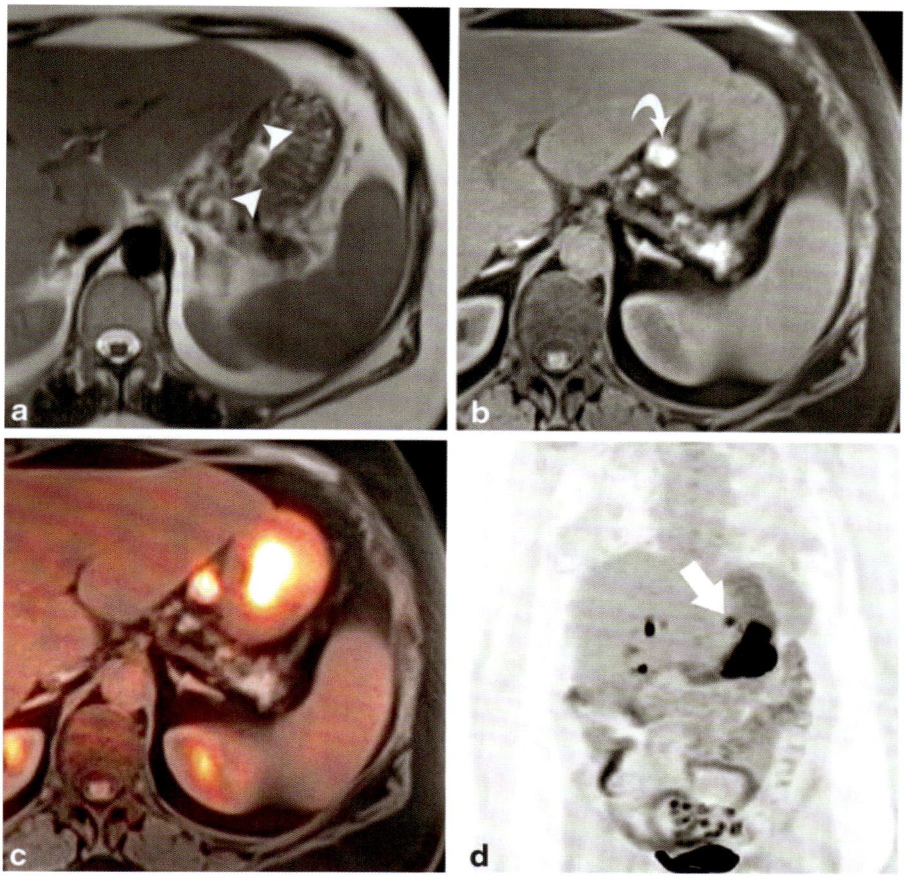

图 65.1 (a)T2 HASTE 轴位图像；(b)T1 径向 VIBE 序列脂肪抑制轴位图像；(c)PET/MR T1 径向 VIBE 序列脂肪抑制轴位融合图像；(d)PET MIP 图像。

难被发现。

FDG-PET 显像在胃癌的初步诊断中具有较高的准确性，能够检测到正常大小局部淋巴结的异常代谢活动，是一种替代的显像方式。PET 尤其有助于发现能将患者分期提高的远处转移灶。尽管胃部存在正常的生理性示踪剂摄取，但由于胃癌的胃壁增厚区域 FDG 摄取更高，可在 PET/MR 上检出。除了有效的治疗前分期外，PET/MR 还有助于预测失去手术机会的癌症患者对化疗的治疗反应。

（孙华 周智洋 译）

推荐阅读

Huang Z, Xie DH, Guo L, Hu CH, Fang X, Meng Q, et al. The utility of MRI for pre-operative T and N staging of gastric carcinoma: a systematic review and meta-analysis. Br J Radiol. 2015;88:20140552.

Lee DH, Kim SH, Im SA, Oh DY, Kim TY, Han JK. Multiparametric fully-integrated 18-FDG PET/MRI of advanced gastric cancer for prediction of chemotherapy response: a preliminary study. Euro Radiol. 2016;26:2771–8.

Lim JS, Yun MJ, Kim MJ, Hyung WJ, Park MS, Choi JY, et al. CT and PET in stomach cancer: preoperative staging and monitoring of response to therapy. Radiographics. 2006;26:143–56.

病例 66

直肠癌

Robert Matthews

病史

患者男，47 岁，直肠癌分期(图 66.1)。

诊断

直肠癌。

影像学表现

- 直肠左侧壁 T1 低信号肿块，钆对比增强呈中度强化(三角箭头)。
- T2 图像呈高信号的直肠癌浸润直肠周围脂肪，符合 T3 期肿瘤表现(直箭头)。
- PET/MR 融合图像显示显著高代谢，符合恶性肿瘤表现。

讨论

在美国，每年有 4 万多人被诊断为直肠癌。其中 90%为腺癌，大多数始于腺瘤。5%~10%的直肠癌患者处于局部进展期。

直肠周围现 T1 和 T2 均呈高信号的直肠系膜脂肪，在脂肪未被抑制的序列中清晰可见。这种脂肪又被包裹在直肠系膜筋膜中(在 MR 图像上呈一条线状低信号影)。只有直肠的前上部分被覆盖在腹膜下(T2 呈一条线状低信号影)。

直肠癌通常呈 T1 低信号、T2 中至高信号。钆增强后，肿瘤呈中度强化。如果不使用直肠内线圈，MR 无法可靠区分直肠黏膜层、黏膜下层和固有肌层。通常 MR 无法区分原位、T1 和 T2 期肿瘤。但由于直肠壁无浆膜层，MR 可显示肿瘤经外肌层侵犯直肠系膜，以此诊断 T3 期肿瘤浸润。随着肿瘤浸润脂肪，可在脂肪内发现 T2 高信号。当肿瘤扩散至腹膜、邻近器官或肛提肌时，MR 也能诊断 T4 期肿瘤。

在确定直肠壁受累深度方面，FDG-PET 与 MR 相比没有任何优势。然而，PET 显像有助于在新辅助治疗期间指导放射治疗和剂量增强。PET 联合 MR 可判断疾病的侵犯程度和其他器官的受累程度。MR 诊断基于病灶大小、形态或强化，因此，在确定盆腔淋巴结受累方面能力有限。PET 显示的代谢水平可准确评估区域淋巴结受累情况。这一信息可能有助于 T3 期肿瘤或淋巴结转移患者的新辅助化疗(而不是手术切除)治疗决策的制订。

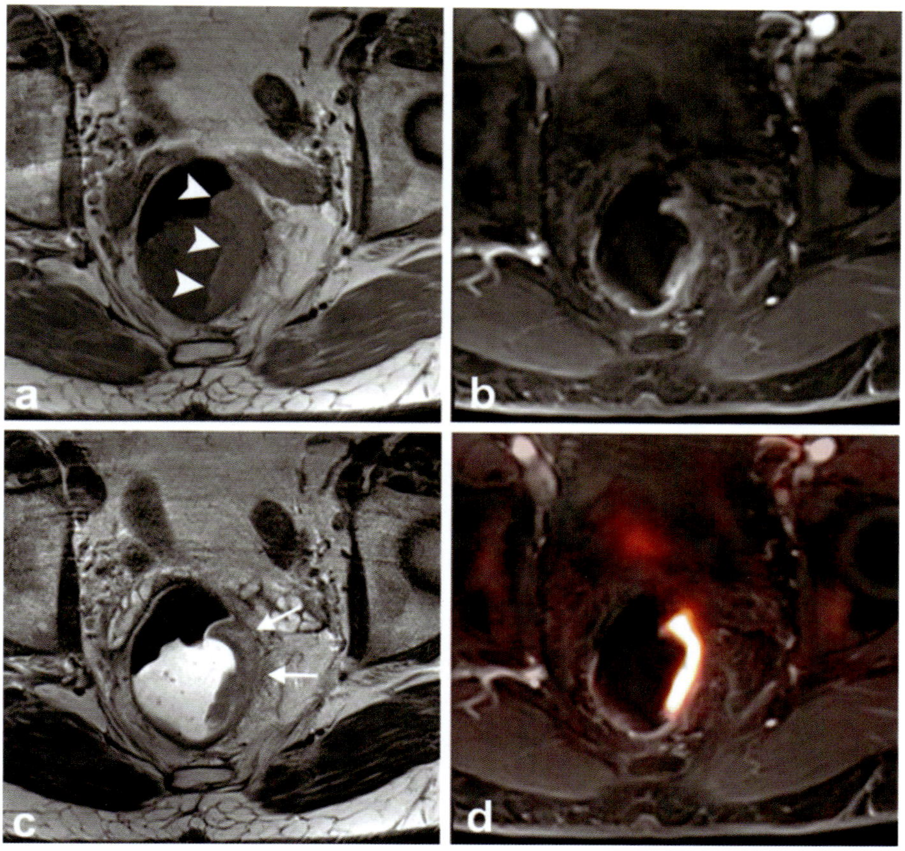

图 66.1 (a)T1 VIBE 序列轴位图像；(b)T1 VIBE 序列脂肪抑制钆增强轴位图像；(c)T2 HASTE 轴位图像；(d)PET/MR T1 VIBE 序列脂肪抑制钆增强轴位融合图像。

（王雪鹍 李淑娟 译）

推荐阅读

Chowdhury FU, Shah N, Scarsbrook AF, Bradley KM. [18F]FDG PET/CT imaging of colorectal cancer: a pictorial review. Postgrad Med J. 2010 Mar;86(1013):174–82.

Raman SP, Chen Y, Fishman EK. Evolution of imaging in rectal cancer: multimodality imaging with MDCT, MRI, and PET. J Gastrointest Oncol. 2015 Apr;6(2):172–84.

病例 67

FDG 高代谢肝细胞癌

Mark K. Youssef

病史

患者男，71 岁，肝硬化及中性粒细胞减少症（图 67.1）。

诊断

FDG 高代谢肝细胞癌。

影像学表现

- 呈不均匀 T2 高信号、T1 低信号的大肿块弥漫性浸润肝左叶（白色三角箭头）。
- 肝细胞特异性造影剂早期和延迟期增强图像显示肝脏大肿块内无明显强化。
- PET 融合及 MIP 图像显示肿块内异常高代谢活动（黑色宽箭头）。
- 门静脉主干内及门静脉左右支内的癌栓合并血栓（黑色细箭头）。

讨论

肝细胞癌（HCC）是最常见的原发性肝癌。早期诊断对预后和治疗均有重要意义。因此，影像学在这些患者的初步诊断和治疗反应监测方面均起着关键作用。超声和血清甲胎蛋白常用于 HCC 高危患者的初步筛查。CT 和 MR 对 HCC 的诊断具有较高的敏感性，而 PET 是发现肝脏局灶性病变的重要辅助手段。

HCC 的 MR 特征一般包括 T1 低信号、T2 高信号、动脉期强化、快速廓清（快进快出）等。肿瘤在 T1 和 T2 序列上的表现会因其巨检亚型、组成以及肝脏背景信号强度而有所变化。事实上，在 MR 表现极其特异的情况下可不必活检。HCC 的大片状或局灶性亚型呈单个大肿块，而结节状或多灶性亚型则呈多个肿块。浸润性亚型呈弥漫性分布，常与周围的肝硬化表现相似。50%~60% 的 HCC 呈高代谢。肿瘤的生物学侵袭性与 PET/MR 上以 SUV 量化的代谢程度成正比。

在合适的情况下，手术切除或肝移植通常可以治愈，但大多数患者在诊断为 HCC 时已为不可切除阶段。此外，许多患者并不符合米兰移植标准。包括化疗栓塞、全身化疗和射频消融在内的非手术治疗方式有可能提高晚期 HCC 患者的生存率。向肝内动脉注射钇-90 微球进行放射栓塞是一种较新的治疗手段，可高剂量辐射肿瘤从而有效减少肿瘤负荷，使某些先前被认为无法手术

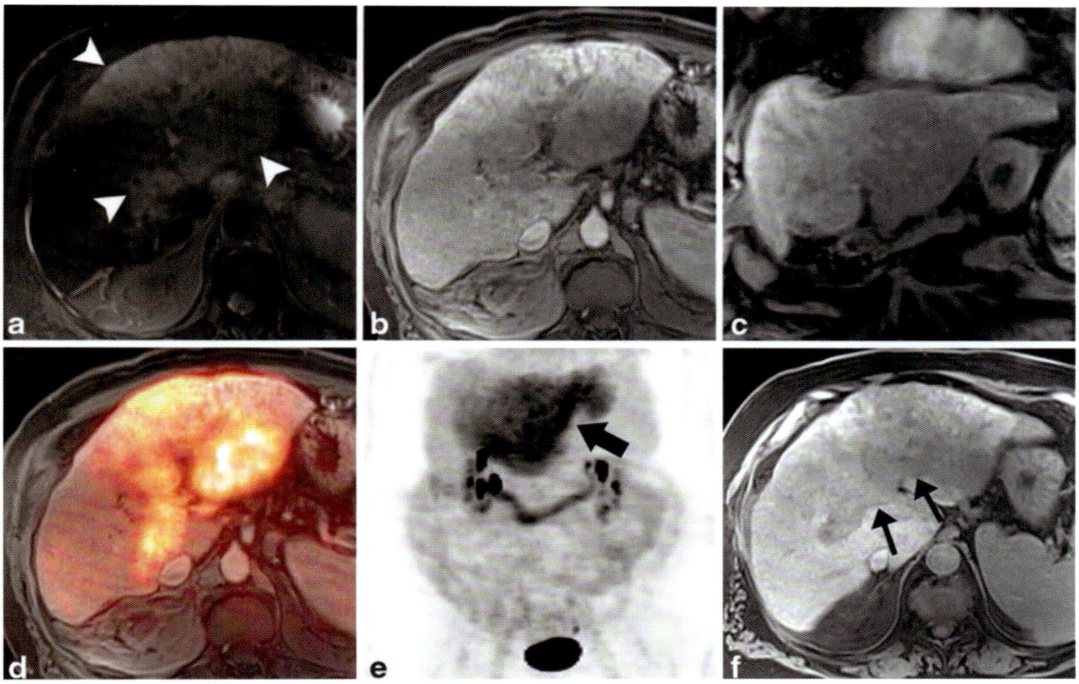

图 67.1 (a)T2 TSE 脂肪抑制轴位图像；(b)使用肝细胞特异性造影剂后早期 T1 VIBE 序列脂肪抑制轴位图像；(c)使用肝细胞特异性造影剂延迟 20min，T1 VIBE 序列脂肪抑制冠状位图像；(d)使用肝细胞特异性造影剂后早期 PET/MR T1 VIBE 序列脂肪抑制轴位融合图像；(e)PET MIP 图像；(f)T1 径向 VIBE 序列脂肪抑制轴位图像。

的患者能够接受手术切除或移植。肿瘤的影像学表现可能会随着这些治疗而改变，呈现出治疗后坏死的影像学特征以及动脉期无强化。

(陈龙 丁莹莹 译)

推荐阅读

Agnello F, Salvaggio G, Cabibbo G, Maida M, Lagalla R, Midiri M, et al. Imaging appearance of treated hepatocellular carcinoma. World J Hepatol. 2013;5(8):417–24.

El-Serag HB, Davila JA. Surveillance for hepatocellular carcinoma: in whom and how? Therap Adv Gastroenterol. 2011;4(1):5–10.

Mosconi C, Cappelli A, Pettinato C, Golfieri R. Radioembolization with yttrium-90 microspheres in hepatocellular carcinoma: role and perspectives. World J Hepatol. 2015;7(5):738–52.

病例 68

^{68}Ga-DOTATATE 诊断转移性胰岛细胞瘤

Rajesh Gupta，Robert Matthews

病史

患者女，54 岁，胰岛细胞瘤化疗中行 ^{68}Ga-DOTATATE PET 显像（图 68.1）。之前的 3 年中奥曲肽显像病灶无变化。

诊断

^{68}Ga-DOTATATE 显示转移性胰岛细胞瘤。

影像学表现

• 奥曲肽显像可见左侧锁骨上区域、左上腹和右侧髋臼（黑色三角箭头）的示踪剂摄取增高灶，提示上述部位的转移性胰岛细胞瘤。

• 除上述病变外，^{68}Ga-DOTATATE PET 还显示纵隔、肝脏和腹部的广泛转移灶。

• 腹腔融合图像显示肝脏、胰腺、左侧腹主动脉旁、肾旁后间隙的转移灶（白色直箭头）。在 MR 图像上，肝脏病变和胰腺病变显示欠清。

• 与周围的其他骨盆骨相比，髋臼骨病变呈 T1 高信号伴显著示踪剂高摄取（白色弯箭头）。

讨论

胰腺胰岛素瘤是最常见的功能性胰腺神经内分泌肿瘤（NET），占所有功能性胰腺 NET 的 40%。其发病率为每年（2~4）/1 000 000。胰腺胰岛素瘤虽一般为散发，但与Ⅰ型多发性内分泌腺瘤病（MEN Ⅰ）有关，也被报道见于Ⅰ型神经纤维瘤病患者。胰腺胰岛素瘤患者可出现 Whipple 三联征，包括空腹低血糖（<2.8mmol/L）、低血糖症状以及静脉注射葡萄糖后症状立即缓解。它们通常比其他 NET 更早发现，因此预后最好。然而约 10% 的胰腺胰岛素瘤可表现出恶性生物学行为。

大多数胰腺胰岛素瘤位于胰腺内，在胰头、胰体和胰尾均匀分布。诊断时病灶通常很小，大多直径<2cm，且多为孤立性。然而 10% 的患者（尤其是 MEN Ⅰ 患者）可见多发病变。在 MR 图像上，正常胰腺 T1 呈高信

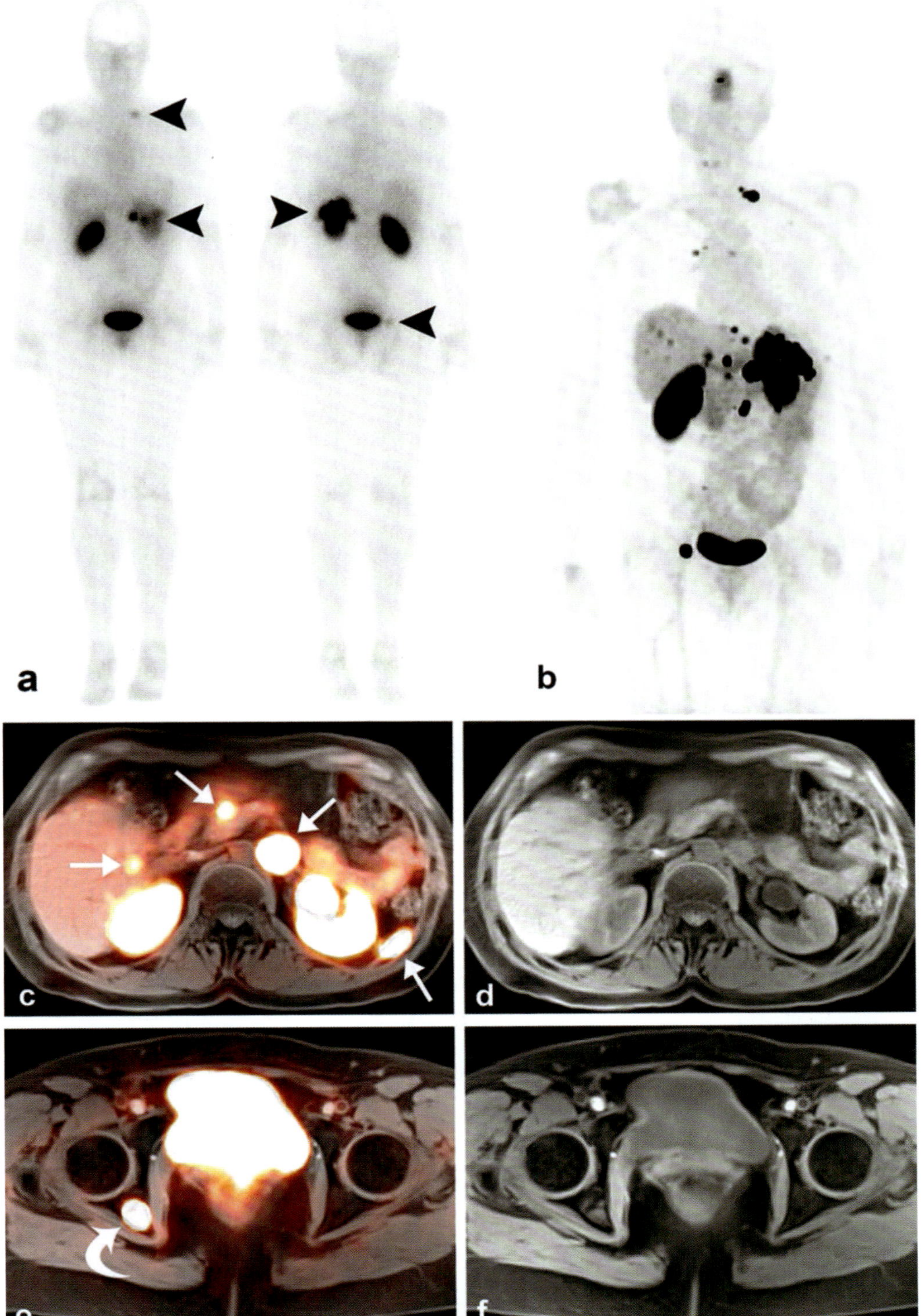

图 68.1 (a)前位及后位全身奥曲肽显像(4 个月前);(b)^{68}Ga-DOTATATE PET MIP 图像;(c)PET/MR T1 径向 VIBE 序列脂肪抑制轴位融合图像 (腹部);(d)T1 径向 VIBE 序列脂肪抑制轴位图像 (腹部);(e)PET/MR T1 径向 VIBE 序列脂肪抑制轴位融合图像(盆部);(f)T1 径向 VIBE 序列脂肪抑制轴位融合图像(盆部)。

号。相比背景实质,胰腺胰岛素瘤和其他胰腺NET呈T1相对低信号、T2相对高信号,增强后往往均匀高度强化。较大的病变可呈环状不均匀强化,伴囊变或坏死。NET转移也表现为T1低信号、T2高信号,伴早期强化。

核素显像可用于胰腺NET的检出和定位、评估复发转移、评估生长抑素受体状态(为可能的放射性核素治疗提供依据)。最常见的闪烁显像技术利用奥曲肽结合NET常表达的2型生长抑素受体。其敏感性对胃泌素瘤最高,对胰腺胰岛素瘤最低(因其较少表达生长抑素受体)。然而转移性胰腺胰岛素瘤往往奥曲肽摄取增高。此外,NET通常不摄取FDG,除非分化很差。研究表明,^{68}Ga-DOTATATE PET对胰腺NET的敏感性和特异性更高,有更好的病变检出能力,可改变奥曲肽闪烁显像为阴性或仅有微弱摄取时患者的临床决策。即使奥曲肽闪烁显像阴性,患者也可因^{68}Ga-DOTATATE阳性而从生长抑素类似物放疗中获益。^{68}Ga-DOTATATE PET/MR是一种可为胰腺NET及其复发转移提供详细解剖定位、特征描述以及更高检出率的有力工具。

(蔡文立 汪春 译)

推荐阅读

Lewis RB, Lattin GE Jr, Paal E. Pancreatic endocrine tumors: radiologic-clinicopathologic correlation. Radiographics. 2010;30(6):1445–64.

Srirajaskanthan R, Kayani I, Quigley AM, Soh J, Caplin ME, Bomanji J. The role of 68Ga-DOTATATE PET in patients with neuroendocrine tumors and negative or equivocal findings on 111In-DTPA-octreotide scintigraphy. J Nucl Med. 2010;51(6):875–82.

病例 69

局灶性结节增生

Robert Matthews

病史

患者女，31 岁，霍奇金淋巴瘤分期（图 69.1）。

诊断

局灶性结节增生。

影像学表现

- 肝脏局灶性病变 T1 呈轻度低信号、T2 呈轻度高信号（三角箭头）。
- 中央星状瘢痕 T1 呈中度低信号、T2 中度高信号（直箭头）。
- 边缘增生部分早期中度强化并持续至延迟期（弯箭头）。肝细胞特异性造影剂增强后中央瘢痕不强化。
- PET 图像显示肝脏局灶性病变内 FDG 摄取略减低。

讨论

局灶性结节增生（FNH）是肝脏第二常见的良性肿瘤，仅次于血管瘤。FNH 由包括肝细胞、胆管和动脉且被纤维分隔截断的良性肝实质增生性成分组成，从中央星状瘢痕向外呈辐射状分布。FNH 好发于青少年到中年女性，而男性只占 15%。肿瘤没有恶变倾向，但若迅速增大，则有潜在出血或破裂风险，可能需要手术切除。

FNH 表现为边界清晰的软组织肿块，T1 呈轻度低信号，T2 呈轻度高信号。在 MR 图像上，中央星状瘢痕可见于 50%的病变。瘢痕 T1 呈更低信号，T2 呈更高信号。钆增强后，软组织病变主体呈早期明显均匀强化，延迟期强化消失。中央星状瘢痕呈缓慢、渐进、延迟强化。肝细胞特异性造影剂增强后，早期病变呈中至高度强化；而由于存在功能正常的肝细胞，延迟期强化程度与肝实质相仿。中央瘢痕则不摄取肝细胞特异性造影剂。

在 FDG-PET 图像上，与正常肝实质相比，局灶性结节增生的示踪剂摄取正常或减少。如果摄取增高，则需要首先考虑恶性肿瘤或其他肝脏占位。核素锝硫胶体 SPECT 显像因 FNH 的示踪剂摄取正常或增高，曾被主张用于诊断 FNH，但这种摄取模式也可见于包括腺瘤和肝癌在内的其他肝脏肿瘤。放射性示踪剂摄取程度取决于 FNH 病

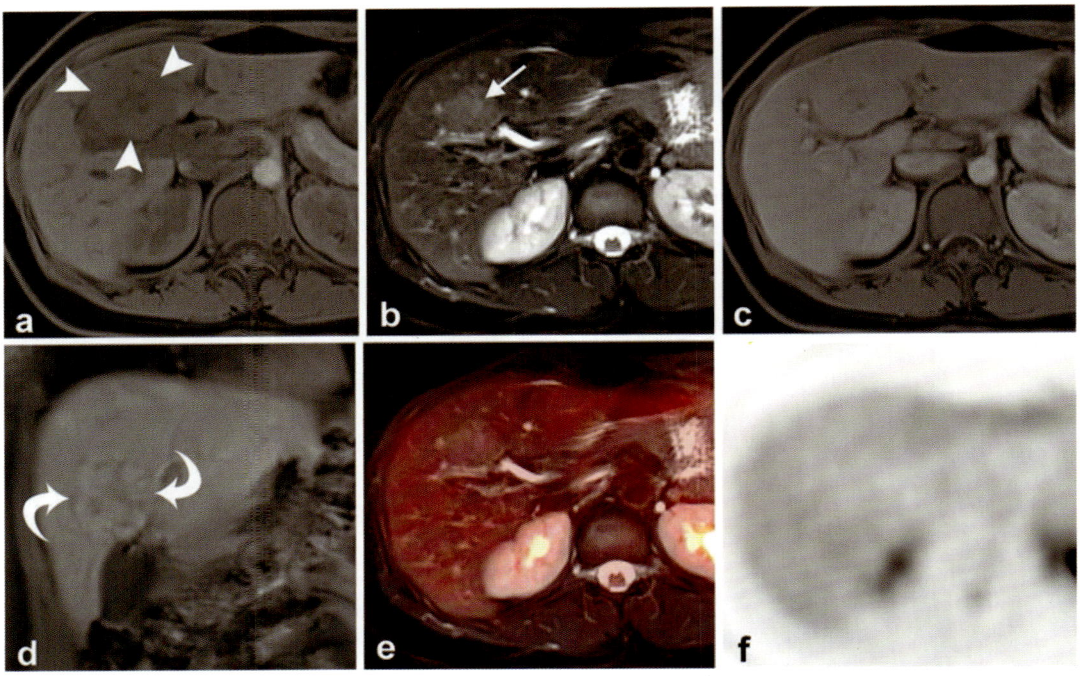

图 69.1 (a)T1 VIBE 序列脂肪抑制轴位图像;(b)T2 BLADE 脂肪抑制轴位图像;(c)肝细胞特异性造影剂增强后早期显像 T1 VIBE 序列脂肪抑制轴位图像;(d)肝细胞特异性造影剂增强后延迟显像 T1 VIBE 序列脂肪抑制冠状位图像;(e)PET/MR T2 BLADE 脂肪抑制轴位融合图像;(f)PET 轴位图像。

变中 Kupffer 细胞的浓度，在约 1/3 的病例中可能较低。肝胆核素造影剂在大多数病变中摄取增高,对 FNH 的诊断效果稍好,但在一些病例中病变可能呈放射性缺损。

(赵升 李铭 译)

推荐阅读

Hussain SM, Terkivatan T, Zondervan PE, Lanjouw E, de Rave S, Ijzermans JN, et al. Focal nodular hyperplasia: findings at state-of-the-art MR imaging, US, CT, and pathologic analysis. Radiographics. 2004;24(1):3–17.

Kurtaran A, Becherer A, Pfeffel F, Müller C, Traub T, Schmaljohann J, et al. 18F-fluorodeoxyglucose (FDG)-PET features of focal nodular hyperplasia (FNH) of the liver. Liver. 2000;20(6):487–90.

Purysko AS, Remer EM, Coppa CP, Obuchowski NA, Schneider E, Veniero JC. Characteristics and distinguishing features of hepatocellular adenoma and focal nodular hyperplasia on gadoxetate disodium-enhanced MRI. AJR Am J Roentgenol. 2012;198(1):115–23.

病例 70

急性肠炎

Robert Matthews

病史

患者女，55 岁，行妇科恶性肿瘤评估（图 70.1）。

诊断

急性肠炎。

影像学表现

- 小肠壁增厚，肠腔扩张，T2 信号增高，提示肠壁水肿（三角箭头）。
- 融合图像显示与肠壁增厚区域相吻合的显著高代谢。
- T2 图像（弯箭头）显示肠系膜淋巴结增大，融合图像显示 FDG 摄取仅轻度增高，符合淋巴结反应性增生表现。
- 脊柱椎弓根螺钉引起的金属磁敏感性伪影（直箭头）。

讨论

肠炎是指导致小肠炎症的多种疾病。其病因广泛，包括各种感染性病原体、缺血、辐射、炎性肠病、硬皮病、淀粉样变和化疗诱导。肠炎的主要特征是小肠壁增厚伴黏膜水肿。可能有炎性细胞浸润肠壁和肠壁出血。慢性肠炎可导致肠壁扩张、狭窄和阻塞。瘘管、粘连和脓肿均可发生。

在肠炎急性期，小肠壁厚度>3mm，还有 MR 图像上难以发现的皱褶增厚。扩张的肠道在 MR 图像上可能会被误诊为肠壁增厚。急性肠炎导致的水肿在脂肪抑制 T2 图像上最易见到。炎性肠病有肠壁溃疡形成时，表现为肠壁呈 T2 不规则高信号。肠炎常伴有肠袢扩张和肠系膜脂肪索。肠壁也可见强化。肠壁的强化应以其他未受影响的肠袢作为参照标准进行比较。通常黏膜强化甚于小肠外壁。口服造影剂的小肠 MR 造影能更好地评价肠壁。当炎症更广泛时，肠系膜也可见强化。亦可见增大的反应性肠系膜淋巴结。

在 PET/MR 图像上，正常小肠和大肠内的 FDG 摄取变异很大。可见肠段的弥漫性摄取、局灶性摄取、不均匀摄取和无摄取，以上均可代表生理性 FDG 分布。此外，肠道的 FDG 摄取也可能在腔内。急性肠炎区域内

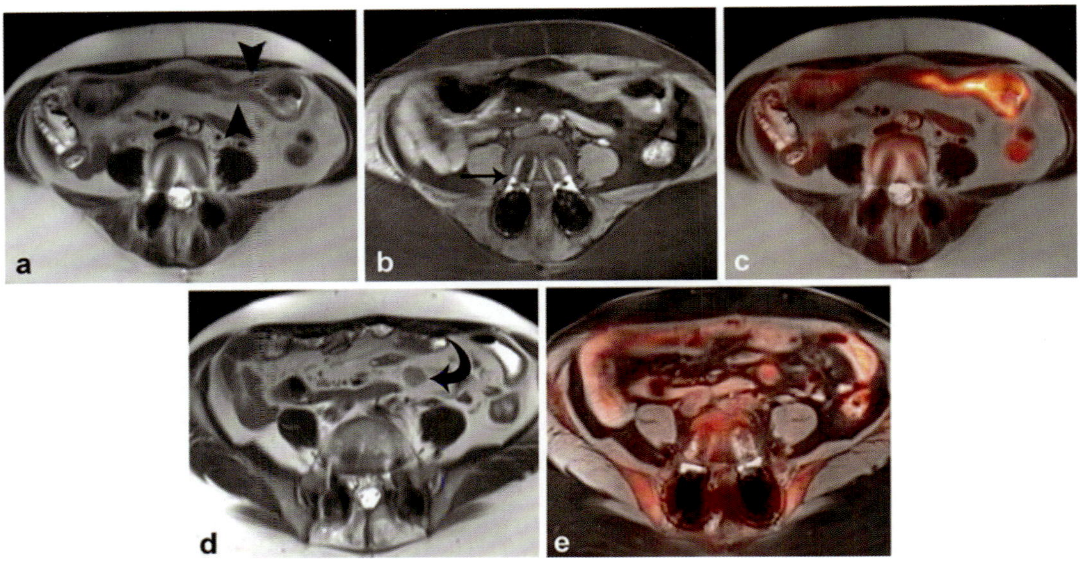

图 70.1 (a)T2 HASTE 轴位图像;(b)T1 径向 VIBE 序列脂肪抑制轴位图像;(c)PET/MR T2 HASTE 轴位融合图像;(d)T2 HASTE 轴位图像(更低层面);(e)PET/MR T1 径向 VIBE 序列脂肪抑制轴位融合图像(更低层面)。

可见小肠壁呈显著 FDG 高摄取。邻近肠系膜可见反应性淋巴结 FDG 异常摄取。FDG 摄取与 MR 异常信号之间通常有较好的相关性。在解读服用二甲双胍的糖尿病患者的 PET/MR 图像时必须谨慎,因为肠道可能会表现出显著 FDG 摄取,而 MR 图像上不会出现异常。

(谢燃 廖承德 译)

推荐阅读

Casciani E, De Vincentiis C, Polettini E, Masselli G, Di Nardo G, Civitelli F, et al. Imaging of the small bowel: Crohn's disease in paediatric patients. World J Radiol. 2014;6(6):313–28.

Cronin CG, Scott J, Kambadakone A, Catalano OA, Sahani D, Blake MA, et al. Utility of positron emission tomography/CT in the evaluation of small bowel pathology. Br J Radiol. 2012;85(1017):1211–21.

Kavaliauskiene G, Ziech ML, Nio CY, Stoker J. Small bowel MRI in adult patients: not just Crohn's disease-a tutorial. Insights Imaging. 2011;2(5):501–13.

病例 71

胰头癌

Robert Matthews

病史

患者女,61 岁,因腹痛、恶心、呕吐等表现来就诊,进行胰腺癌分期(图 71.1)。

诊断

胰头癌伴淋巴结转移。

影像学表现

- 胰头肿块呈 T1 低信号 (三角箭头),T2 高信号(弯箭头)。
- PET/MR 融合图像显示胰头病灶具有高代谢活性, 与胰头恶性肿瘤的表现相符。
- PET/MR 融合图像显示腹膜后多发高代谢淋巴结, 符合淋巴结转移癌的表现(直箭头)。

讨论

虽然胰腺癌相对少见,但它是全球癌症相关性死亡的主要原因之一,1 年生存率约为 24%,5 年生存率约为 5%。胰腺癌约 65% 发生在胰头部, 约 15%发生在胰体尾部,约 20%弥漫性累及整个胰腺。胰腺癌会伴有进行性加重的黄疸以及肝脏酶学升高等表现,这些表现都是由胆管阻塞引起的。其他症状还包括体重减轻、疼痛、食欲减退、尿色加深、白陶土样便、恶心以及呕吐。胰头癌的准确分期至关重要,因为需要对可切除的病变行胰十二指肠切除术(Whipple 外科手术),其中包括胰头、十二指肠、胆囊、远端胃、胆总管和近端空肠的切除。

在 MR 图像上, 胰头部可能只略微增大,很难发现肿块。胰腺癌 T1 呈低信号,动脉早期增强不明显, 而呈渐进性延迟强化。胰腺头部的局灶性脂肪有时会表现为团块样病变,偶尔引起混淆,但在 MR 脂肪抑制序列图像上表现较典型。局灶性胰腺炎的表现也可与胰腺癌类似,但可通过短期随访来鉴别。在 T2 图像上, 胆总管和胰管均可扩张,表现为典型的“双管征”。胆管呈典型的光滑扩张。MRCP 是一种有用的辅助手段,可以更好地显示胆道和胰管。

PET/MR 对于胰头部肿瘤合并黄疸患者的初步诊断是有价值的,因为病变通常呈 FDG 高摄取状态。由于胰腺没有包膜,肿瘤向邻近结构的局部扩散较常见, 且进展迅

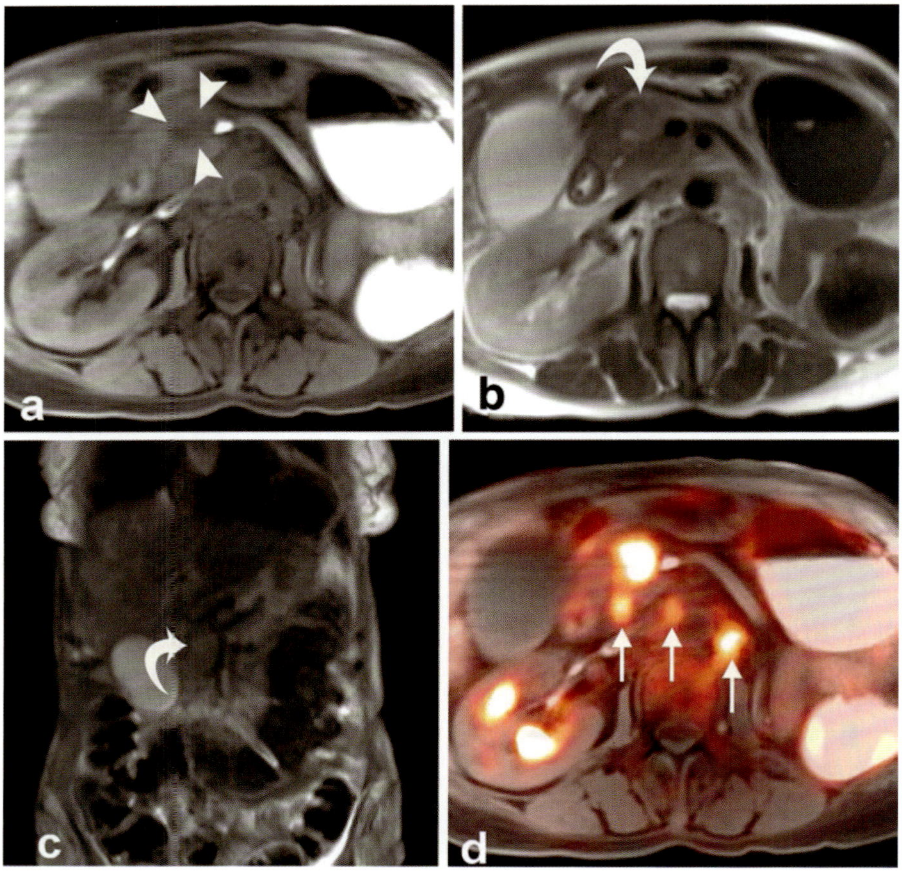

图 71.1 (a)T1 径向 VIBE 序列加权脂肪抑制轴位图像;(b)T2 轴位图像;(c)T2 冠状位图像;(d)PET/MR T1 径向 VIBE 序列加权脂肪抑制轴位融合图像。

速。PET/MR 是评估胰腺与邻近组织的解剖关系，同时测定肿瘤代谢活性的很好的工具,有助于检测肿瘤局部区域累及与远处转移情况,利于为患者制订最合适的内科或外科治疗方法。

(孙华 吴湖炳 译)

推荐阅读

Shrikhande SV, Barreto SG, Goel M, Arya S. Multimodality imaging of pancreatic ductal adenocarcinoma: a review of the literature. HPB (Oxford). 2012;14(10):658–68.

Tummala P, Junaidi O, Agarwal B. Imaging of pancreatic cancer: an overview. J Gastrointest Oncol. 2011;2(3):168–74.

病例 72

胃肠道间质瘤转移灶出血

Robert Matthews

病史

患者男，48 岁，2 年前行胃食管交界处胃肠道间质瘤切除术（图 72.1）。由于腹腔积血，患者最近接受了右半肝病变血管栓塞术。

诊断

胃肠道间质瘤肝转移伴破裂出血。

影像学表现

• 血管栓塞术后，肝右叶巨大肿块为亚急性出血，呈 T1 高信号，T2 混杂信号（三角箭头）。

• 融合图像显示肝右叶肿物未见异常的 FDG 活性，治疗效果良好。

• 肝左叶肿块以及周围实性成分呈 T1 低信号、T2 高信号。

• 融合图像显示肝左叶肿块周围实质呈高代谢活性，与恶性病变表现一致（弯箭头）。

• 病灶内部出血 T1 及 T2 均呈分层表现。

• 胆囊泥沙样结石呈分层改变（直箭头）。

讨论

胃肠道间质瘤（GIST）是一种罕见的肿瘤类型，通常起源于间质细胞。这些细胞构成了自主神经系统的一部分，可以帮助调节消化。大部分胃肠道间质瘤发生于胃，小部分发生于小肠，罕见发生于腹腔及腹膜其他区域。GIST 的临床表现为胃肠道出血，但也可出现其他症状，如腹部不适、疼痛、恶心、呕吐、体重减轻等。虽然 GIST 可以是良性的，但通常是恶性的，具有局部侵袭性。尽管肿瘤体积可较大，但很少引起胃肠道梗阻。

GIST 实体成分 T1 呈低信号，T2 呈高信号。当病灶较大时，增强扫描表现为不均匀明显延迟强化。早期病变，这些肿瘤常表现为光滑、边界清楚的腔内肿块。随着肿瘤生长并侵袭胃或肠壁，当病灶增大至与肠腔连通后，瘤内通常会出现出血、坏死和囊变。合并坏死时，肿瘤可呈不同的 T1、T2 信号改

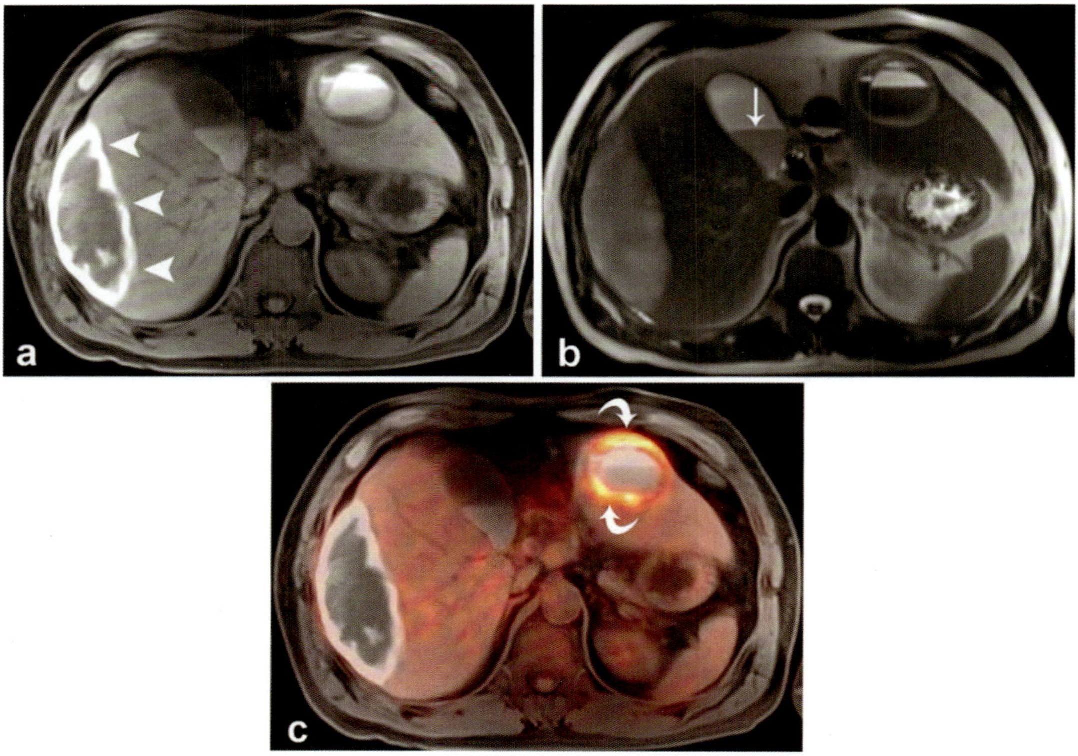

图 72.1 (a)T1 径向 VIBE 序列加权的脂肪抑制轴位图像；(b)T2 HASTE 加权轴位图像；(c)PET/MR T1 径向 VIBE 序列加权的脂肪抑制轴位融合图像。

变。通常 GIST 确诊时，肿瘤已经很大了，伴有广泛腹部内转移。

PET/MR 提高了对胃肠道间质瘤患者的原发肿瘤和转移灶的检测能力。GIST 通常对 FDG 呈高摄取。PET 比增强 CT 在检测局部转移灶方面具有优势，并可检测出更多的病灶。在 PET/MR 图像上，GIST 常表现为胃或肠来源的巨大侵袭性生长肿物，伴有高度的代谢活性。通常在腹膜及邻近组织结构会发现多发的 FDG 高摄取转移灶。PET/MR 显示的 GIST 转移灶范围比胃腺癌或原发性肠道恶性肿瘤的转移灶更广泛，尽管有些淋巴瘤与 GIST 可有相似表现，但通常没有出血、坏死和囊变。PET/MR 在评估疗效方面也有价值，因为大体积肿块即使对治疗反应良好，但其大小可能不发生显著变化，而代谢活性却显著降低。

（孙龙 陈龙 译）

推荐阅读

King DM. The radiology of gastrointestinal stromal tumours (GIST). Cancer Imaging. 2005;5:150–6.

Ulusan S, Koç Z. Radiologic findings in malignant gastrointestinal stromal tumors. Diagn Interv Radiol. 2009;15(2):121–6.

病例 73

复发性结肠癌

Robert Matthews

病史

患者女,87 岁,5 年前接受乙状结肠癌切除、结肠吻合术及化疗等治疗(图 73.1)。

诊断

复发性结肠癌。

影像学表现

- 与正常小肠信号相比,该肿块浸润小肠并呈低 T1 信号和等 T2 信号(白色弯箭头)。
- PET 融合图像显示高代谢活性与结肠癌复发相符合。
- 中线腹疝内小肠环(白色三角箭头)。
- 右髋关节假体伪像(黑箭头)。

讨论

结直肠癌根治术后的患者中,30%~50%的患者最终会复发。即使是淋巴结转移阴性的Ⅰ期、Ⅱ期患者也可能复发。复发通常表现为淋巴结转移、肺转移、肝转移和局部复发。大多数术后无症状患者的局部复发发生在术后 3 年。由于骨盆空间狭窄限制了手术切除的深度和边缘,直肠癌更易局部复发。另一方面,扩大切除术后结肠癌通常表现为腹膜、腹膜后和其他器官远处转移。

尽管肉芽组织可能使复发的诊断更加困难,但结肠镜检查和活检依然容易发现吻合口腔内复发。然而,大多数复发并不发生在腔内。肠腔外局部复发的诊断高度依赖于横断面成像检查。肿瘤标志物升高与肿瘤复发程度无关,而且不能定位复发病灶的位置。肿瘤标志物检测并不能显著改善患者生存率。CT 通常是寻找结直肠癌复发的首选影像学检查,但可能会漏诊病灶,并且易低估肿瘤负荷。

FDG-PET/MR 检测结直肠癌复发的敏感性和特异性均高于 CT 或 MR。对局部复发有很好的检出率,包括局部淋巴结转移、腹膜及肝转移。PET/MR 可较好地判断肝外转移范围与肿瘤负荷。由于术后和放疗后引起解剖异常及瘢痕形成,CT 和 MR 很难单独做出准确评价。由于肉芽组织、血肿和放射性炎症等原因,术区在治疗后 2 年内可在 MR 图像上呈 T2 高信号改变。血清肿与黏液性肿瘤的复发表现相似,T2 呈高信号,T1

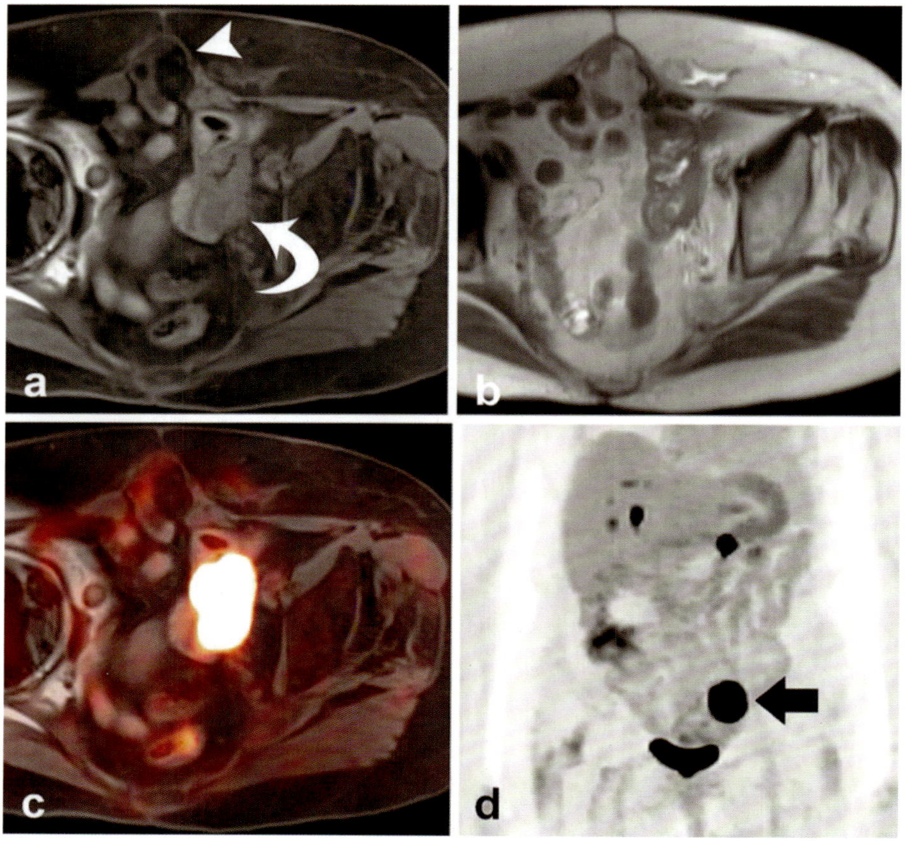

图 73.1 (a)T1 径向 VIBE 序列加权脂肪抑制轴位图像；(b)T2 HASTE 加权轴位图像；(c)PET/MR T1 径向 VIBE 序列加权脂肪抑制轴位融合图像；(d)PET MIP 图像。

呈低信号，并呈周边强化模式。PET 显像中炎症改变也会呈 FDG 高摄取，从而导致假阳性结果。PET 对检测较小的转移淋巴结和远处转移病灶都有优势。PET/MR 在检测直肠癌局部复发时具有特别优势，MR 也比 CT 对该部位复发病灶具有更好的检测能力。

（陈龙 孙龙 译）

推荐阅读

Israel O, Kuten A. Early detection of cancer recurrence: 18F-FDG PET/CT can make a difference in diagnosis and patient care. J Nucl Med. 2007;48(Suppl 1):28S–35S.

Young PE, Womeldorph CM, Johnson EK, Maykel JA, Brucher B, Stojadinovic A, et al. Early detection of colorectal cancer recurrence in patients undergoing surgery with curative intent: current status and challenges. J Cancer. 2014;5(4):262–71.

病例 74

胆囊神经内分泌肿瘤

Robert Matthews

病史

患者男，44 岁，神经内分泌肿瘤的初诊分期（图 74.1）。

诊断

侵袭性胆囊神经内分泌肿瘤伴淋巴结转移。

影像学表现

• 融合图像显示胆囊壁增厚，呈 T1 低信号、T2 高信号，并伴有异常高代谢活性，表现符合恶性肿瘤（白色三角箭头）。

• 腹膜后高代谢淋巴结与转移性淋巴结表现一致（白色细直箭头）。

• 肝脏转移灶呈 T1 低信号、T2 高信号，并伴有异常高代谢活性（白色宽直箭头）。

• 在融合图像上，肝门区小淋巴结（白色弯箭头）呈异常高代谢活性。

• 肿瘤沿肝内胆管树及扩张胆管转移进展（黑色弯箭头），并伴 FDG 活性升高。

• 肝左叶胆管扩张、T2 信号增高，提示梗阻（黑色三角箭头）。

讨论

胆囊原发神经内分泌肿瘤仅占所有神经内分泌肿瘤很小的一部分（<1%）。神经内分泌细胞通过分泌胺和多肽激素参与内脏调节。神经内分泌细胞可见于体内多种组织，但最常见于肺、胰腺、阑尾、肾上腺和周围神经。胆囊神经内分泌肿瘤起源于胆囊壁的肠或胃上皮化生。这些肿瘤通常与胆结石和慢性胆囊炎有关。从临床角度看，胆囊神经内分泌肿瘤的表现与胆囊腺癌相似。

影像学上区分胆囊神经内分泌肿瘤和胆囊腺癌通常较困难。在早期，MR 能显示位于胆囊窝的边界清楚的肿块。肿瘤呈 T1 低信号，T2 高信号。静脉注射钆剂后，由于血管增生，病变早期呈明显强化。在更晚期病例中，MR 能检测到胆囊窝较大肿瘤侵犯肝脏。与神经内分泌肿瘤相关的坏死、腹腔肿大转移性淋巴结，在 MR 上较易发现。

在 PET/MR 图像上，胆囊神经内分泌肿瘤因其侵袭性强而呈 FDG 高度摄取。PET/MR 对于胆囊神经内分泌肿瘤的检出率较高，能准确勾画肿瘤向邻近结构尤其是肝和胆管

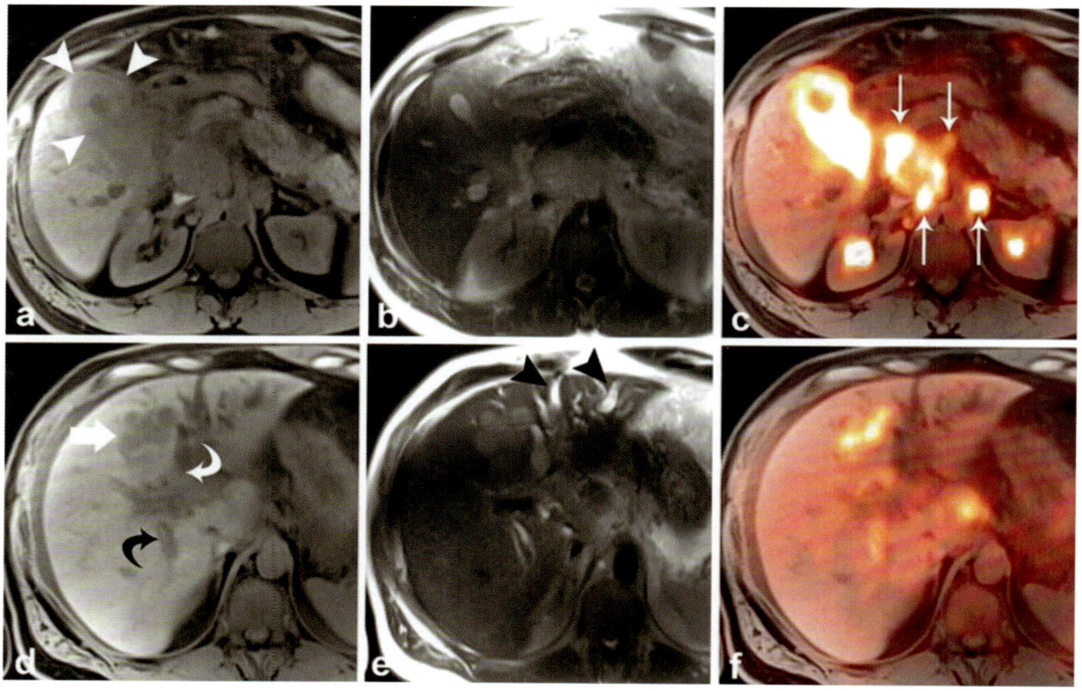

图 74.1 (a)T1 径向 VIBE 序列加权脂肪抑制轴位图像;(b)T2 HASTE 加权轴位图像;(c)PET/MR T1 径向 VIBE 序列加权脂肪抑制轴位融合图像;(d)T1 径向 VIBE 序列加权脂肪抑制轴位图像 (较高层面);(e)T2 HASTE 加权轴位图像(较高层面);(f)PET/MR T1 径向 VIBE 序列加权脂肪抑制轴位融合图像(较高层面)。

的侵犯程度。高代谢活性增厚的胆囊壁常不能与肝脏区分。可能存在 T2 高信号且无代谢活性的肿瘤坏死区。胆囊神经内分泌肿瘤常致肝内胆管扩张,常难以与胆囊腺癌、胆囊淋巴瘤、原发性肝脏恶性肿瘤和胆囊转移癌相鉴别。新型 ^{68}Ga 标记的生长抑素受体 PET 显像剂在未来可能发挥显像作用。

(吴湖炳 谢燃 译)

推荐阅读

Eltawil KM, Gustafsson BI, Kidd M, Modlin IM. Neuroendocrine tumors of the gallbladder: an evaluation and reassessment of management strategy. J Clin Gastroenterol. 2010;44(10):687–95.

Monier A, Saloum N, Szmigielski W, Alrashid A, Napaki SM. Neuroendocrine tumor of the gallbladder. Pol J Radiol. 2015;80:228–31.

病例 75

肝动脉化疗栓塞术所致化学性胆囊炎

Christopher Shackles，Amit Gupta

病史

患者女，54 岁，1 个月前行肝右动脉化疗栓塞，现行乳腺癌再分期（图 75.1）。

诊断

肝动脉化疗栓塞后导致化学性胆囊炎。

影像学表现

• 肝右叶多发肿块呈 T1 低信号、T2 高信号（弯箭头）。

• 融合图像显示肝肿块中央坏死且无 FDG 摄取，与转移灶治疗后表现一致。

• 胆囊壁弥漫性增厚（三角箭头），伴轻度 FDG 摄取升高，这些特征反映了化疗栓塞所致化学性胆囊炎。

讨论

经导管动脉化疗栓塞术（TACE）是经动脉导管直接给予肝脏肿瘤局部化疗的方法。TACE 是治疗肝细胞癌（HCC）常用的方法。然而，TACE 也被用于治疗结直肠癌转移灶以及原发性胆管癌。TACE 治疗后的 HCC 在 T1 和 T2 序列上呈不同的信号强度。T2 序列上病灶内低信号通常反映凝固坏死，反之，高信号则反映出血或肿瘤残留。在非增强序列图像上，很难从坏死区域中确定有无活性肿瘤组织。在增强后图像上，有活性的肿瘤表现为钆增强，而坏死组织则无增强。碘化油会导致 CT 图像上出现束状硬化伪影，这可能会影响 CT 增强评估效果。碘油不会改变 MR 信号强度，因此更容易在钆增强后的 MR 图像上识别残留的肿瘤。无论在早期还是晚期的增强序列中，肿瘤包膜都表现为高信号环，因此，很难鉴别小面积的残余肿瘤。在这些模棱两可的病例中，减影图像可能提供额外的信息。此外，PET 提供的代谢信息也有帮助。

众所周知，FDG 是一种葡萄糖类似物，在被代谢成 FDG-6-磷酸后滞留在高活性肿瘤细胞内。通常正常肝脏具有较强的葡萄糖-6-磷酸酶活性，可快速去磷酸化，使背景本底较低。这些差异可能使得有活性的HCC

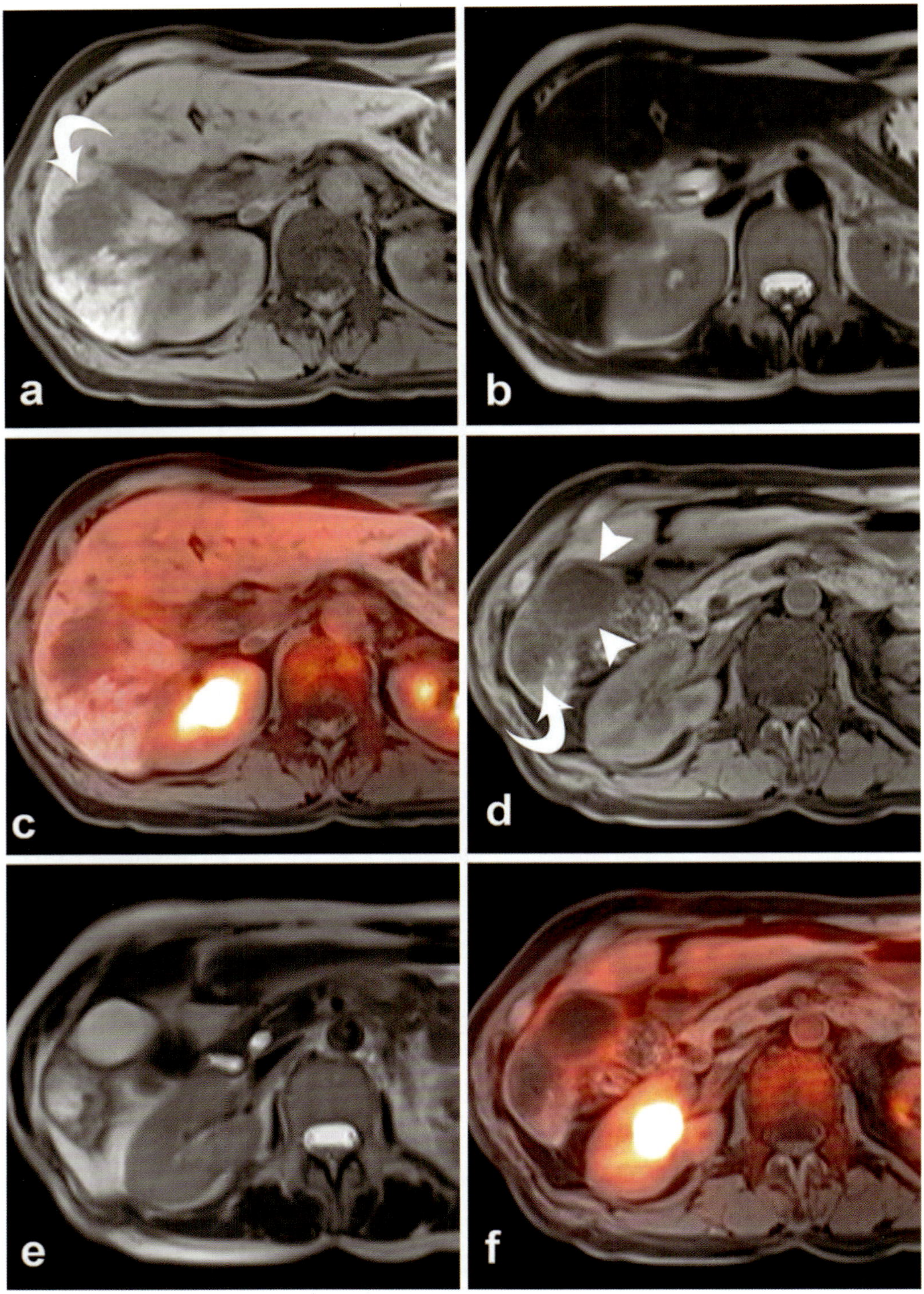

图 75.1 (a)T1 径向 VIBE 序列加权脂肪抑制轴位图像(肝脏中间层面);(b)T2 HASTE 加权轴位图像(肝脏中间层面);(c)PET/MR T1 径向 VIBE 序列加权脂肪抑制轴位融合图像(肝脏中间层面);(d)T1 径向 VIBE 序列加权脂肪抑制轴位图像(肝脏较低层面);(e)T2 HASTE 加权轴位图像(肝脏较低层面);(f)PET/MR T1 径向 VIBE 序列加权脂肪抑制轴位融合图像(肝脏较低层面)。

有明显 FDG 摄取升高。然而,尽管一些肝细胞癌有活性,由于去磷酸化而表现为相对较低的 FDG 摄取。先前 FDG 浓聚的 HCC 病灶经 TACE 术后表现为 FDG 摄取减少或缺失,这种现象被认为是肿瘤发生坏死的表现。研究表明,FDG 摄取降低不仅比 CT 更敏感,而且常比 CT 改变更早发生。PET 显像仪的分辨率较低和采集过程中的呼吸运动可能会限制其在较小肿瘤(<1cm)评估中的应用。总之,PET 和 MR 可以发挥互补的作用,有助于更好地评估这些原本具有挑战性的 TACE 术后肝脏病变。

通常,肝右叶动脉化疗栓塞是将导管置于肝右动脉的胆囊动脉开口远端。然而,这有时不能实现,因为肝右叶病变范围可能要求导管的放置位置要在胆囊动脉开口之前。这可能会导致胆囊动脉发生栓塞,并可能导致化学性胆囊炎。在 MR 图像上表现为胆囊壁增厚。大多数化学性胆囊炎可以通过保守治疗。

(廖承德 杨聪慧 译)

推荐阅读

Clark TW. Complications of hepatic chemoembolization. Semin Interv Radiol. 2006;23(2):119–25.

Lim HS, Jeong YY, Kang HK, Kim JK, Park JG. Imaging features of hepatocellular carcinoma after transcatheter arterial chemoembolization and radiofrequency ablation. AJR Am J Roentgenol. 2006;187(4):W341–9.

Torizuka T, Tamaki N, Inokuma T, Magata Y, Yonekura Y, Tanaka A, et al. Value of fluorine-18-FDG-PET to monitor hepatocellular carcinoma after interventional therapy. J Nucl Med. 1994;35(12):1965–9.

第 4 部分

泌尿生殖系统

病例 76

宫颈癌

Rajesh Gupta

病史

患者女，76 岁，绝经后出血(图 76.1)。

诊断

宫颈癌伴淋巴结转移(侵袭性鳞状细胞癌)。

影像学表现

• MR 矢状位图像显示不规则的宫颈肿块，向上延伸至子宫底，向下延伸至阴道，向前侵袭膀胱壁。在 T2 图像上呈相对较高的信号，在 T1 图像上呈等信号，并且增强后呈明显强化。

• PET 和融合图像显示宫颈肿块 FDG 显著摄取，与恶性肿瘤一致。

• 子宫颈肿块的阻塞致子宫内膜管扩张，其内充满了液体和碎屑(*)。

• 黏膜层下可见圆形的 T2 低信号灶，为纤维瘤(* 下方)。

• 轴位图像显示子宫旁淋巴结受累(直箭头)。

讨论

宫颈癌是第 3 常见的妇科恶性肿瘤，通常发生于年轻患者，平均发病年龄为 45 岁，最常见的组织学亚型是鳞状细胞。人乳头瘤病毒(HPV)对宫颈癌的进展至关重要，并且可以通过性传播。其最常见的症状包括阴道流血及分泌物。随着巴氏筛查测试的出现，宫颈癌死亡率已显著降低。

术前评估宫颈癌处于早期还是晚期对治疗决策至关重要。MR 可以精确判定肿瘤的大小和位置、浸润深度、累及子宫下段的位置，并评估区域淋巴结转移情况。宫颈肿瘤在 T2 图像上显示最好，与低信号基质相比，肿块呈相对高信号，轴斜位 T2 FSE 图像对评估子宫旁侵犯很重要，增加脂肪饱和度序列可以提高评估能力。在 T1 图像上，宫颈肿瘤相对正常宫颈通常呈等信号，因此可能表现不明显，但是 T1 图像对于识别腹盆腔淋巴结肿大及评估淋巴结形态非常重要。宫颈癌通常不需使用对比剂，因为与未增强的图像相比，肿瘤分期的准确性并没有提高，但动态增强 MR 有助于确定术后肿瘤复发。

PET 在宫颈癌中的作用越来越大，尤其

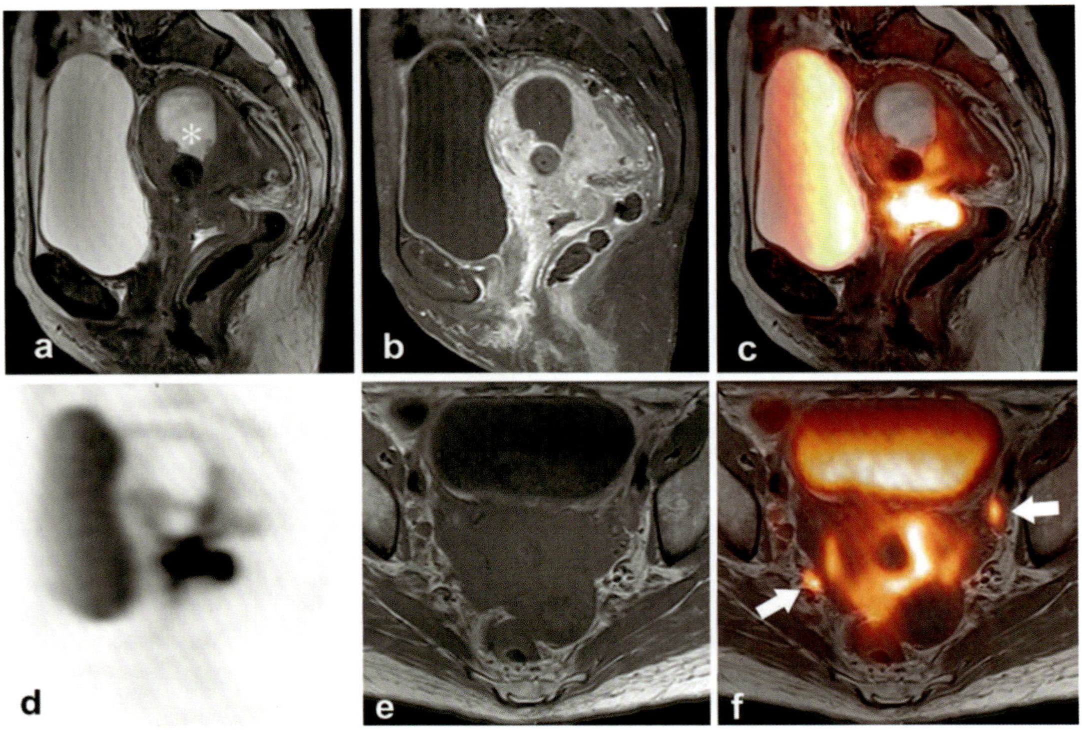

图 76.1 (a)盆腔 T2 矢状位图像;(b)盆腔 T1 VIBE 序列脂肪抑制钆对比剂增强扫描后矢状位图像;(c)盆腔 PET/MR T2 矢状位融合图像;(d)PET 矢状位图像;(e)盆腔 T1 轴位图像;(f)PET/MR T1 轴位融合图像。

在融合 PET/MR 系统提高了空间分辨率之后。既往报道表明，对于肿瘤直径>2cm 且 FIGO 分期为ⅠB 及以上患者,PET 检测原发灶的敏感性为 85%~92%。也有报道称,PET 有利于评估淋巴结转移,对检测远处转移和准确的初始分期至关重要。PET/MR 可以检测到盆腔早期转移小淋巴结,PET 对识别恶性病变复发特别有价值,尤其是在术后解剖结构紊乱的情况下。一些研究调查了 FDG 在肿瘤原发灶、淋巴结和宫体的摄取程度,发现 SUV 是与总生存率有关的唯一有效变量,并能预测不良预后。

(汪春 何志礼 译)

推荐阅读

Nogami Y, Iida M, Banno K, Kisu I, Adachi M, Nakamura K, et al. Application of FDG PET in cervical cancer and endometrial cancer: utility and future prospects. Anticancer Res. 2014;34(2):585–92.

Sala E, Wakely S, Senior E, Lomas D. MRI of malignant neoplasms of the uterine corpus and cervix. AJR Am J Roentgenol. 2007;188(6):1577–87.

病例 77

单纯性肾囊肿

Rajesh Gupta

病史

患者女，76 岁，双肾偶发性病变（图 77.1）。

诊断

单纯性肾囊肿。

影像学表现

• T1 低信号和 T2 高信号的外生性右肾病变。

• PET/MR 融合轴位图像显示肾囊肿内无 FDG 聚集（直箭头）。

• PET/MR 融合冠状位图像显示两个相邻的薄壁肾囊肿无 FDG 摄取。

讨论

肾囊肿是常见的肾脏偶发性病变，可以通过多种影像手段发现，基于 CT 研究确定总体人群患病率为 41%，囊肿的发生率随患者年龄和肾功能障碍而增加。这些病变中的绝大多数是良性的，特点包括囊肿壁薄，轮廓清晰，MR 上钆造影剂不强化等。Bosniak 分类基于 CT 上肾囊肿形态学表现和强化情况，将单纯囊肿定义为薄壁、无分隔、无钙化、无强化且无须随访的囊肿。MR T2 图像易于区分单纯囊肿与其他肾脏病变。单纯囊肿表现为内部充满均质的高信号液体，外周为薄壁环绕，囊内间隔和实性结节也能清晰显示。单纯囊肿 T1 呈低信号，增强后无强化。单纯囊肿在 FDG-PET 上与背景肾实质相比表现为放射性缺损，囊壁无 FDG 摄取。

伴出血或蛋白质成分的复杂肾囊肿 T1 信号稍增高，T2 信号降低。MR 图像上肾病灶内的强化是区分实性肿块和囊肿的最可靠标准。PET 显像时，肾细胞癌、肾转移瘤以及淋巴瘤肾累及 FDG 摄取都将增高，由于 FDG 通过肾脏生理性排泄，干扰图像解释，给 PET 评估肾脏病变带来困难。结合了高分辨率解剖信息和 PET 信息的 PET/MR 系统可以更好地评估肾脏病变。即使是轻微的 FDG 摄取，PET/MR 图像也能观察到，从而识别出更多可疑的病变。

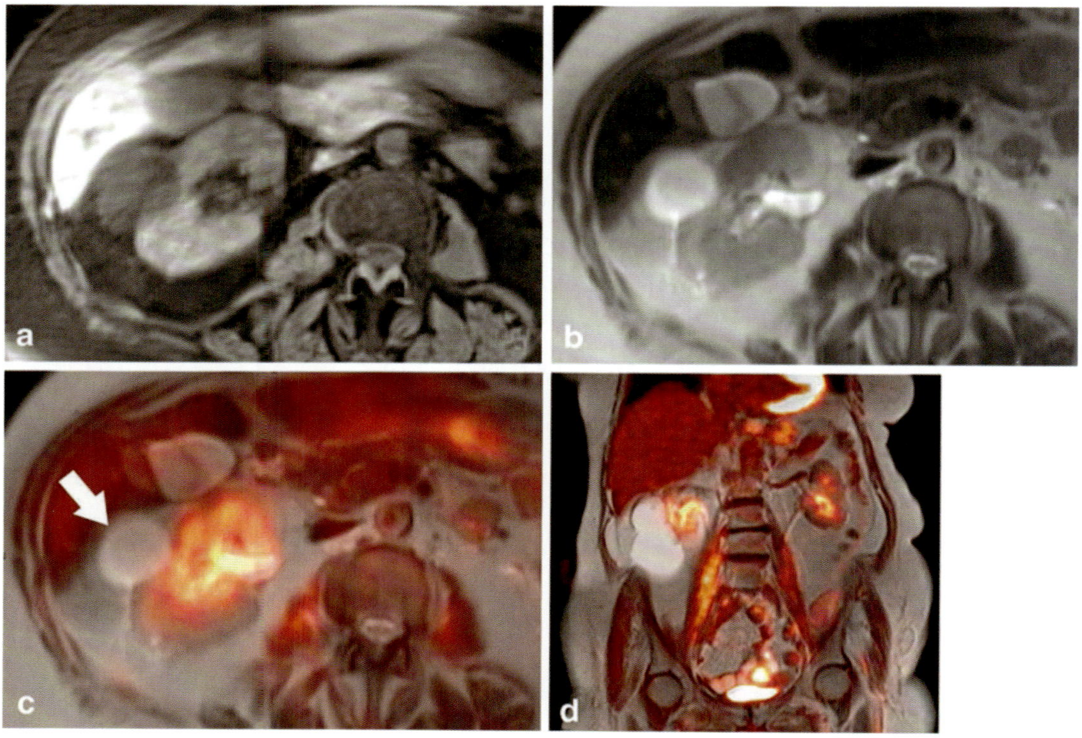

图 77.1 (a)T1 径向 VIBE 序列轴位图像；(b)T2 HASTE 轴位图像；(c)PET/MR T2 HASTE 轴位融合图像；(d)PET/MR T2 TSE 冠状位融合图像。

（陈龙 韩春雷 译）

推荐阅读

Kochhar R, Brown RK, Wong CO, Dunnick NR, Frey KA, Manoharan P. Role of FDG PET/CT in imaging of renal lesions. J Med Imaging Radiat Oncol. 2010;54(4):347–57.

Pedrosa I, Sun MR, Spencer M, Genega EM, Olumi AF, Dewolf WC, et al. MR imaging of renal masses: correlation with findings at surgery and pathologic analysis. Radiographics. 2008;28(4):985–1003.

Simms RJ, Ong ACM. How simple are "simple renal cysts"? Nephrol Dial Transplant. 2014;29(Suppl 4):iv106–12.

病例 78

成熟囊性卵巢畸胎瘤

Rajesh Gupta

病史

患者女，19 岁，盆腔疼痛（图 78.1）。

诊断

成熟囊性卵巢畸胎瘤（皮样囊肿）。

影像学表现

- 左侧附件区复杂性卵巢囊性病变，主要表现为 T1 低信号和 T2 高信号（宽直箭头）。
- 在该囊性病变内，有一个圆形突起，T1 和 T2 均呈高信号，代表头结节（三角箭头）。
- Dixon 脂肪图像确认了脂肪组织的存在（弯箭头）。
- 病变 FDG 摄取量极低，提示为良性成熟囊性畸胎瘤。
- 子宫内膜有轻微的生理性 FDG 摄取（细直箭头）。

讨论

卵巢畸胎瘤是常见的生殖细胞肿瘤，由生殖细胞起源的成熟或不成熟组织组成，最常见的组织学类型是成熟囊性畸胎瘤，也称为皮样囊肿，通常包含来自 3 个生殖细胞层（外胚层、中胚层或内胚层）中至少 2 个的成熟组织，一般有皮肤衍生物和神经组织的存在。>90%的病例出现脂肪、骨骼、软骨和肌肉，在大多数病例中，都存在一部分内胚层组织（包括胃肠道上皮、支气管上皮和甲状腺组织）。卵巢囊肿中实性突起（也称为 Rokitansky 结节或皮样栓）包含钙化、牙齿、脂肪、头发和皮脂腺成分。卵巢畸胎瘤通常发生在平均年龄 30 岁的年轻女性，多数无症状，但可能伴有腹部或盆腔疼痛。成熟囊性畸胎瘤的并发症包括肿瘤破裂、扭转和恶变，有时可在影像学检查中发现。

大多数成熟囊性畸胎瘤可以通过超声诊断，它们具有多种不同的表现时可给诊断带来困难，超声可检出特征性的 Rokitansky 结节，其内含有头发和牙齿，呈不同程度回声。在 CT 图像上无论有无钙化壁，脂肪密度的检测均可诊断出成熟囊性畸胎瘤。在 MR 图像中，皮脂的脂肪成分将显示较高的 T1 信号，但 T2 信号多变，根据两者也很难区分脂肪组织和出血。因此，MR 脂肪抑制技术、化学位移和相差成像以及 Dixon 脂肪

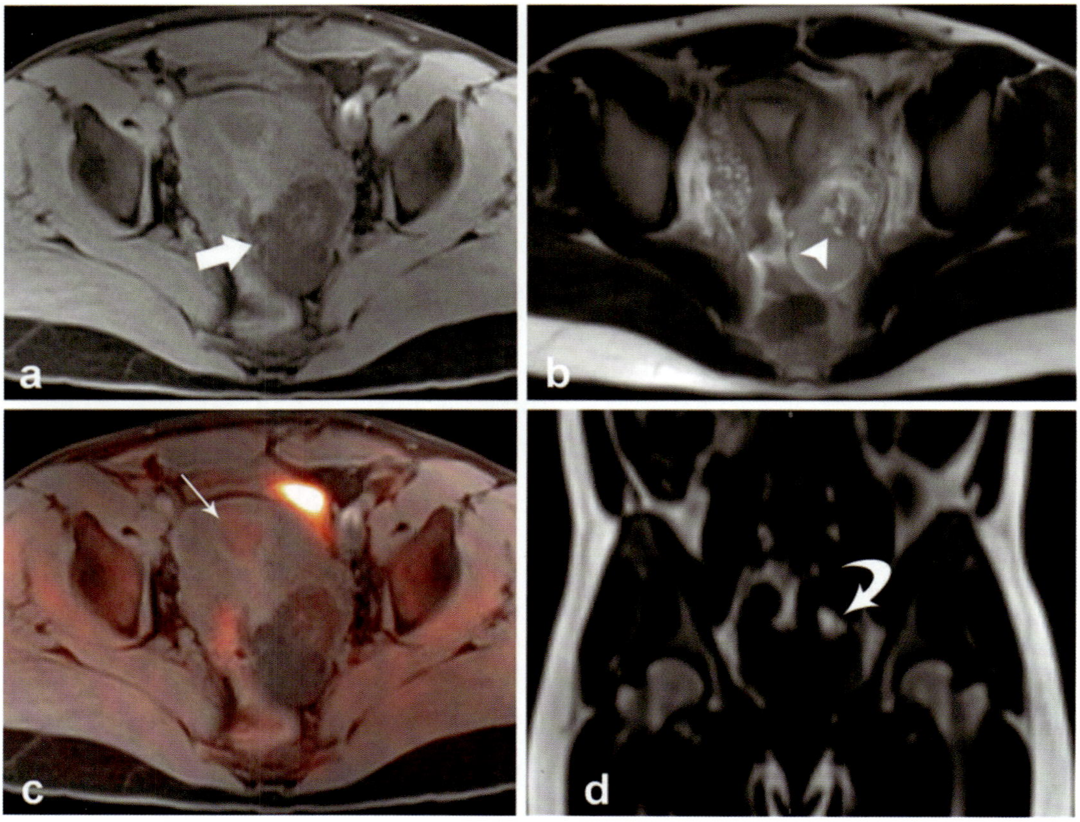

图 78.1 (a)T1 径向 VIBE 序列脂肪抑制轴位图像;(b)T2 HASTE 轴位图像;(c)PET/MR T1 径向 VIBE 序列脂肪抑制轴位融合图像;(d)Dixon T1 脂肪序列冠状位图像。

序列在诊断成熟囊性畸胎瘤方面有更多的优势。

成熟囊性畸胎瘤通常是良性的,少数会发生恶性变,另一方面,未成熟畸胎瘤通常是恶性的。研究已发现,FDG-PET/CT 在区分卵巢畸胎瘤的良恶性方面具有很高的诊断准确性。成熟囊性畸胎瘤恶性变和未成熟畸胎瘤的 SUV 比良性畸胎瘤高。此外,FDG-PET 有利于检测肿瘤转移或腹膜播散。PET 结合 MR 可提供更多的软组织特征,从而区分良性与恶性盆腔病变。

(孙龙 丁莹莹 译)

推荐阅读

Outwater EK, Siegelman ES, Hunt JL. Ovarian teratomas: tumor types and imaging characteristics. Radiographics. 2001;21(2):475–90.

Yokoyama T, Takehara K, Yamamoto Y, Okame S, Shiroyama Y, Yokoyama T, et al. The usefulness of 18F-FDG PET/CT in discriminating benign from malignant ovarian teratomas. Int J Clin Oncol. 2015;20(5):960–6.

病例 79

膀胱低恶性潜能乳头状尿路上皮肿瘤

Rajesh Gupta

病史

患者女，75 岁，无痛性血尿（图 79.1）。

诊断

膀胱低度恶性潜能乳头状尿路上皮肿瘤。

影像学表现

• 在左侧子宫膀胱交界处的膀胱后壁见乳头状肿块，T1 呈等信号，T2 呈高信号（直箭头）。

• 由于其恶性潜能较低，因此，膀胱内无异常局灶性高代谢灶，该病变在 PET 图像上表现为“缺损”。

• T2 呈低信号的逼尿肌界线完好无损，表明肌层未受侵。

讨论

膀胱癌有多种亚型，最常见的类型是浸润性尿路上皮癌，也称为移行细胞癌。非浸润性尿路上皮肿瘤分为扁平状和乳头状亚组。膀胱乳头状病灶可能是具有恶性潜能的良性病变，或是组织病理学发现病变中包含低级别或高级别尿路上皮癌。膀胱癌的典型症状是无痛性血尿。低度恶性潜能乳头状尿路上皮肿瘤（PUNLMP）主要发生在膀胱的侧壁和后壁，靠近输尿管口。PUNLMP 复发率高达 30%~40%，但是疾病的进展和死亡率极为罕见。

在 MR T2 图像上，浅表或乳头状膀胱癌病灶相对于高信号尿液表现为低至等信号的充盈缺损。膀胱壁的逼尿肌在 T2 图像上显示为一条低信号线，病变侵入膀胱固有肌层会使其中断。T1 图像上膀胱癌通常呈等信号，MR 动态增强膀胱壁轻微强化，膀胱癌的强化则会更早、更明显。肿瘤侵犯到膀胱外的邻近器官在 T1 和 T2 图像上均易于显示。脂肪饱和 T1 序列评估淋巴结和骨髓较好。

由于尿液高放射活性干扰膀胱壁病变的评估，所以 FDG-PET 在原发性膀胱癌的评估中应用受限。PET 结合 MR 在评估高级

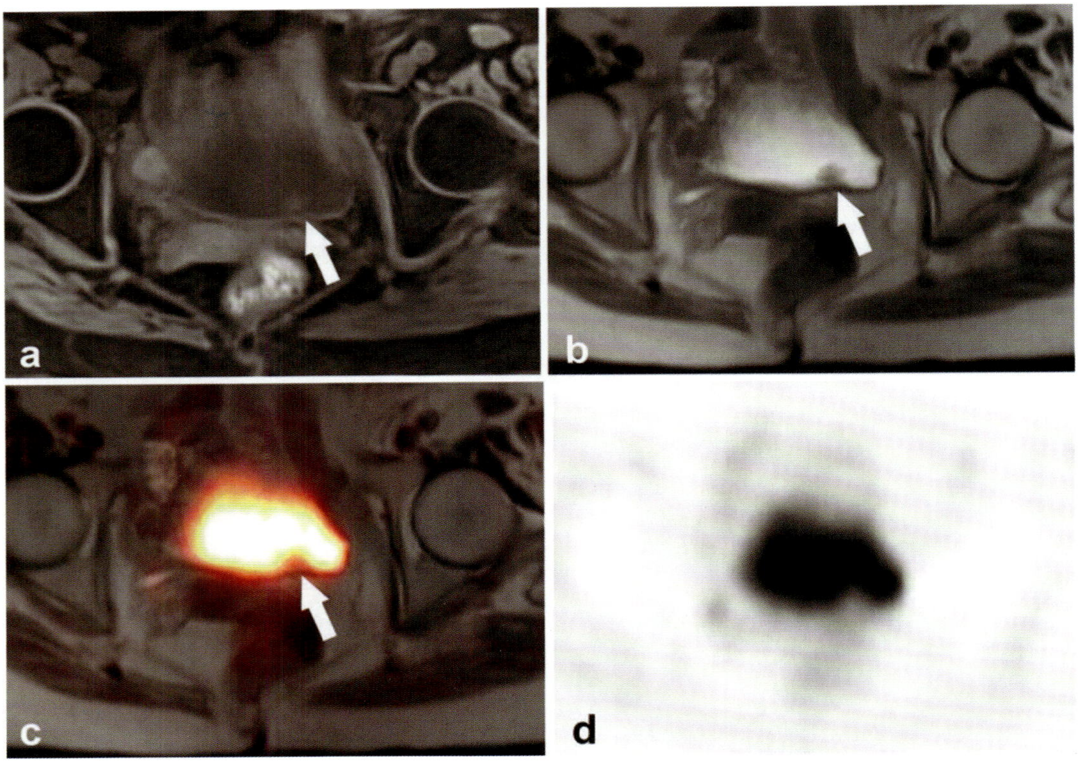

图 79.1 (a)T1 径向 VIBE 序列脂肪饱和轴位图像;(b)T2 HASTE 轴位图像;(c)PET/MR T2 HASTE 轴位融合图像;(d)PET 轴位图像。

别病变、膀胱外侵犯,尤其是淋巴结和远处转移方面更有价值。

(赵升 管一晖 译)

推荐阅读

Bouchelouche K, Turkbey B, Choyke PL. PET/CT and MRI in bladder cancer. J Cancer Sci Ther. 2012;S14(1). pii: 7692.

Verma S, Rajesh A, Prasad SR, Gaitonde K, Lall CG, Mouraviev V, et al. Urinary bladder cancer: role of MR imaging. Radiographics. 2012;32(2):371–87.

病例 80

肾上腺腺瘤

Rajesh Gupta

病史

患者女，85 岁，Ⅱ期乙状结肠癌术后 2 年再分期(图 80.1)。

诊断

肾上腺腺瘤。

影像学表现

• T1 和 T2 图像上，左肾上腺结节相对肌肉呈等信号(宽直箭头)。

• PET/MR 融合图像显示左肾上腺结节 FDG 摄取稍增加，高于肝脏。

• 同相位图像显示病灶呈等信号(细直箭头)，反相位图像(弯箭头)上信号强度下降，提示病灶内含少量脂肪成分。

• 左肾出血性小囊肿 T1 呈(三角箭头)高信号，T2 呈低信号，没有 FDG 摄取。

讨论

肾上腺腺瘤是最常见的肾上腺肿物，在尸检中见于 3%的患者。它们是含有脂肪的良性病变，通常在腹部成像时偶然发现。肾上腺腺瘤的发生率随年龄增长而增加，多数无功能，因此无症状。功能亢进性肾上腺腺瘤可表现出与激素分泌过多相对应的症状，无功能性肾上腺小腺瘤不需要治疗。

影像学在判断肾上腺腺瘤良性可能性时起重要作用，能排除恶性肿瘤和髓脂瘤(另一种含脂肪的肾上腺病变)。同反相位序列的化学位移成像对体素内脂肪(肾上腺腺瘤的特征)敏感，病变中的脂肪信号在反相位序列上降低，降幅>20%可诊断为良性肾上腺腺瘤，该病变在脂肪饱和图像上不会受到抑制，而含有肉眼可见脂肪的髓脂瘤会受到抑制。少数情况下，肾上腺腺瘤中会有出血灶，T1 和 T2 信号会随出血时间延长而发生变化。增强后，腺瘤通常均匀强化，并且扩散不受限，而恶性肾上腺病变通常扩散受限。10%~15%的病例为双侧肾上腺腺瘤。

在 FDG-PET 图像上，肾上腺腺瘤的放射性摄取通常低于肝脏，大多数 SUVmax<3.0。肾上腺结节 SUVmax>3.1 具有 75.9%的恶性特异性。与非功能性腺瘤相比，功能性腺瘤的摄取程度更高。恶性原发性肾上腺肿

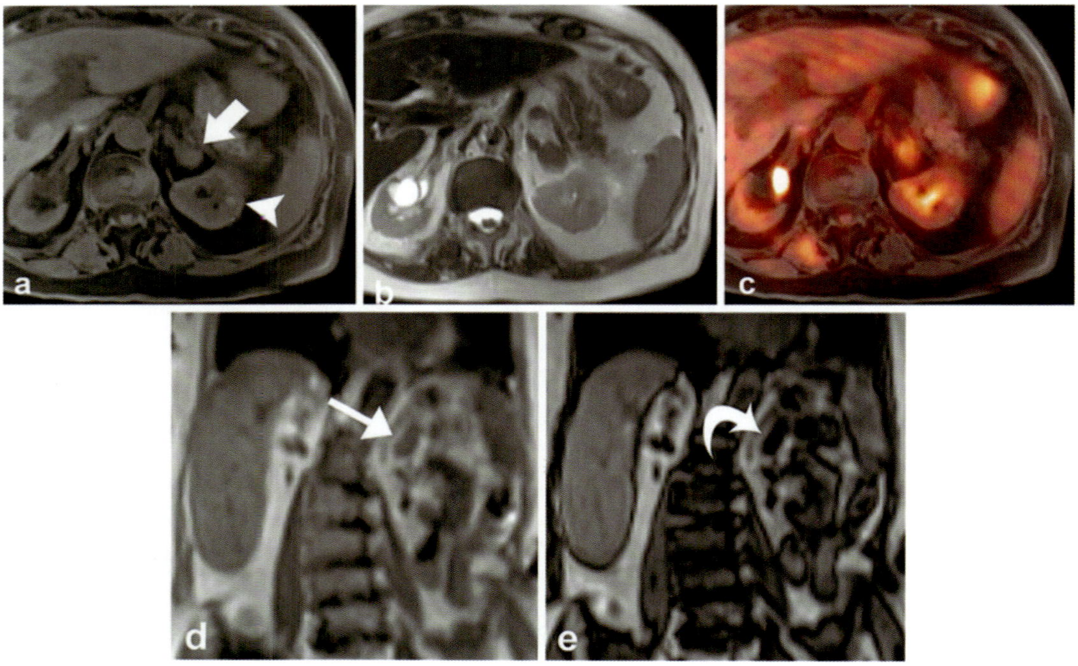

图 80.1 (a)T1 径向 VIBE 序列脂肪抑制轴位图像；(b)T2 HASTE 轴位图像；(c)PET/MR T1 径向 VIBE 序列脂肪抑制轴位融合图像；(d)Dixon T1 同相位冠状位图像；(e)Dixon T1 反相位冠状位图像。

块及其转移灶的 FDG 摄取通常明显增加，并且肿瘤大小通常比良性病变大。仅靠 FDG-PET 可能难以区分良恶性肾上腺病变，而 PET/MR 对此非常有效，因为它同时包括了 MR 化学位移成像特征。更为重要的是，PET/MR 目前常规使用了基于 Dixon 序列的衰减校正法。

（孙华 孙龙 译）

推荐阅读

Blake MA, Holalkere NS, Boland GW. Imaging techniques for adrenal lesion characterization. Radiol Clin N Am. 2008;46(1):65–78. vi.

Dong A, Cui Y, Wang Y, Zuo C, Bai Y. (18)F-FDG PET/CT of adrenal lesions. AJR Am J Roentgenol. 2014;203(2):245–52.

Elsayes KM, Mukundan G, Narra VR, Lewis JS Jr, Shirkhoda A, Farooki A, et al. Adrenal masses: MR imaging features with pathologic correlation. Radiographics. 2004;24(Suppl 1):S73–86.

病例 81

侵袭性外阴癌

Rajesh Gupta

病史

患者女，85 岁，既往子宫切除史，现发现外阴癌（图 81.1）。

诊断

侵袭性外阴癌。

影像学表现

• 会阴部 T1 图像显示阴道口一卵圆形等信号病变（直箭头）。

• 外阴病变 T2 矢状位呈高信号（弯箭头），钆对比剂增强扫描后有强化。

• PET/MR 融合图像显示阴道口病变代谢异常活跃。

• 子宫切除术后，未见显示。

讨论

外阴癌是一种少见的妇科恶性肿瘤，累及女性外生殖器，仅占所有妇科恶性肿瘤的 5%~8%。尽管外阴浸润性癌的发病率在过去 20 年中一直保持稳定，但原位癌的发病率却增加了 1 倍以上。最常见的组织学亚型是鳞状细胞癌，通常为 HPV 感染。外阴癌患者可出现瘙痒、出血、疼痛和烧灼感。病变可呈扁平、隆起、溃疡或斑块状。扩散方式包括直接浸润邻近器官、沿淋巴管扩散至腹股沟浅表淋巴结，以及疾病晚期血行播散。

外阴癌的影像学评估用于评价肿瘤的大小、局部侵犯范围、盆腔淋巴结转移和远处转移。MR 在鉴别软组织、阴道和直肠侵犯方面表现优异，可以对外阴癌进行精确的局部分期。矢状位高分辨 T2 序列和 T1 图像均有助于判断肿瘤侵犯程度。外阴癌 T1 呈低或等信号，T2 呈中等至高信号。此外，外阴癌对比增强后强化，增加了对小肿瘤的检测，有助于确定邻近结构的受累情况。大 FOV 的轴位 T1 盆腔图像可鉴别区域淋巴结转移，包括腹股沟淋巴结和骨受累。最普遍接受的可疑淋巴结受累的大小标准是短径>10mm。其他特征包括形态不规则和淋巴结内坏死改变。

FDG-PET/MR 可用于检测淋巴结转移和远处转移，以及软组织局部浸润。PET 可检测到正常大小的转移性淋巴结，而 PET/MR 有助于发现 FDG 活性较低的坏死淋巴结。全身 PET/MR 可检测腹膜后淋巴结及其他更远处的病变。

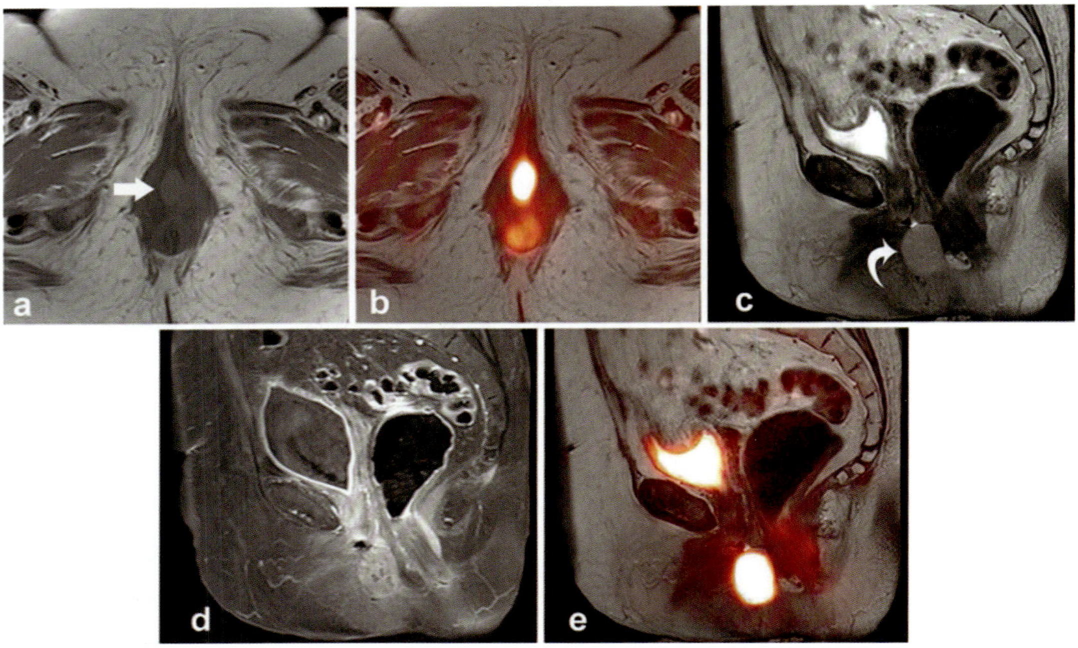

图 81.1 (a)会阴部 T1 轴位图像；(b)会阴部 PET/MR T1 融合轴位图像；(c)盆部 T2 矢状位图像；(d)盆部钆对比剂增强扫描后 T1 TSE 脂肪抑制矢状位图像；(e)盆部 PET/MR 融合 T2 矢状位图像。

（周智洋 汪春 译）

推荐阅读

Cohn DE, Dehdashti F, Gibb RK, Mutch DG, Rader JS, Siegel BA, et al. Prospective evaluation of positron emission tomography for the detection of groin node metastases from vulvar cancer. Gynecol Oncol. 2002;85(1):179–84.

Kataoka MY, Sala E, Baldwin P, Reinhold C, Farhadi A, Hudolin T, et al. The accuracy of magnetic resonance imaging in staging of vulvar cancer: a retrospective multi-centre study. Gynecol Oncol. 2010;117(1):82–7.

Viswanathan C, Kirschner K, Truong M, Balachandran A, Devine C, Bhosale P. Multimodality imaging of vulvar cancer: staging, therapeutic response, and complications. AJR Am J Roentgenol. 2013;200(6):1387–400.

病例 82

子宫和卵巢的生理性 FDG 摄取

Jerrin Varghese,Amit Gupta

病史

患者女,18 岁,淋巴瘤分期(图 82.1)。

诊断

子宫和卵巢的生理性 FDG 摄取。

影像学表现

• 在 T2 序列上，子宫内膜腔正常的子宫内膜液生理性 FDG 摄取(直箭头)。

• 绝经前女性含有小囊肿的双侧卵巢的生理性 FDG 摄取(三角箭头)。

讨论

子宫是女性生殖器官,由上皮外层(浆膜)、内层肌肉层(肌层)和内层上皮层(子宫内膜)组成。子宫对 FDG 的正常摄取取决于许多因素，包括患者是绝经前还是绝经后，以及在月经周期中的成像时间。绝经后女性子宫内膜 FDG 摄取较低,SUV<2;而绝经前患者子宫内膜在月经期和排卵期摄取增高最多,SUV 分别约为 5.0 和 3.7。口服避孕药的绝经前女性 FDG 摄取较低，与未口服避孕药的女性在增殖期和分泌期 FDG 摄取相似。宫内节育器并不会显著增加子宫内 FDG 的摄取。

激素替代疗法已被证明可以增加子宫内膜的厚度。然而,它不会显著增加子宫内膜 FDG 的摄取。月经周期异常会导致子宫 FDG 摄取发生变化;例如,在月经过少时,FDG 的摄取可以增加,类似于排卵期,而闭经会降低正常 FDG 的摄取，类似于绝经后女性。了解这些正常的生理性 FDG 摄取模式对于鉴别良性过程和子宫内膜癌至关重要,子宫内膜癌 FDG 摄取会明显增高。

在区分子宫各层结构的能力上,MR 相比 CT 优势显著。事实上,这是第 1 个能够阐明“结合带”或清晰的内肌层的技术,甚至早于光学显微镜。在 T2 图像上,子宫内膜呈高信号,子宫肌层呈中等信号,而结合带呈较低信号。在 T1 对比增强后图像上,子宫内膜和肌层比结合带强化明显。对于子宫腺肌症,T2 低信号的结合带增厚>12mm,提示平

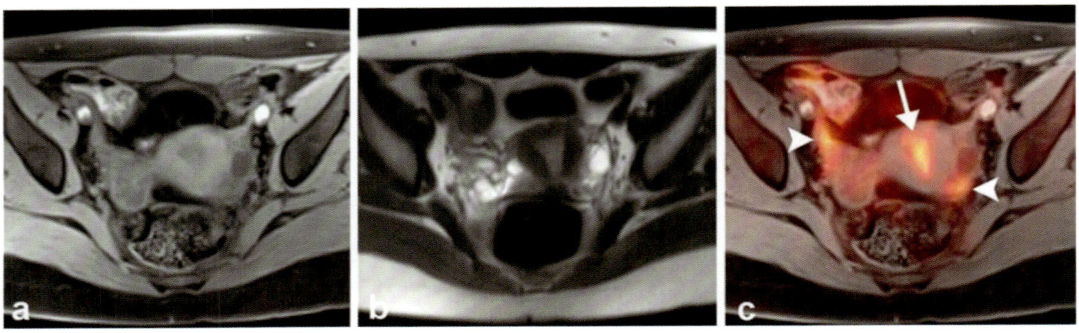

图 82.1 (a)T1 径向 VIBE 序列脂肪抑制轴位图像；(b)T2 HASTE 轴位图像；(c)FDG-PET/MR T1 径向 VIBE 序列脂肪抑制轴位图像。

滑肌肥大。平滑肌瘤表现为 T2 低信号，但出血时可表现为 T1 高信号。与周围的肌层相比，其强化程度相对较低。子宫内膜癌在 T1 上与周围子宫内膜组织均呈等信号，在 T2 上呈混杂信号。对比增强后呈明显强化，并早期减退。MR 常用于子宫内膜癌分期。

卵巢是负责排卵和性激素产生的女性生殖器官。绝经前女性在排卵期 FDG 摄取增高，因而此时对恶性肿瘤没有明显特异性。然而，在绝经后女性中，由于排卵期不再出现，卵巢摄取的增加对恶性肿瘤相当有特异性。

虽然超声是评价卵巢及附件病变最常用的影像学检查方法，但 MR 具有更高的特异性，并能鉴别附件病变的良恶性。在 T1 图像上，正常卵巢呈低至中等信号。在 T2 图像上，卵巢卵泡呈相对高信号。卵巢囊肿表现为 T2 高信号和 T1 低信号。含有脂肪的病变，如畸胎瘤，T1 呈高信号，在 T1 脂肪抑制序列上呈低信号。含有血液成分的病变，如子宫内膜异位症或出血性囊肿在 T1 和 T1 脂肪抑制序列上均呈高信号。恶性肿瘤病灶表现为结节状强化且分隔较厚。

（陈龙 周智洋 译）

推荐阅读

Iyer VR, Lee SI. MRI, CT, and PET/CT for ovarian cancer detection and adnexal lesion characterization. AJR Am J Roentgenol. 2010;194(2):311–21.

Lerman H, Metser U, Grisaru D, Fishman A, Lievshitz G, Even-Sapir E. Normal and abnormal 18F-FDG endometrial and ovarian uptake in pre- and postmenopausal patients: assessment by PET/CT. J Nucl Med. 2004;45(2):266–71.

Novellas S, Chassang M, Delotte J, Toullalan O, Chevallier A, Bouaziz J, et al. MRI characteristics of the uterine junctional zone: from normal to the diagnosis of adenomyosis. AJR Am J Roentgenol. 2011;196(5):1206–13.

病例 83

肾细胞癌

Robert Matthews

病史

患者男,53 岁,喉癌手术切除后再分期(图 83.1)。

诊断

肾细胞癌(嫌色细胞)。

影像学表现

• 右肾较大肿块,与肾实质(宽直箭头)相比,T1 信号不均匀,但主要为低信号,T2 则呈轻度高信号。

• 中央星形瘢痕 T2(三角箭头)呈高信号。

• PET/MR 融合图显示肾脏肿块异常不均匀 FDG 摄取,星形瘢痕有异常 FDG 摄取。

• CT 扫描显示中央星形瘢痕无强化(细直箭头)。

• 肾嫌色细胞癌和肾嗜酸细胞瘤均可有以上表现。

讨论

肾嫌色细胞癌(CRCC)是第 3 常见的肾细胞癌,占所有肾细胞癌(RCC)的 4%~10%。通常表现为孤立的、无包膜肿块,比大多数肾细胞癌大,通常发病年龄约为 60 岁。一般来说,CRCC 预后比典型的 RCC 好。CRCC 分为嗜酸性和混合型两种,其中嗜酸性 CRCC 具有许多与 RCC 相似的组织学和宏观结构特征。

肾嗜酸细胞瘤是第 2 常见的肾良性肿瘤,占所有肾肿瘤的 3%~7%。常见发病年龄为 40~69 岁,平均直径为 6cm。大多数病例是偶然发现,无症状。通常为单侧,但也有 5%为双侧,可与肾细胞癌同时发生。

在 MR 图像上,肾嫌色细胞癌和肾嗜酸细胞瘤有相似特征。其中最常见的是中心星形纤维瘢痕,在钆造影剂增强后不强化。45%的肾嗜酸细胞瘤有这种表现。23%的 CRCC 病例通常有中央星形纤维瘢痕,也可能出现与纤维瘢痕相似外观的中央坏死。肾细胞癌和肾嗜酸细胞瘤常位于肾脏外周,可伴有出血,T2 呈高信号,且有 1/4 分布均匀,

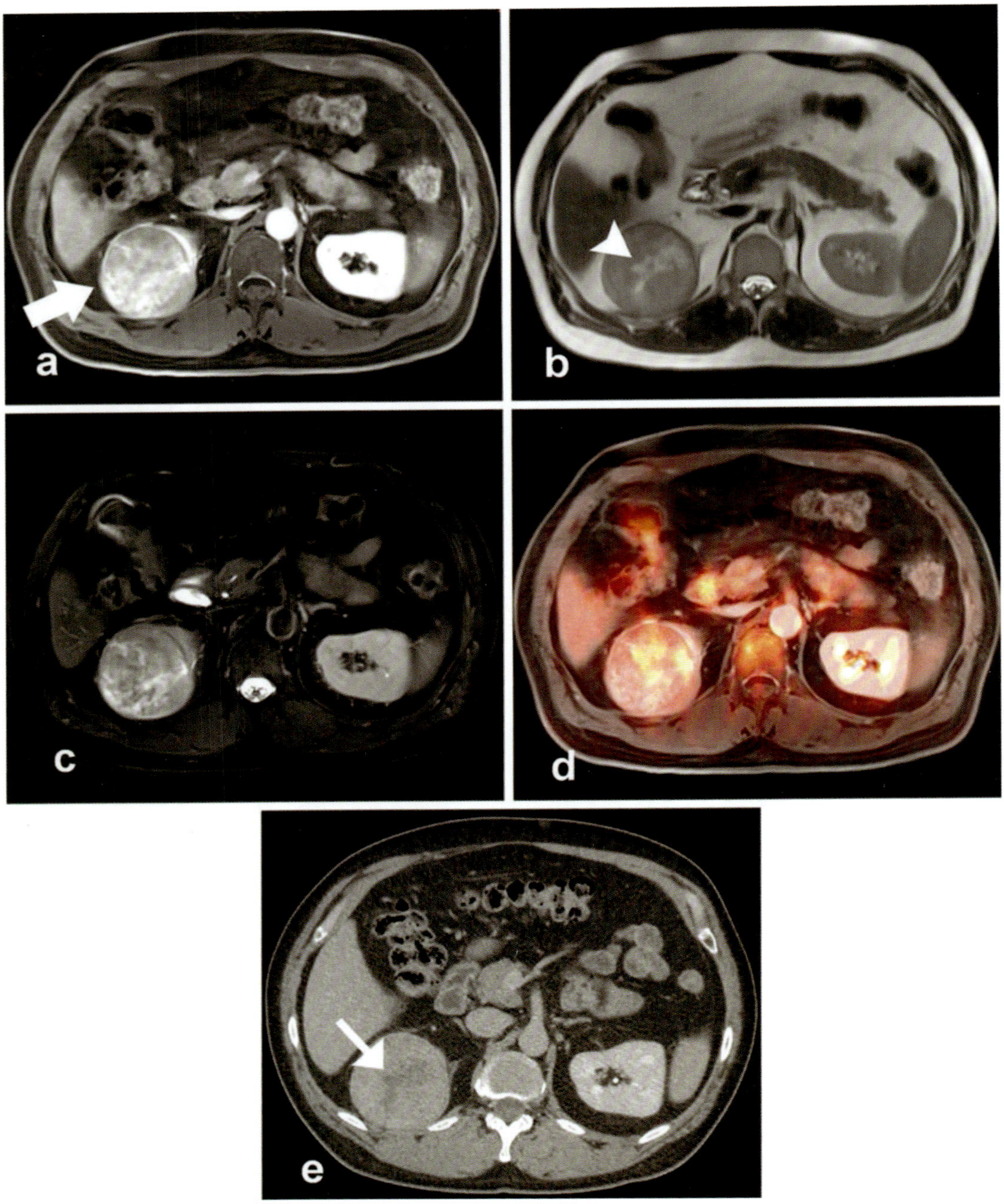

图 83.1 (a)T1 径向 VIBE 序列脂肪抑制轴位图像;(b)T2 HASTE 轴位图像;(c)T2 BLADE 脂肪抑制轴位图像;(d)PET/MR T1 径向 VIBE 序列脂肪抑制轴位融合图像;(e)CT 对比增强延迟扫描轴位图像。

两者增强后均可强化。这两种肿瘤通常边界清楚,肾周脂肪浸润少见。

在 FDG-PET/MR 图像上,肾嗜酸细胞瘤的 FDG 摄取范围可从较高浓度到背景水平不等,通常表现多样。RCC 的 FDG 摄取也可从非常高到没有明显摄取。FDG-PET 检测原发性 RCC 的敏感性为 60%~75%，特异性为 80%~100%。RCC 分级越高，FDG 摄取越高。用 PET 检测 RCC 的部分难点之一是 FDG 通过泌尿系生理排泄。给予利尿剂，如呋塞米，使肾脏示踪剂排泄，可改善检测效果。PET/MR 对肾癌的复发和转移具有重要的诊断价值，尤其是高级别病变更容易发生复发和转移。

（赵升 王雪鹃 译）

推荐阅读

Kochhar R, Brown RK, Wong CO, Dunnick NR, Frey KA, Manoharan P. Role of FDG PET/CT in imaging of renal lesions. J Med Imaging Radiat Oncol. 2010;54(4):347–57.

Rosenkrantz AB, Hindman N, Fitzgerald EF, Niver BE, Melamed J, Babb JS. MRI features of renal oncocytoma and chromophobe renal cell carcinoma. AJR Am J Roentgenol. 2010;195(6):W421–7.

病例 84

尿液囊肿：尿瘘

Rajesh Gupta

病史

患者男，50 岁，转移性直肠癌患者，结肠切除术、膀胱修补术及放化疗后进行再分期（图 84.1）。

诊断

尿液囊肿：尿瘘。

影像学表现

• T2 图像显示 Foley 导尿管植入的膀胱后方见高信号积液。积液呈分层状，可见沉积物（直箭头）。

• T1 图像显示膀胱和积液间强化影，提示炎症（三角箭头）。

• PET/MR 融合图像显示积液 FDG 活性非常高，高强度部分 SUV 约为 74，提示其内含有放射性尿液。

• 含有放射性尿液的一条瘘管连接尿囊肿与膀胱下部（弯箭头）。

讨论

尿液囊肿含有尿液，通常位于腹膜后，位于正常尿液排泄途径之外。腹膜后最常发生于肾周间隙，继发于尿路梗阻。其他原因包括手术、创伤或诊断器械。腹部或盆腔手术中对肾脏、输尿管或膀胱的损伤可导致尿液囊肿，这是由于手术技术不完善或吻合口开裂造成的渗漏。在肾移植手术中，有 1%~5%的病例出现尿漏，吻合技术错误引起的尿漏通常发生在第 1 周，而输尿管局部缺血则是第 1 周后发生尿漏的原因。

尿液囊肿的典型临床表现包括邻近结构的肿块效应导致的胀痛感；也可能并无症状，而在影像学上偶然发现。尿液囊肿可继发感染，导致发热和白细胞计数升高。超声和 CT 易于识别积液；然而，要将尿液囊肿与血肿或脓肿进行鉴别是很困难的。对比增强 CT 在诊断尿液囊肿方面更为有效，因为它可以通过延迟成像检测尿液流向。虽然 MR 很少用于诊断尿液囊肿，但其较高的对比分辨率可以识别膀胱的瘘管连接，并显示

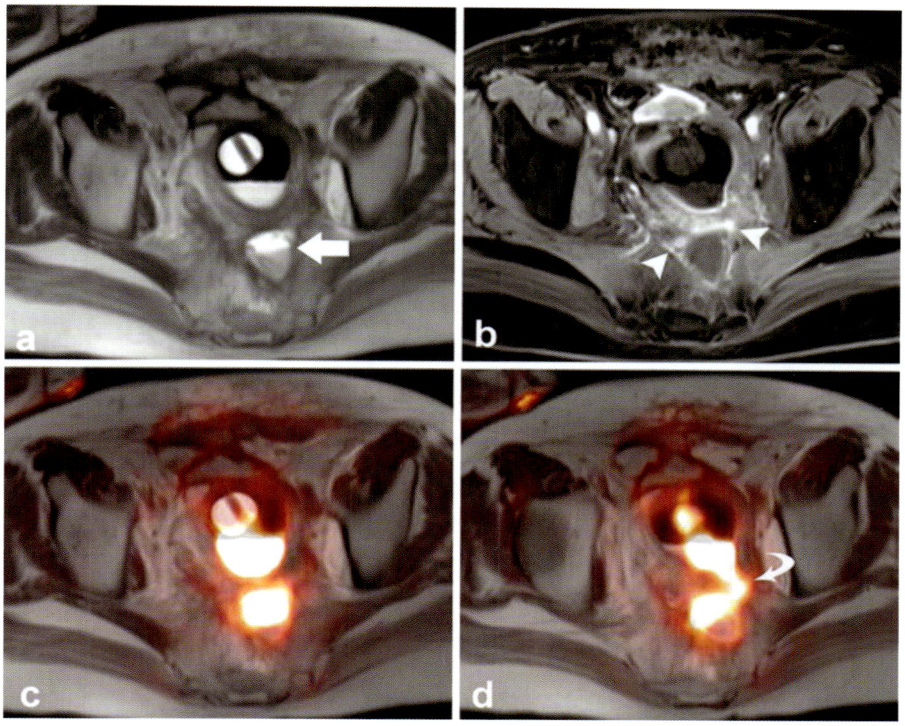

图 84.1 (a)盆腔 T2 轴位图像;(b)钆对比剂增强扫描后盆腔 T1 VIBE 序列脂肪抑制轴位图像;(c)盆腔 PET/MR T2 轴位融合图像;(d)盆腔 PET/MR T2 轴位融合图像(更高层面)。

伴有强化的感染性积液和周围炎症。直接检查如膀胱造影、CT 膀胱造影或输尿管造影,需要直接注射对比剂来确定渗漏。

PET 显像有助于明确尿液囊肿,其方法是通过与膀胱内的放射性尿液比较,评估积液的放射性程度。PET/MR 可以更好地明确精细的解剖位置、强化特征以及潜在的瘘管连接或渗漏。否则,PET 异常高摄取有可能被误认为是高代谢淋巴结病变或肿块。PET 研究也证实其可被用于后续评估尿液囊肿治疗。

(杨聪慧 蔡文立 译)

推荐阅读

Lee J, Darcy M. Renal cysts and urinomas. Semin Interv Radiol. 2011;28(4):380–91.

Sanchez MJ, Caride VJ. Incidental, early diagnosis of urinoma by F-18 FDG PET/CT. Clin Nucl Med. 2005;30(2):102–4.

Yu NC, Raman SS, Patel M, Barbaric Z. Fistulas of the genitourinary tract: a radiologic review. Radiographics. 2004;24(5):1331–52.

病例 85

他莫昔芬相关性子宫内膜息肉

Rajesh Gupta

病史

患者女,67 岁,乳腺癌患者,既往接受手术、放疗以及他莫昔芬治疗(图 85.1)。

诊断

他莫昔芬相关性子宫内膜息肉。

影像学表现

• T1 图像显示宫腔扩张呈低信号。

• T2 图像显示宫腔内信号不均匀,提示子宫内膜增厚和息肉(直箭头)。

• PET/MR 融合图像未见异常 FDG 摄取;盆腔内偏左侧可见膀胱的明显生理性摄取。

• 偶然发现宫颈内多发较小的纳氏囊肿,呈 T2 高信号(弯箭头)。

讨论

他莫昔芬是一种选择性雌激素受体调节剂(SERM),用于具有雌激素阳性受体的乳腺癌患者的抗雌激素治疗。他莫昔芬的副作用是导致子宫内膜增生、息肉和癌等病变的发病率增加。多达 50%接受这种药物治疗的乳腺癌患者在前 3 年内出现子宫内膜病变。

使用他莫昔芬的主要问题之一是它可能导致子宫内膜异型增生和子宫内膜癌,而这很容易通过盆腔 MR 评估。正常子宫内膜的外观和厚度随患者的生育年龄和月经时间而变化很大。MR 显示他莫昔芬可导致子宫内膜增厚、不规则和囊性变。而另一个 MR 特征被认为可提示子宫内膜萎缩或增生性改变。其特点是 T2 均匀高信号,子宫内膜–子宫肌层交界处对比度增强,子宫内膜腔内 T1 空信号。另外,子宫内膜 T2 信号不

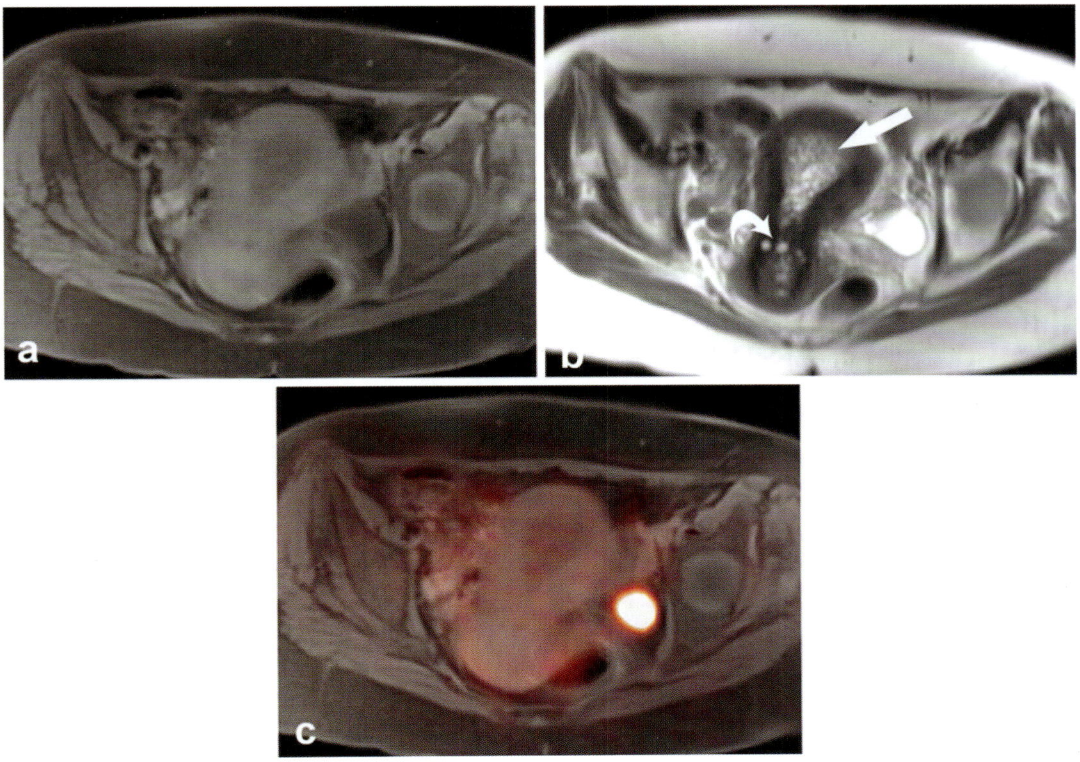

图 85.1 (a)盆腔 T1 径向 VIBE 序列脂肪抑制轴位图像；(b)盆腔 T2 HASTE 轴位图像；(c)盆腔 PET/MR T1 径向 VIBE 序列轴位融合图像。

均匀和整个子宫内膜腔的网格状强化也被发现与息肉有关。

FDG-PET 可有效避免子宫内膜恶性肿瘤的假阳性诊断，尤其是与 MR 融合时可提供更精准的解剖定位。子宫内膜 FDG 的摄取在整个月经周期中有所不同，在排卵期和月经期增加，而在绝经后减少。尚未发现激素治疗会影响子宫内膜 FDG 摄取。

（汪春 李铭 译）

推荐阅读

Lerman H, Metser U, Grisaru D, Fishman A, Lievshitz G, Even-Sapir E. Normal and abnormal 18F-FDG endometrial and ovarian uptake in pre- and postmenopausal patients: assessment by PET/CT. J Nucl Med. 2004;45(2):266–71.

Nalaboff KM, Pellerito JS, Ben-Levi E. Imaging the endometrium: disease and normal variants. Radiographics. 2001;21(6):1409–24.

病例 86

前列腺癌

Rajesh Gupta

病史

患者男，76 岁，14 年前因前列腺癌行内放射治疗，现出现肉眼血尿及尿失禁（图 86.1）。

诊断

复发性前列腺癌。

影像学表现

• 巨大软组织肿块累及前列腺，包绕膀胱基底部，T2 呈高信号，增强后强化。

• 肿块向后浸润直肠前壁（直箭头）。

• T1 图像上前列腺内的磁敏感伪影代表内照射治疗粒子（三角箭头）。

• PET/MR 融合图显像示明显 FDG 浓聚，符合复发性恶性肿瘤。

讨论

前列腺癌是全球男性第 2 大常见癌症。PSA 筛查的使用增加了前列腺活检频率，提高了前列腺癌的诊断率。其临床症状无特异性，包括尿频、尿急、夜尿和排尿踌躇。经活检证实为癌症后进行 MR 检查的主要适应证是评估包膜外浸润，还有助于识别 PSA 升高患者需活检的可疑区域。

前列腺由外周带、中央带和移行带组成。外周带占前列腺体积的 70%，是前列腺癌最常见的发生部位。在 T1 图像上，前列腺各区域均呈均匀的中等强度信号。使用直肠内线圈时，前列腺区域的 T2 图像清晰可见，而使用体部或盆部线圈较难看清。T1 图像可显示活组检后出血、前列腺周围脂肪肿瘤浸润及盆腔淋巴结转移性疾病。T2 图像显示，与正常外周带高信号相比，前列腺癌信号强度降低。由于正常的移行带和中央带 T2 信号不均匀，此处辨别前列腺癌小肿瘤较为困难。动态增强 MR 发现前列腺癌可早期结节状强化并早期廓清。DWI 通常很有用，因为前列腺癌通常表现为弥散受限。

FDG-PET 显像对低级别或早期前列腺癌的诊断价值有限。前列腺的摄取程度可因年龄和个体的不同而不同。早期前列腺癌可能只有轻度的相对摄取增高，假阳性表现包括良性前列腺增生和前列腺炎。FDG-PET 显像在检测盆腔淋巴结转移和远处转移方面非常有用。PET/MR 的准确定位可以更好

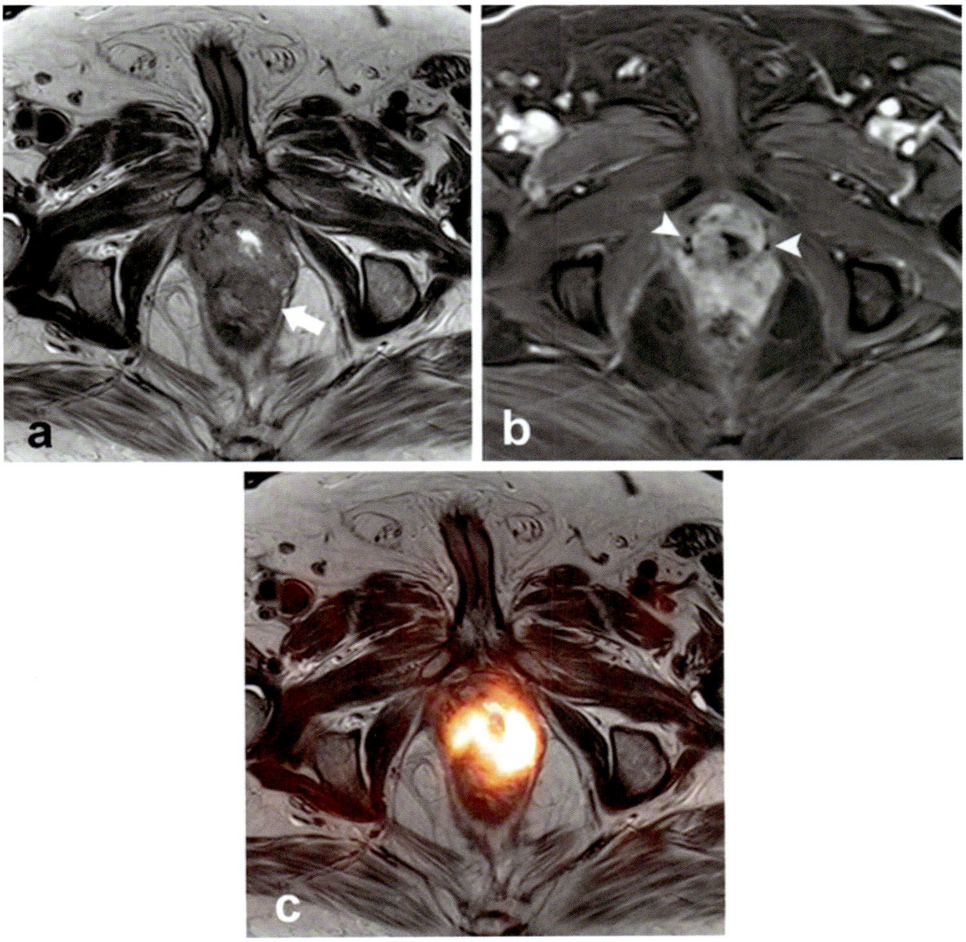

图 86.1 (a)会阴部 T2 轴位图像;(b)会阴部 T1 VIBE 序列钆对比剂增强扫描后脂肪抑制轴位图像;(c)PET/MR T2 会阴部轴位融合图像。

地检测前列腺癌的浸润情况。使用新型的 PET 试剂,如 C-11 和 F-18 标记的氨基酸,以及 Ga-68 和 F-18 标记的前列腺特异性膜抗原(PSMA)配体,可以更好地评估前列腺癌,包括初始分期和复发性疾病的检测。

(陈龙 孙夕林 译)

推荐阅读

Hricak H, Choyke PL, Eberhardt SC, Leibel SA, Scardino PT. Imaging prostate cancer: a multidisciplinary perspective. Radiology. 2007;243(1):28–53.

de Perrot T, Rager O, Scheffler M. Potential of hybrid ^{18}F-fluorocholine PET/MRI for prostate cancer imaging. Eur J Nucl Med Mol Imaging. 2014;41(9):1744–55.

病例 87

结肠阴道瘘

Rajesh Gupta

病史

患者女，54 岁，宫颈癌再分期，现腰大肌脓肿(图 87.1)。

诊断

结肠阴道瘘。

影像学表现

- T2 脂肪抑制图像显示左侧盆壁积液(直箭头)，T1 呈低信号(宽箭头)。该液体通过左侧穹隆与乙状结肠和阴道腔相通。
- T2 图像显示积液周围见中等高信号，提示炎症(弯箭头)。
- PET/MR 融合图像显示炎症区域中度高代谢(三角箭头)。

讨论

结肠阴道瘘是指结肠和阴道之间沟通。它通常与复杂的憩室疾病有关，但也可由妇科恶性肿瘤、炎性肠病、外伤或盆腔放疗后引起。放射相关瘘管最常累及乙状结肠或直肠，这些病例必须排除复发性癌症。女性可能会出现阴道内粪便、排气或黏液，以及腹痛、发热和全身毒性症状。

MR 是显示泌尿生殖系统瘘管的理想检查方法，因其可以区分瘘管的液体内容物和瘘壁。所有 3 个平面都需要薄层液体加权图像，必须仔细评估。MR 可显示瘘管的位置和形态，指导手术治疗。其发现脓肿和继发性瘘管扩张的能力较强。MR T2 脂肪抑制序列对鉴别液性区和感染部位至关重要。T1 图像非常适合观察解剖结构，活动性感染和肉芽组织增强后强化明显。

FDG-PET 显像是评价瘘口活动性炎症或感染的重要手段，能可靠地排除阴性病例。PET 显像可明确瘘管的病因，包括复发性肿瘤和活动性感染。PET/MR 联合应用的优点是可以早期发现瘘管，对瘘管进行精准的评估，并确定瘘管的继发并发症。

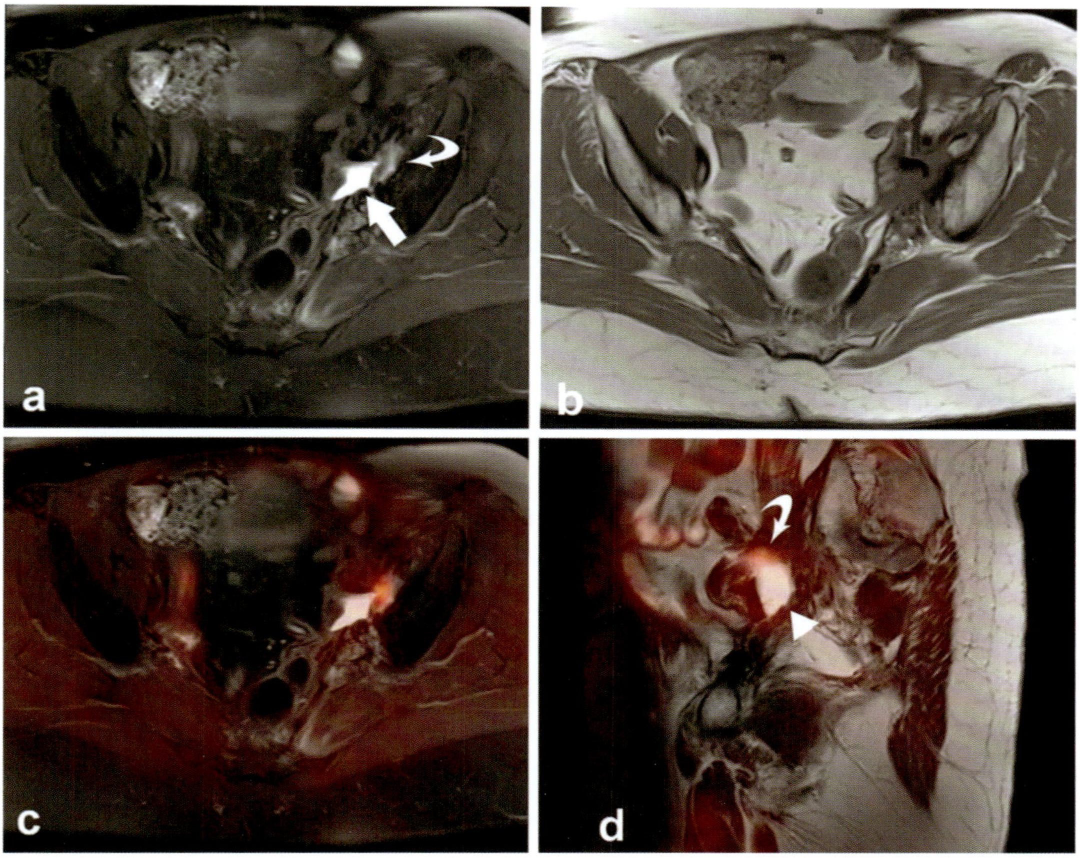

图 87.1 (a)盆腔 T2 脂肪抑制轴位图像;(b)盆腔 T1 轴位图像;(c)盆腔 PET/MR T2 脂肪抑制轴位融合图像;(d)盆腔 PET/MR T2 脂肪抑制矢状位融合图像。

(丁莹莹 雷玉洁 译)

推荐阅读

Tang YZ, Booth TC, Swallow D, Shahabuddin K, Thomas M, Hanbury D, et al. Imaging features of colovesical fistulae on MRI. Br J Radiol. 2012;85(1018):1371–5.

Vaidyanathan S, Patel CN, Scarsbrook AF, Chowdhury FU. FDG PET/CT in infection and inflammation—current and emerging clinical applications. Clin Radiol. 2015;70(7):787–800.

Yu NC, Raman SS, Patel M, Barbaric Z. Fistulas of the genitourinary tract: a radiologic review. Radiographics. 2004;24(5):1331–52.

病例 88

术后血清肿

Rajesh Gupta

病史

患者女，36 岁，宫颈癌术后（图 88.1）。

诊断

术后血清肿。

影像学表现

• 右侧臀部皮下组织内积液（弯箭头），T1 呈低信号，T2 呈高信号。积液边缘 T1 呈高信号。

• PET/MR 融合图像显示轻度高代谢，符合炎症。

• 血清肿中 T1 和 T2 低信号的球状区域代表机化的血肿。

讨论

血清肿可由手术并发症或创伤后浆液积聚引起。血清肿独特的影像学特征有助于鉴别血清肿与软组织肉瘤或脓肿。术后血清肿边界相对清晰，T2 呈高信号，T1 呈低至中等信号。通常 T2 低信号的球形区域可以被显示，一般代表机化的血肿或肉芽组织。脓肿呈 T1 低信号和 T2 高信号。其他的鉴别特征包括对比增强后明显环形强化和弥散受限。据报道，血清肿的随访显像间隔时间不应少于 3 个月，以便有足够的时间使血肿吸收。

FDG-PET/MR 是鉴别良性血清肿与恶性软组织肉瘤或脓肿的一种非常好的手段，因为它既可以提供精确的解剖定位，又可以量化高代谢活性。良性或非感染性血清肿可能由于炎症而有轻微的高代谢活性，但这种活性会随着时间推移而消退。另一方面，脓肿或恶性病变有明显 FDG 浓聚。既往研究表明，FDG-PET/CT 鉴别良性积液和软组织肉瘤的敏感性为 93%。PET 显像软组织肉瘤和良性积液的 SUVmax 值差异有统计学意义。

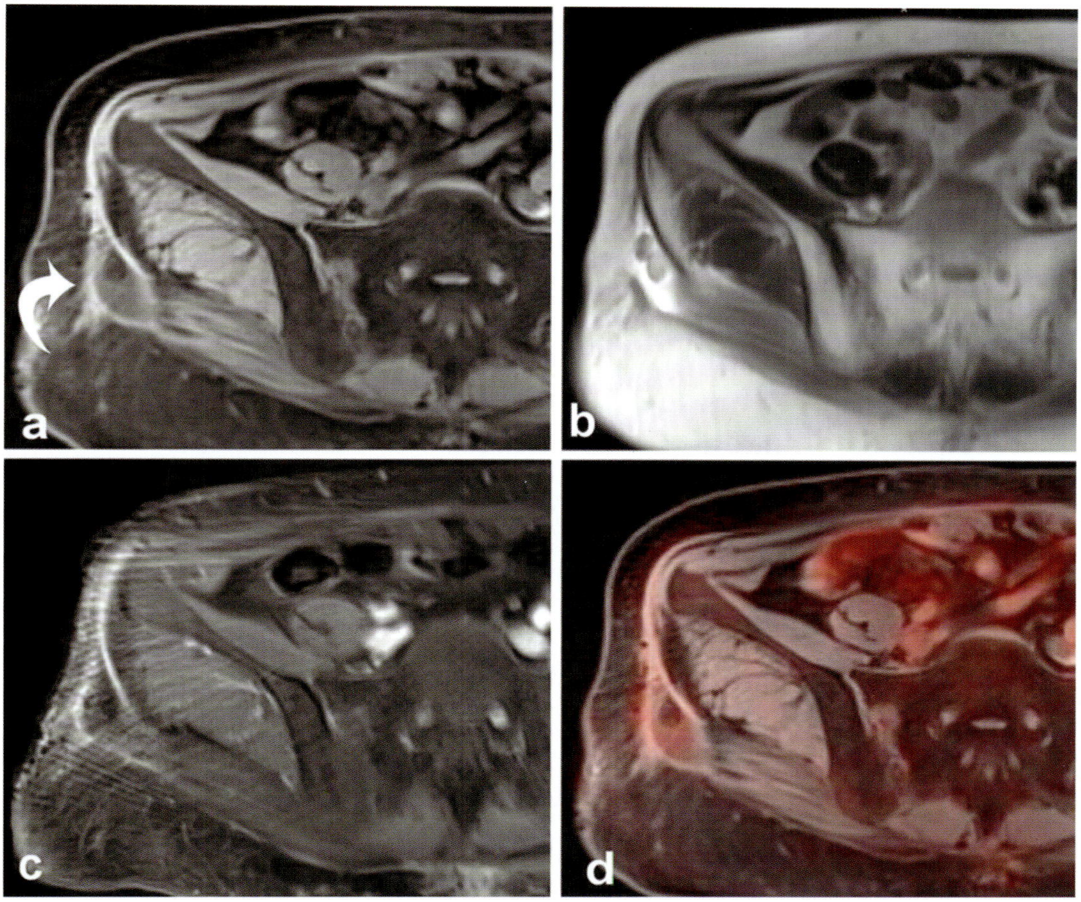

图 88.1 (a)盆腔 T1 径向 VIBE 序列脂肪抑制轴位图像；(b)盆腔 T2 HASTE 轴位图像；(c)盆腔 T1 径向钆对比增强扫描后脂肪抑制轴位图像；(d)盆腔 PET/MR T1 径向 VIBE 序列轴位融合图像。

(汪春 吴湖炳 译)

推荐阅读

Amini B, Madewell JE, Chuang HH, Haygood TM, Hobbs BP, Fox PS, et al. Differentiation of benign fluid collections from soft-tissue sarcomas on FDG PET/CT. J Cancer. 2014;5(5):328–35.

Poon-Chue A, Menendez L, Gerstner MM, Colletti P, Terk M. MRI evaluation of post-operative seromas in extremity soft tissue sarcomas. Skelet Radiol. 1999;28(5):279–82.

病例 89
子宫平滑肌瘤

Rajesh Gupta

病史

患者女，71 岁，绝经后出血，诊断为宫颈癌（图 88.1）。

诊断

子宫平滑肌瘤。

影像学表现

• 子宫增大，见多个平滑肌瘤。

• 最大的肌瘤 T1 呈等信号，周围呈低信号，T2 呈低信号，肌瘤伴有玻璃样变性（直箭头），对比增强无明显强化。

• 较大的肌瘤 T1 呈等信号，T2 呈低信号，增强扫描强化均匀（弯箭头）。

• PET/MR 融合图像显示坏死变性肌瘤无 FDG 摄取，而该较大肌瘤摄取与周围正常子宫组织相当。

讨论

子宫平滑肌瘤又称肌瘤，是最常见的子宫良性肿瘤。平滑肌瘤由平滑肌组成。它们通常是在影像学检查中偶然被发现，但有时也诊断困难。肌瘤通常发生于育龄女性。受激素影响，通常在妊娠期间生长，到了更年期会退化。临床症状可能包括子宫异常出血、疼痛和不孕，但通常没有症状。子宫肌瘤最常见的位置是肌壁内，但也可位于浆膜下或黏膜下；常发生玻璃样变性，伴有囊变、出血或黏液样变等其他类型；恶变为平滑肌肉瘤的情况很少。

MR 是检测、定位和表征肌瘤最准确的影像技术。通常，非变性平滑肌瘤是边界清楚的均质肿块，T2 信号低于外肌层，T1 呈低至中等信号，增强后强化各异。玻璃样变性的肌瘤 T2 信号较低，与未变性的肌瘤相似。发生囊变的肌瘤尽管形态可能不同，T2 通常呈高信号。T1 图像上外周或弥漫性高信号是识别出血变性的特征。黏液样变性的平滑肌瘤表现为轻度渐进性强化及 T2 明显高信号。

肌瘤 PET 显像通常为无或轻度 FDG 摄取，但偶尔有中度至明显浓聚。FDG 在诸如肌瘤之类的良性病变中积聚的确切机制尚不清楚，但可能与多种因素有关，包括激素控制、细胞结构、血管分布以及生长因子和受体表达的变异性。肌瘤中 FDG 的摄取在

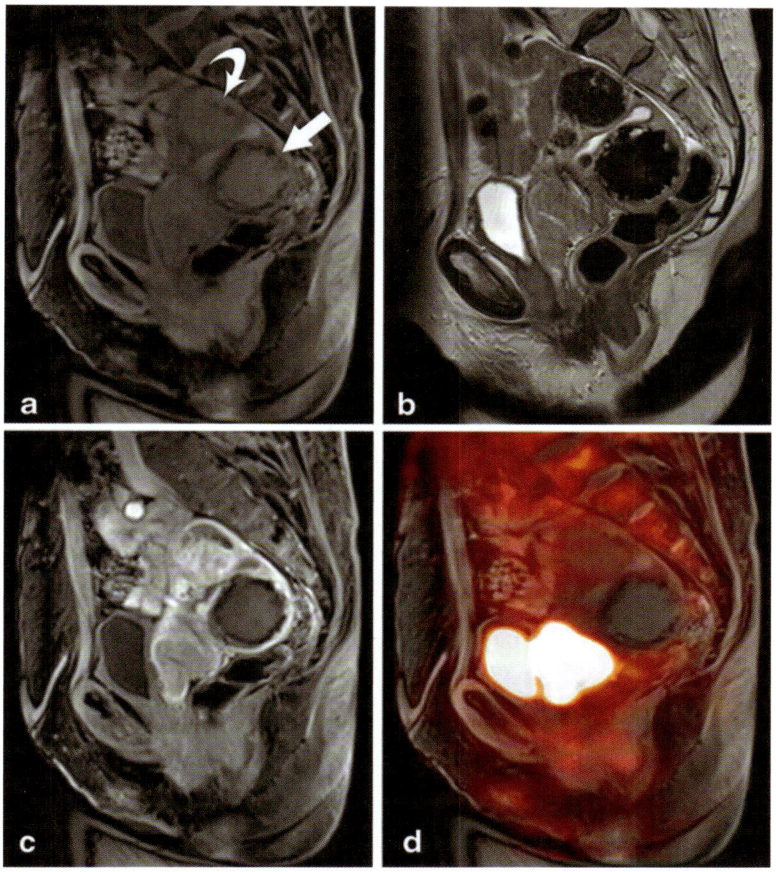

图 89.1　(a)盆腔 T1 VIBE 序列脂肪抑制矢状位图像；(b)盆腔 T2 矢状位图像；(c)盆腔 T1 VIBE 序列钆对比增强扫描后脂肪抑制矢状位图像；(d)盆腔 PET/MR T1 脂肪抑制矢状位融合图像。

绝经前的女性中更为常见，在月经周期的黄体期也较高。单独使用 FDG-PET 无法可靠地鉴别平滑肌瘤和平滑肌肉瘤，因为两者都可有轻度至明显的 FDG 摄取，然而 PET 与 MR 结合可获得更可靠的征象。

（周智洋　陈龙　译）

推荐阅读

Kitajima K, Murakami K, Kaji Y, Sugimura K. Spectrum of FDG PET/CT findings of uterine tumors. AJR Am J Roentgenol. 2010;195(3):737–43.

Murase E, Siegelman ES, Outwater EK, Perez-Jaffe LA, Tureck RW. Uterine leiomyomas: histopathologic features, MR imaging findings, differential diagnosis, and treatment. Radiographics. 1999;19(5):1179–97.

病例 90

浸润性膀胱小细胞癌

Robert Matthews, Rajesh Gupta

病史

患者女，61 岁，左肾细胞癌术后再分期（图 90.1）。近期超声提示右肾重度积水及膀胱肿块。

诊断

浸润性膀胱小细胞癌伴淋巴结转移。

影像学表现

- T2 图像显示盆腔一个较大的不均匀高信号肿块（*）侵犯膀胱逼尿肌，局部 T2 低信号线中断（黑色三角箭头）。
- T1 径向 VIBE 序列图像显示肿块累及子宫，边缘不清（白色三角箭头）并侵犯直肠（白色直箭头）。右侧髂外淋巴结肿大（弯箭头）。
- 相应的 PET/MR 融合图像显示肿块和淋巴结代谢异常活跃，而移位的子宫内还有一个小的转移灶。
- STIR 序列图像显示右侧盆腔肿块较大，呈高信号，伴 FDG 明显浓聚。

讨论

膀胱癌是泌尿系最常见的恶性肿瘤，在男性居第 4 位，在女性居第 10 位，诊断时平均年龄为 73 岁。膀胱癌的危险因素包括吸烟、职业性接触某些化学物质、饮用水中的砷和慢性膀胱炎。膀胱癌的主要类型是移行细胞癌，约占 90%。使用环磷酰胺化疗会增加患移行细胞癌的风险。膀胱小细胞癌是一种非常罕见的低分化神经内分泌上皮性癌，约占膀胱癌的 0.7%。其预后较差，通常晚期确诊，5 年生存率<10%。膀胱小细胞癌最常见的症状是肉眼血尿、排尿困难，偶尔还有尿路梗阻。

MR 在定位和评估壁内肿瘤浸润和邻近器官受累方面非常出色。为了获得最佳的 MR 成像效果，膀胱应适度充盈，因为膀胱充盈不佳或过度充盈都可能掩盖病变。当 MR 显示有浸润性膀胱癌时，正常膀胱壁的 T2 低信号逼尿肌被肿瘤中断。膀胱癌向膀胱外浸润时，T2 图像上可见膀胱外肿块。对于膀胱外脂肪浸润，T1 图像更适合观察早期浸润。T1 对检测腔内可能引起尿路梗阻的肿瘤也很有价值。T1 序列增强扫描时，尽

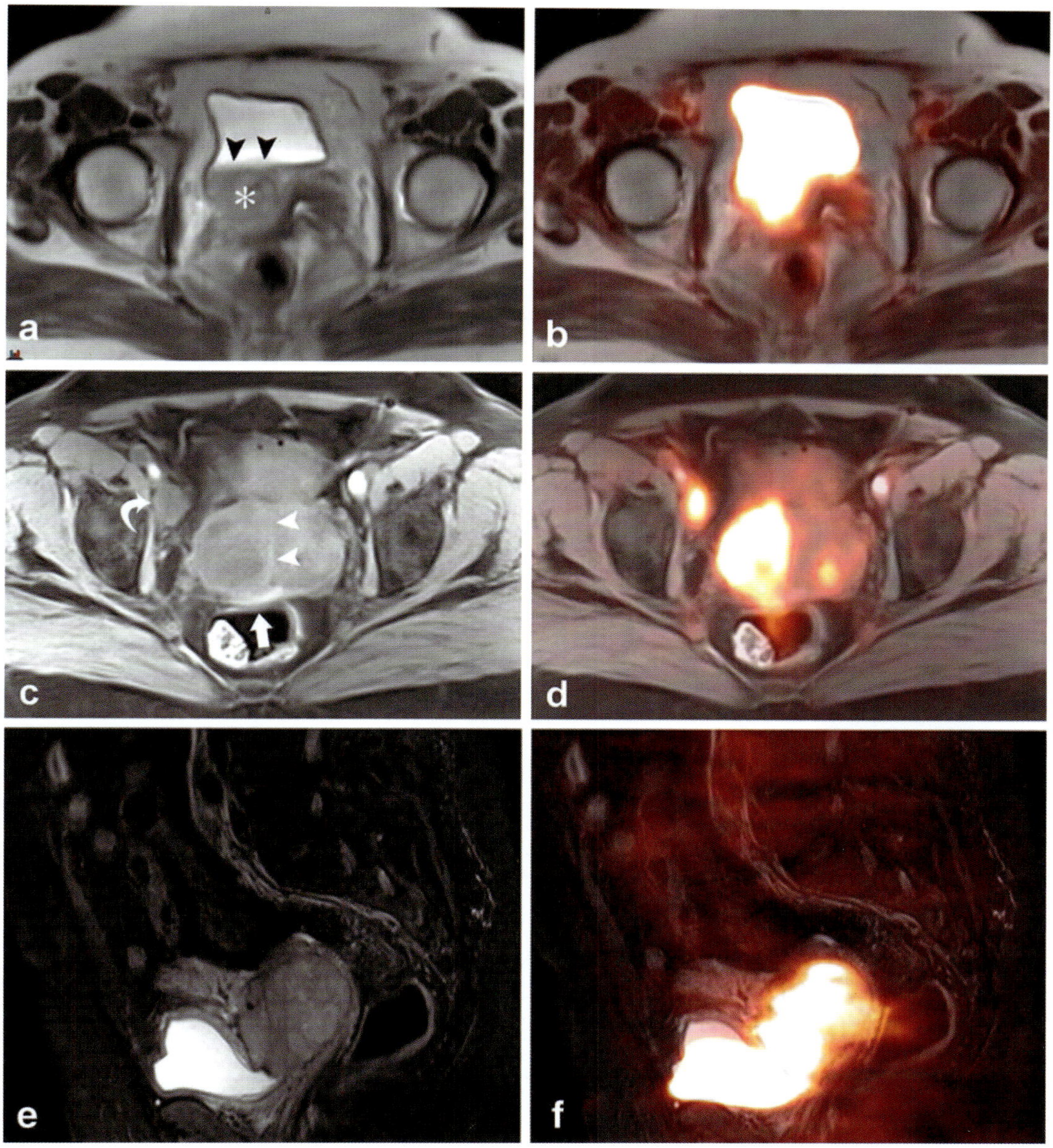

图 90.1 (a)盆腔 T2 轴位图像;(b)盆腔 PET/MR T2 轴位融合图像;(c)盆腔 T1 径向 VIBE 序列脂肪抑制轴位图像;(d)盆腔 PET/MR T1 径向 VIBE 序列脂肪抑制轴位融合图像;(e)盆腔 STIR 序列矢状位图像;(f)盆腔 PET/MR STIR 序列矢状位融合图像。

管正常黏膜和黏膜下层也会早期强化,但浸润性膀胱由于血管增多,会出现膀胱壁早期局灶性强化。T2 和 STIR 序列图像能更好地显示前列腺、子宫和阴道的肿瘤侵犯情况,因为肿瘤的高信号使其更易于观察。

由于 FDG-PET 难以鉴别相邻膀胱活动的摄取,因而在非浸润性膀胱癌的评估中应用受限, 但是 PET 在评估有局部浸润和转移扩散的浸润性肿瘤时非常有用。PET/MR 尤其有助于鉴别小的转移淋巴结、盆壁转移、伤口和介入通道周围的复发,以及远处转移扩散到肝、肺、骨、肾上腺和肠。在手术和放射治疗后仅用 MR 难以判别的情况下,PET/MR 也是很有帮助的。

(陈龙 周智洋 译)

推荐阅读

Bouchelouche K, Turkbey B, Choyke PL. PET/CT and MRI in bladder cancer. J Cancer Sci Ther. 2012;S14(1). pii: 7692.

Lohrisch C, Murray N, Pickles T, Sullivan L. Small cell carcinoma of the bladder: long term outcome with integrated chemoradiation. Cancer. 1999;86(11):2346–52.

Verma S, Rajesh A, Prasad SR, Gaitonde K, Lall CG, Mouraviev V, et al. Urinary bladder cancer: role of MR imaging. Radiographics. 2012;32(2):371–87.

病例 91

膀胱癌伴肾积水、集合系统重复畸形

Rajesh Gupta

病史

患者女,61 岁,左肾细胞癌切除术后,超声示右肾严重积水(图 91.1)。

诊断

膀胱癌伴肾积水、集合系统重复畸形。

影像学表现

• T1 图像显示右肾盂积水,肾实质变薄,右输尿管近端扩张。与左侧正常集合系统的低信号相比,右肾集合系统的信号增高,表明存在出血和蛋白碎片。

• PET/MR 融合图像显示:右肾梗阻,右集合系统内无放射性分布。

• 冠状位 T2 和 PET/MR 融合图像显示:右肾重复畸形伴集合系统扩张积水(三角箭头)。膀胱内右侧可见高代谢肿块,导致右侧集合系统梗阻(弯箭头)。正常的左肾集合系统显示 FDG 生理性排泄。

• PET/MR 轴位图像显示:腹主动脉右侧高代谢转移淋巴结。

讨论

梗阻性尿路疾病可由多种病因引起,包括肾结石、膀胱癌、盆腔恶性肿瘤、血栓、肾乳头状坏死等。临床症状包括尿流异常、血尿、肾功能不全和腰痛。CT 或肾超声可能无法显示尿路梗阻。一旦不能通过支架、肿瘤切除或其他适当治疗方法重建尿路,肾脏将会出现进行性损伤。

PET/MR 评估盆腔恶性肿瘤时,可偶然发现肾梗阻。T2 图像显示尿路集合系统扩张伴输尿管积水或肾盂积水,以及梗阻部位。在非脂肪抑制图像上,扩张须与 T2 高信号囊肿和肾周脂肪鉴别。如果出现长期梗阻,那么 T1 信号可能增高(如此病例)。T1 和 T2 成像也能评估肾实质改变,包括皮质变薄。肾集合系统重复畸形的特征是肾上、下极不完全融合,患者通常无症状,但容易出现感染、反流或梗阻。MR 尿路造影(钆造影剂增强)可更明确地显示尿路梗阻和肾集合系统重复畸形。

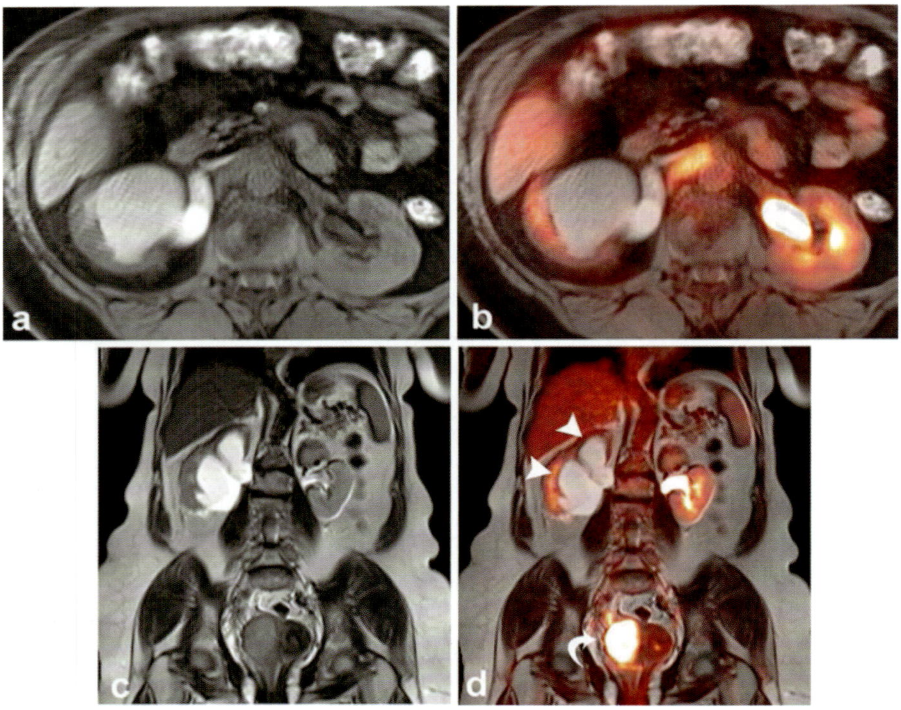

图 91.1 (a)T1 径向 VIBE 序列脂肪抑制轴位图像；(b)PET/MR T1 径向 VIBE 序列脂肪抑制融合图轴位图像；(c)T2 TSE 冠状位图像；(d)PET/MR T2 TSE 冠状位图像。

在 FDG-PET 检查中，示踪剂由泌尿系统排泄，故在肾盂、输尿管和膀胱内有放射性尿液分布，从而提供肾脏功能和尿排泄的信息。在本病例中，与左侧相比，右侧重复集合系统及输尿管扩张，不伴 FDG 分布。此征象符合右侧膀胱癌至右输尿管远端阻塞表现。利尿实验加延迟性 PET 显像能确认肾梗阻。

（王雪鹃 孙龙 译）

推荐阅读

Adeb M, Darge K, Dillman JR, Carr M, Epelman M. Magnetic resonance urography in evaluation of duplicated renal collecting systems. Magn Reson Imaging Clin N Am. 2013;21:717–30.

Nikken JJ, Krestin GP. MRI of the kidney- state of the art. Eur Radiol. 2007;17:2780–93.

病例 92

Fluciclovine 显像：复发性前列腺癌

Ana M. Franceschi，Robert Matthews

病史

患者男，56 岁，2 年前确诊前列腺癌，Gleason 评分 4+5。现 PSA 升高而行再分期。既往接受射波刀治疗，目前行激素治疗（图 92.1）。

诊断

Fluciclovine 显像示前列腺癌复发。

影像学表现

• 右侧盆壁肿大淋巴结（白色直箭头）呈 T1 低信号，均匀强化。

• PET/MR 融合图像显示：盆壁淋巴结放射性摄取增高，符合转移表现。

• 更高层面示：一枚右侧髂内淋巴结放射性摄取增高（白色弯箭头），符合转移表现。

• PET MIP 显示盆壁淋巴结（黑色直箭头）和右侧髂内淋巴结（黑色三角箭头）放射性摄取增高。

讨论

Fluciclovine 是最近由 FDA 批准的放射性示踪剂。激素治疗后或去势难治性前列腺癌患者，前列腺特异性抗原（PSA）水平升高，怀疑复发可进行该示踪剂介导显像。前列腺癌细胞膜过度表达两个氨基酸转运蛋白系统，分别是 L 氨基酸转运蛋白（LAT）和丙氨酸–半胱氨酸转运蛋白（ASCT）。LAT 与 Gleason 高评分和预后不良相关，而 ASCT 与较强肿瘤侵袭性相关。Fluciclovine 是 F–18 标记的 L–亮氨酸类似物，被 LAT 和 ASCT 摄取。

Fluciclovine 用于全身 PET/MR，以检测前列腺癌的局部、淋巴结和骨转移。肾脏和尿道摄取低有助于检测前列腺床的复发。大脑低摄取有助于检测脑转移。肝脏和胰腺的高摄取可能会阻碍对这些器官转移灶的检出。虽然复发性前列腺癌病情进展常较为缓慢，但需要鉴别出疾病进展较快患者，以进行更积极治疗，这一点尤为重要。Fluciclovine 显像异常可显示转移病灶，并与血

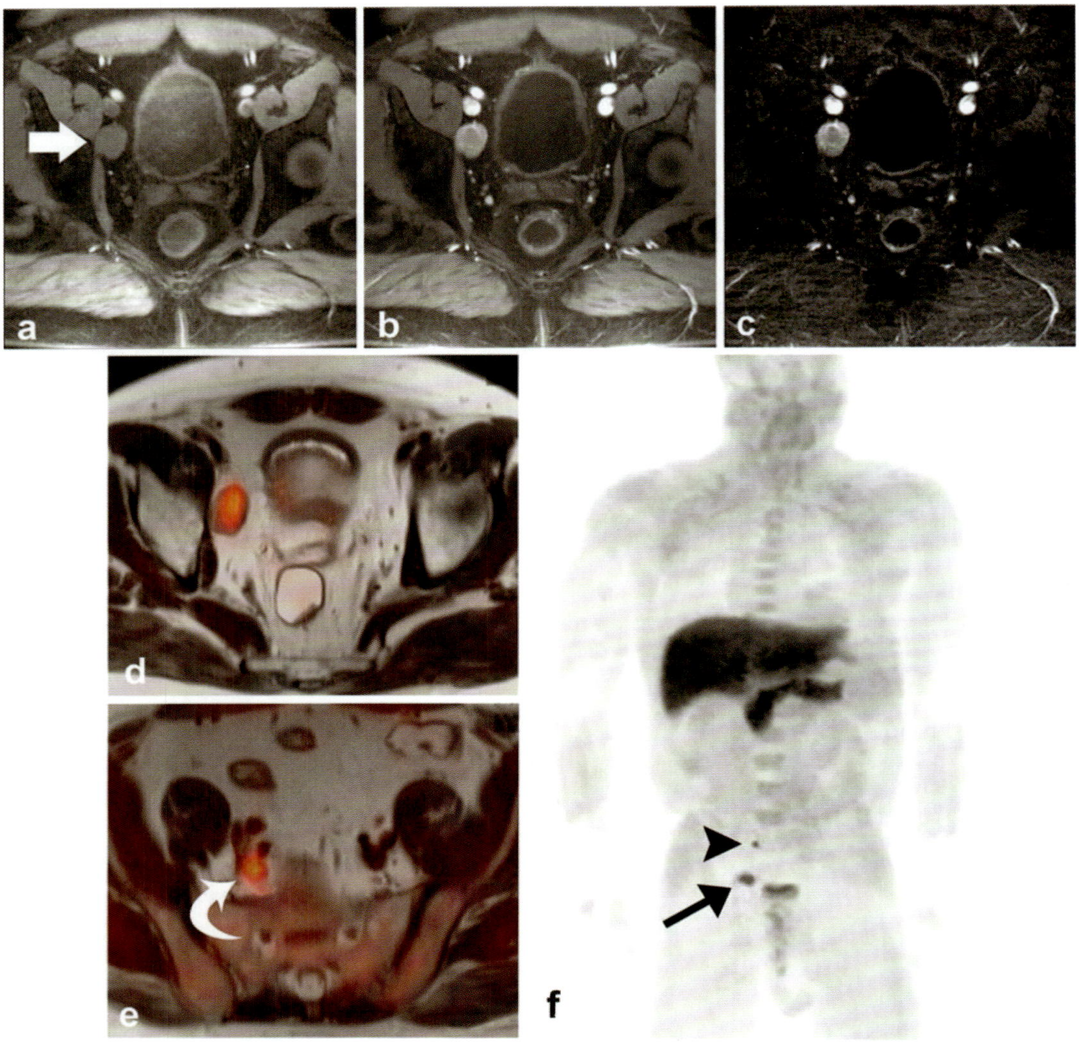

图 92.1 (a)T1 径向 VIBE 序列脂肪抑制轴位图像;(b)T1 径向 VIBE 序列脂肪抑制钆对比剂增强扫描后轴位图像;(c)钆对比剂增强数字减影轴位图像;(d)PET/MR T2 轴位融合图像;(e)PET/MR T2 轴位融合图像(较高层面);(f)PET MIP 图像。

PSA 水平呈正相关，但对 PSA 值升高到何种水平时需要进行扫描，这一点尚无定论。骨扫描阴性患者，可通过 Fluciclovine 显像检测骨转移性病变。因此，对于需要寻找全身转移灶的前列腺癌患者，Fluciclovine 是一种具有高敏感性和特异性的显像剂。

最近研究显示，Fluciclovine 是一种可替代 ^{11}C-胆碱的放射性示踪剂，与之相比，它在前列腺癌根治术后生化复发患者中具有更好的显像结果。在动物模型中，病灶摄取 Fluciclovine 量高于其他放射性标记氨基酸(如 ^{11}C-胆碱、^{11}C-蛋氨酸和 ^{11}C-乙酸盐)。此外，已有研究证明，Fluciclovine-PET 显像结果改变了复发性前列腺癌患者的放射治疗方案。目前正在进行 PSA 正常的生存差异评估的临床试验。

(赵升 吴湖炳 译)

推荐阅读

Nanni C, Schiavina R, Brunocilla E, Boschi S, Borghesi M, Zanoni L, Pettinato C, Martorana G, Fanti S. 18F-fluciclovine PET/CT for the detection of prostate cancer relapse: a comparison to 11C-choline PET/CT. Clin Nucl Med. 2015;40(8):e386–91.

Schuster DM, Nanni C, Fanti S. Evaluation of prostate cancer with radiolabeled amino acid analogs. J Nucl Med. 2016;57(Suppl 3):61S–6S.

Schuster DM, Nanni C, Fanti S. PET tracers beyond FDG in prostate cancer. Semin Nucl Med. 2016;46(6):507–21.

Testa C, Pultrone C, Manners DN, Schiavina R, Lodi R. Metabolic imaging in prostate cancer: where we are. Front Oncol. 2016;6:225.

病例 93

子宫内膜癌

Rajesh Gupta,Apar Gupta

病史

患者女,49 岁,阴道不规则流血,超声发现子宫肿物(图 93.1)。

诊断

子宫内膜癌(未分化腺癌)伴淋巴结转移。

影像学表现

• 浸润子宫内膜及肌层的巨大不规则肿物,向下延伸至子宫颈。T2 呈高信号,T1 呈等信号,不均匀强化。

• 增强图像显示:子宫内膜腔扩张,其中无强化区代表碎屑和血液(*)。

• PET/MR 融合图像和 PET 图像显示肿物呈高代谢,符合子宫内膜癌表现。FDG 高摄取的转移淋巴结 MR 表现阴性(直箭头)。

讨论

子宫内膜癌起源于子宫内膜,是最常见的子宫恶性肿瘤。腺癌是子宫内膜癌中最常见的病理类型。患者临床表现为月经周期及量异常、腹痛及月经后阴道分泌物增多。

MR T1 图像上,子宫内膜癌信号与正常子宫内膜相等,T2 呈不均匀高信号。MR 动态增强成像提高了检测肌层浸润深度的准确性。正常情况下,子宫肌层内层比外层更早出现明显强化。子宫内膜癌强化通常比正常子宫内膜早,但比邻近子宫肌层晚。在所有盆腔恶性肿瘤中,T1 图像能评估盆腔和腹膜后区域淋巴结转移情况。

正常子宫内膜能显著摄取 FDG(尤其在月经期),因此,PET 在评估原发性子宫内膜病变时作用有限。PET/MR 成像中,MR 显示子宫结构改变,再结合 PET 显像特点,能更好勾画病变特征。PET 有助于检出淋巴结(尤其是正常大小淋巴结)转移,其敏感性和特异性均高于 MR。PET/MR 可提高直径>10mm 的原发肿瘤或淋巴结诊断的准确性;能定位远处转移灶,特别是一些特殊部位(如锁骨上区、纵隔、骨和肌间隙转移),有助于肿瘤分期。当治疗后改变干扰 MR 表现时,PET 有助于检测病变复发。

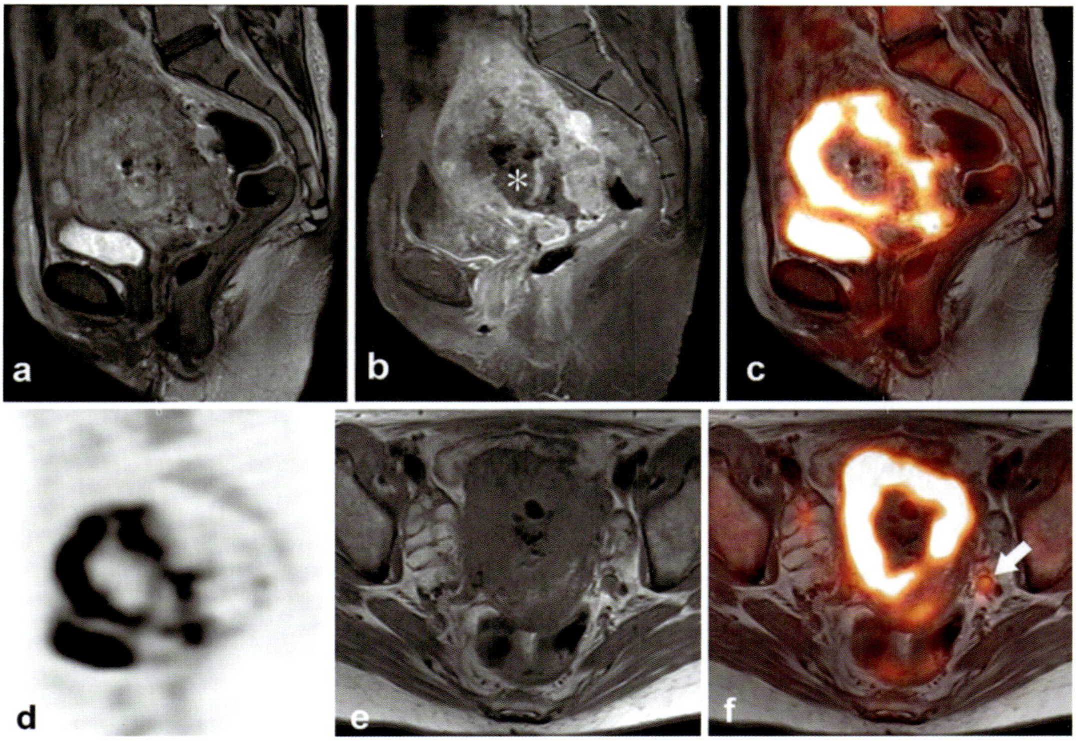

图 93.1 (a)盆腔 T2 矢状位图像;(b)T1 TSE 脂肪抑制钆对比剂增强扫描后矢状位图像;(c)骨盆 PET/MR T2 矢状位融合图像;(d)PET 矢状位图像;(e) 骨盆 T1 VIBE 序列轴位图像;(f)PET/MR T1 VIBE 序列轴位融合图像。

(杨聪慧 何志礼 译)

推荐阅读

Nogami Y, Iida M, Banno K, Kisu I, Adachi M, Nakamura K, et al. Application of FDG PET in cervical cancer and endometrial cancer: utility and future prospects. Anticancer Res. 2014;34(2):585–92.

Sala E, Wakely S, Senior E, Lomas D. MRI of malignant neoplasms of the uterine corpus and cervix. AJR Am J Roentgenol. 2007;188(6):1577–87.

第 5 部分

头颈部

病例 94

眼眶横纹肌肉瘤

James Bai,Lev Bangiyev

病史

患者女,14 岁,2 周前出现左眼睑肿胀(图 94.1)。

诊断

眼眶横纹肌肉瘤。

影像学表现

• MR 图像显示左侧眼眶肌锥外间隙肿物，边界清晰,T1 呈低信号,T2 呈高信号(白色直箭头),且不均匀强化。

• 肿物压迫下直肌向内、上方移位(黑色三角箭头)。

• DWI 序列肿物呈高信号,ADC 值减小,提示细胞数增多(弯箭头)。

• PET/MR 融合图像显示:病变 FDG 摄取增高,符合恶性肿瘤表现。

讨论

横纹肌肉瘤是儿童最常见的软组织肉瘤,多见于头颈部,好发于<10 岁儿童。肿瘤起源于横纹肌,恶性程度高。临床表现取决于肿瘤位置及有无转移。组织学上分为 3 型:胚胎型、腺泡型和多形型。腺泡型最具侵袭性,好发于年龄稍大儿童,约占全部病例的 15%。胚胎型预后最好,好发于年龄稍小儿童,约占 70%。

头颈部横纹肌肉瘤好发于 3 个位置:脑膜旁、非脑膜旁和眼眶。脑膜旁横纹肌肉瘤位置较深且邻近颅底重要结构,因此,预后最差,5 年生存率为 64%~73%。影像学检查对于评估肿瘤位置和范围、指导组织活检至关重要,同时在评估治疗疗效和监测复发方面也发挥着关键作用。横纹肌肉瘤是一种富细胞性肿瘤,表现为弥散受限,DWI 呈高信号,ADC 值减小。DWI 还能为鉴别术后改变或坏死与局部复发提供额外信息。

与传统影像相比,FDG-PET/MR 检出淋巴结转移和远处转移的敏感性高,因此在横纹肌肉瘤分期上具有优势。此外，结合了 PET 的高阴性预测值以及 MR 成像序列上残留肿瘤病灶特征改变,PET/MR 是评估治疗疗效的绝佳工具。PET/MR 能够避免儿童患者因频繁随访而受到过多的 CT 辐射。

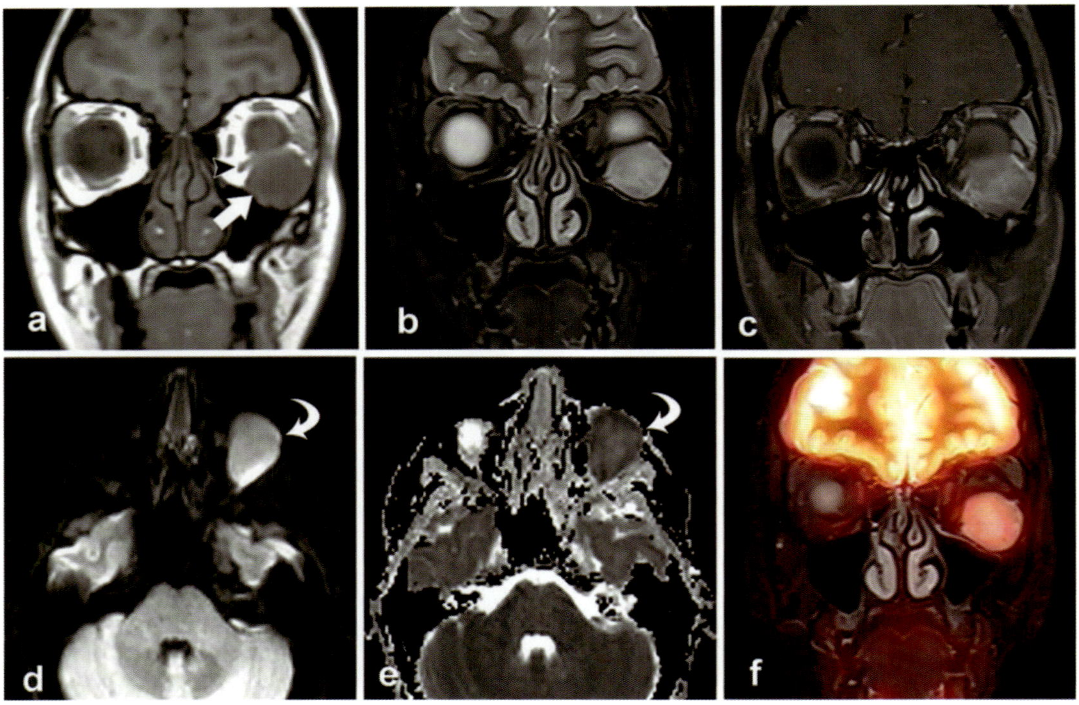

图 94.1 (a)T1 冠状位图像；(b)STIR 冠状位图像；(c)T1 TSE 脂肪抑制钆对比剂增强后冠状位图像；(d)DWI 轴位图像；(e)ADC 轴位图像；(f)PET/MR STIR 冠状位融合图像。

（王雪鹃 赵升 译）

推荐阅读

Freling NJM, Merks JHM, Saeed P, Balm AJM, Bras J, Pieters BR, et al. Imaging findings in craniofacial childhood rhabdomyosarcoma. Pediatr Radiol. 2010;40(11):1723–38.

Purz S, Sabri O, Viehweger A, Barthel H, Kluge R, Sorge I, et al. Potential pediatric applications of PET/MR. J Nucl Med. 2014;55:32S–9S.

Vandecaveye V, De Keyzer F, Vander Poorten V, Dirix P, Verbeken E, Nuyts S, et al. Head and neck squamous cell carcinoma: value of diffusion-weighted MR imaging for nodal staging. Radiology. 2009;251(1):134–46.

病例 95

慢性甲状腺炎

Frank Papik, Robert Matthews

病史

患者女，57岁，乳腺癌再分期。现行甲状腺激素替代治疗（图95.1）。

诊断

慢性甲状腺炎。

影像学表现

- PET图像显示：甲状腺弥漫性FDG极高摄取（直箭头），与慢性甲状腺炎表现一致。
- 甲状腺轻度增大，T1呈稍高信号，T2呈等信号。
- 未发现明显甲状腺结节。

讨论

甲状腺炎是甲状腺相关炎症的总称。该类疾病具有很多不同表现。按照病程可分为急性、亚急性和慢性甲状腺炎。急性甲状腺炎是一种罕见疾病，常由细菌感染引起，少数也可由外伤引起。尽管患者在疾病早期出现短暂性甲状腺功能亢进，但甲状腺激素水平常正常。急性甲状腺炎临床症状包括：急性发热和颈前区疼痛，抗生素治疗有效，极少数需要手术干预。

亚急性甲状腺炎较常见，好发于20~60岁女性。该病继发于上呼吸道病毒感染，临床症状包括无力、发热、吞咽困难或单侧前颈部疼痛，疼痛可辐射到胸部、下颌部或耳部。患者早期可有暂时性甲状腺功能亢进，但随后会出现持续数月的甲状腺功能减退，极少数会永久性减退。慢性甲状腺炎由自身免疫性疾病引起，包括桥本甲状腺炎、Graves病及产后甲状腺炎。甲状腺功能亢进或减退取决于疾病本身。

MR图像上正常甲状腺组织为T1稍高信号、T2等至稍高信号（与周围颈部肌肉相比），增强扫描为均匀强化。亚急性甲状腺炎的甲状腺腺体形态不规则，边界不清，T1、T2信号增高，以后者信号增高明显。慢性甲状腺炎的甲状腺边缘模糊，T1、T2呈正常或高信号，T2常呈局部高信号。

正常甲状腺组织通常不摄取FDG，故PET/MR成像中PET图像可能无法显示腺体。若有甲状腺炎，腺体表现为均匀轻度至高摄取，常是在偶然情况下发现的；亚急性

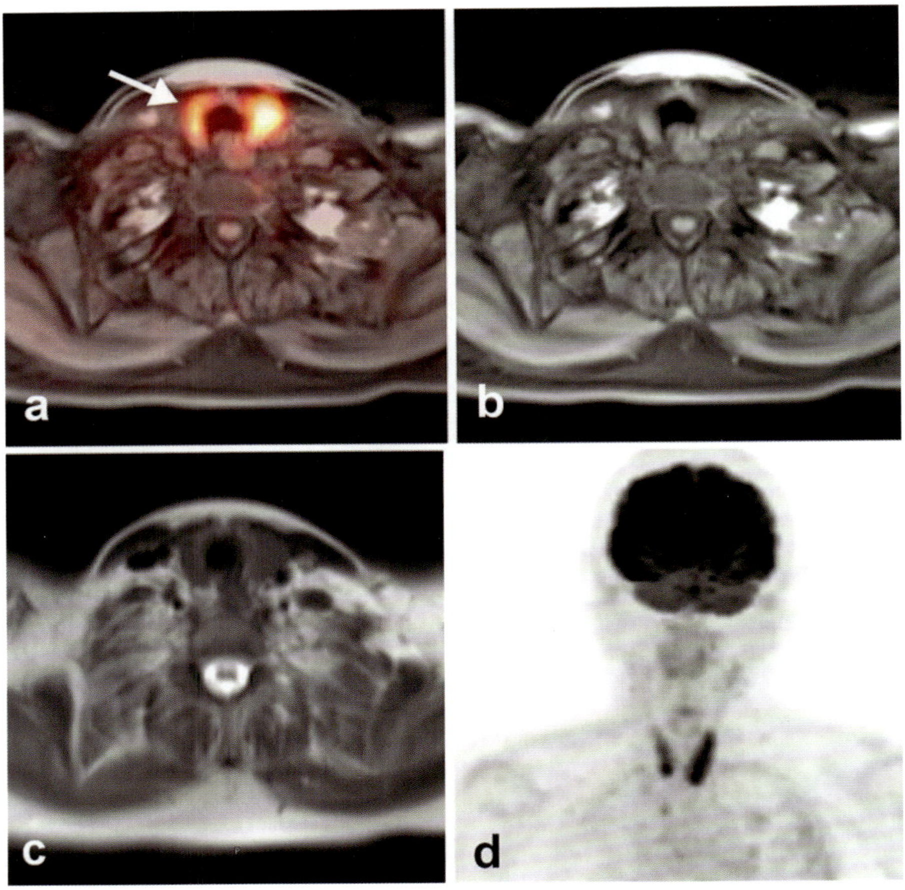

图 95.1 (a)FDG-PET/MR T1 径向 VIBE 序列脂肪抑制轴位融合图像；(b)T1 脂肪抑制轴位图像；(c)T2 HASTE 轴位图像；(d)PET MIP 冠状位图像。

甲状腺炎中腺体摄取更高。一旦偶然发现甲状腺内弥漫性轻度摄取或高摄取，患者若无甲状腺疾病病史，则应行甲状腺功能测定及抗体检测。PET 图像上甲状腺灶状高摄取常与肿瘤的良性或恶性相关，高 SUV 值在恶性病变中更多见。甲状腺结节局灶性摄取应结合超声及活检(病理)，以进行良恶性鉴别。

(陈龙 王雪鹃 译)

推荐阅读

Agrawal K, Weaver J, Ngu R, Krishnamurthy MH. Clinical significance of patterns of incidental thyroid uptake at (18)F-FDG PET/CT. Clin Radiol. 2015;70(5):536–43.

Karantanis D, Bogsrud TV, Wiseman GA, Mullan BP, Subramaniam RM, Nathan MA, et al. Clinical significance of diffusely increased 18F-FDG uptake in the thyroid gland. J Nucl Med. 2007;48:896–901.

Jhaveri K, Shroff MM, Fatterpekar GM, Som PM. CT and MR imaging findings associated with subacute thyroiditis. AJNR Am J Neuroradiol. 2003;24(1):143–6.

病例 96

舌根部鳞状细胞癌

James Bai, Lev Bangiyev

病史

患者男，62 岁，有吸烟史，舌根部肿物，活检提示鳞状细胞癌（图 96.1）。

诊断

舌根部鳞状细胞癌。

影像学表现

• MR 图像可见 T1 等信号、STIR 高信号的软组织肿块，位于右侧舌根部并跨越中线侵及对侧（三角箭头）。

• 钆增强后，舌根部肿块不均匀强化。

• PET 融合图像显示：舌根部病变 FDG 摄取显著增高，符合恶性表现（直箭头）。

讨论

舌根解剖上属于口咽一部分，后者从轮廓乳头延伸至会厌谷。口咽部（包括舌根部）恶性肿瘤大部分为鳞状细胞癌（SCC）。90%的舌部恶性肿瘤为 SCC，其他类型包括小涎腺肿瘤、淋巴瘤以及间叶组织肿瘤。鳞状细胞癌影像评估需包括：黏膜下受侵深度、舌内肌受侵情况、是否跨越中线、会厌前间隙受侵程度、邻近骨受侵以及有无颈部淋巴结转移。

头颈部肿瘤是近来 FDG-PET/MR 显像的热点。MR 良好的软组织分辨率可显示头颈部区域复杂的解剖结构，是口腔及咽部肿瘤的首选显像手段。在评估淋巴结转移时，常规 MR 形态学指标的敏感性和特异性相对较低。MR 对解剖结构及软组织勾画的优势结合 PET 组织代谢特征可显著提高淋巴结检出的敏感性和特异性。此外，MR 先进成像技术，如 DWI 和动态对比增强成像（DCE），能进行功能显像，进一步显示肿瘤及淋巴结的特性。DCE-MR 可评估肿瘤血供、渗透性及血流，这些都是恶性肿瘤的重要特征。

与 PET/CT 相比，PET/MR 的优势是辐射小、软组织分辨率高、扫描范围更广。PET/MR 另一个优点是对头颈部牙科填充物伪影的敏感性较低。虽然 PET/MR 是一个相对较新的肿瘤显像手段，但已有临床研究显示其在头颈部肿瘤分期方面显示出良好的应用前景。

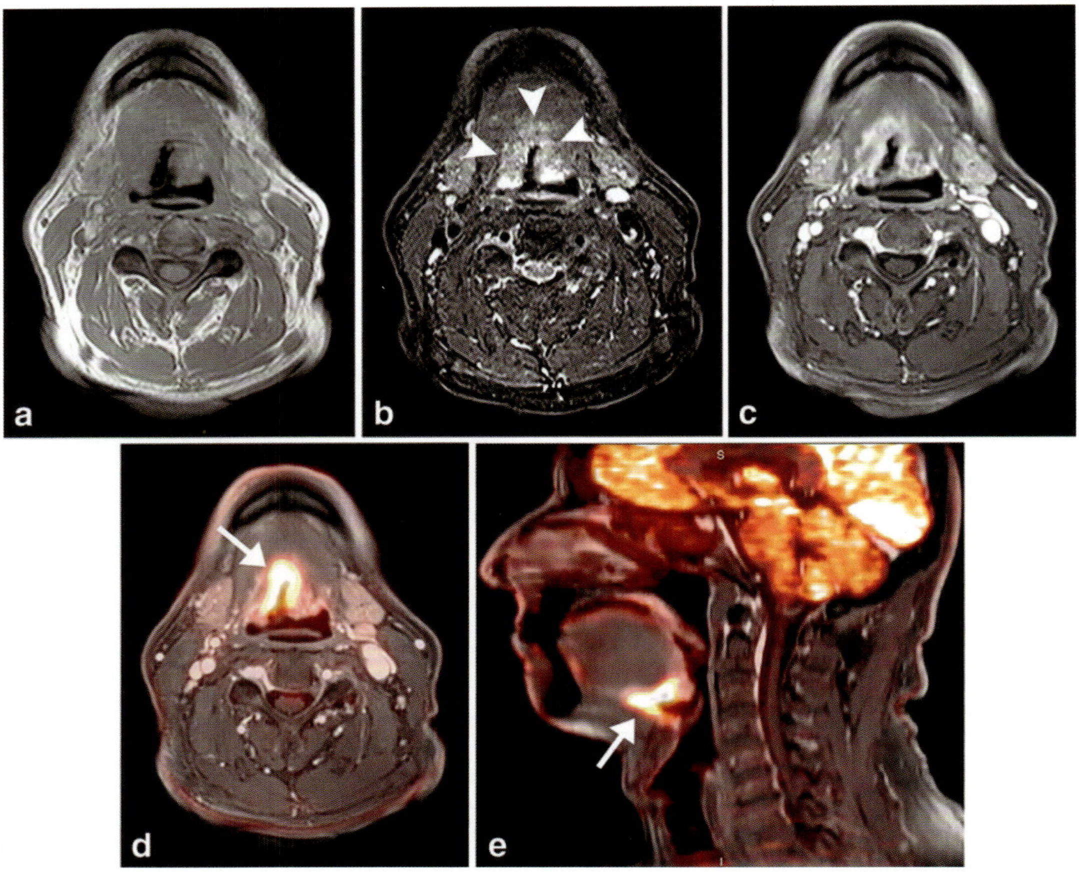

图 96.1 (a)T1 轴位图像;(b)STIR 轴位图像;(c)T1 VIBE 钆对比剂增强后轴位图像;(d)PET/MR T1 VIBE 序列钆增强后轴位融合图像;(e)矢状位融合图像。

(王雪鹃 谢燃 译)

推荐阅读

Bashir U, Mallia A, Stirling J, Joemon J, MacKewn J, Charles-Edwards G, et al. PET/MRI in oncological imaging: state of the art. Diagnostics (Basel). 2015;5(3):333–57.

Kosling S, Knipping S, Hofmockel T. Imaging of nasopharyngeal diseases. Radiologe. 2009;49(1):17–26.

Ong CK, Chong VF. Imaging of tongue carcinoma. Cancer Imaging. 2006;6:186–93.

病例 97

棕色脂肪组织

Amit Gupta

病史

患者男，14 岁，霍奇金淋巴瘤再分期（图 97.1）。

诊断

棕色脂肪组织。

影像学表现

• 颈部两侧脂肪组织对称性高代谢（直箭头），中央区脂肪组织 FDG 轻度摄取（弯箭头）。

• STIR 序列图像上可见良性小淋巴结，不伴 FDG 摄取（三角箭头）。

• FDG 摄取增高区域在 STIR 或 T2 图像上未见明显异常。

讨论

FDG-PET 显像的缺陷之一是由于生理性或非肿瘤性病变摄取而引起显像剂在不同组织中聚集，其中就包括棕色脂肪组织（BAT）。对于缺乏经验的阅片者，BAT 可造成假阳性结果或忽略真正肿瘤性病变。

人类脂肪组织分为 2 类：BAT 和白色脂肪组织。白色脂肪组织为能量储存器官，用于隔热。另一方面，人体需要额外热量时，BAT 就发挥作用，如新生儿、高热状态、非颤抖性产热等。同样的，部分患者处于寒冷的等候室或 PET/MR 扫描室内，BAT 就被激活。由于 BAT 利用葡萄糖和脂肪酸来产热，患者体循环中一旦有 FDG 存在，就表现为 BAT 内 FDG 摄取增高。

BAT 最常位于颈部、纵隔、锁骨上、腋窝和脊柱旁。主动脉周围、膈肌周围和肾周区域的 BAT 显影相对不常见。许多因素影响着 BAT 显影，如年轻患者中常见，摄取程度也更高，尤其是女性患者，低体质量指数及环境温度较低就更常见。BAT 显影多见于乳腺癌和肉瘤患者，淋巴瘤和肺癌患者中相对少见。对比 PET/MR 融合图像与非融合 MR 图像，有利于鉴别 BAT 与真正病灶，特别是在鉴别高摄取淋巴结与周围 BAT 时尤显为重要。在 MR 图像上，BAT 的表现与身体其他部位白色脂肪组织相同。MR 图像上信号不清晰时，脂肪抑制图像可显示是否存在真正病灶。

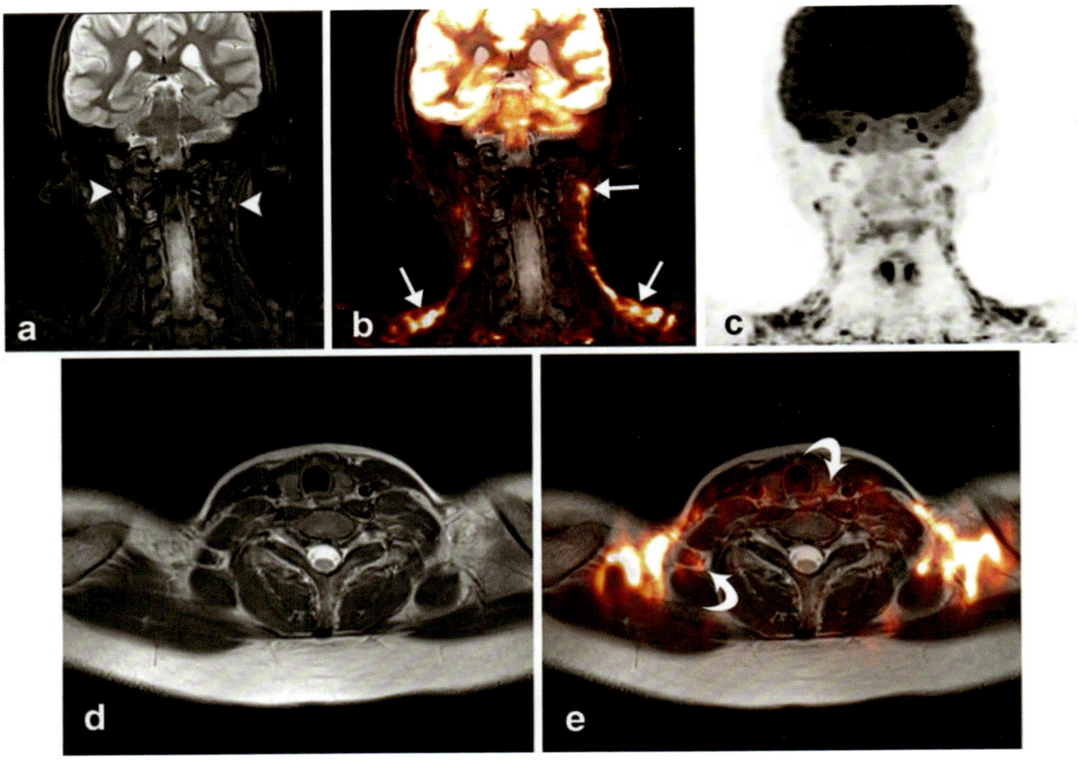

图 97.1 (a)STIR 冠状位图像;(b)FDG-PET/MR STIR 冠状位融合图像;(c)FDG-PET MIP 图像;(d)T2 TSE 轴位图像;(e)FDG-PET/MR T2 TSE 轴位融合图像。

(杨聪慧 李志 译)

推荐阅读

Cronin CG, Prakash P, Daniels GH, Boland GW, Kalra MK, Halpern EF, et al. Brown fat at PET/CT: correlation with patient characteristics. Radiology. 2012;263(3):836–42.

Townsend KL, Tseng YH. Brown fat fuel utilization and thermogenesis. Trends Endocrinol Metab. 2014;25(4):168–77.

病例 98

上颌鳞状细胞癌

James Bai, Lev Bangiyev

病史

患者男，71 岁，主诉上腭酸痛及进食困难（图 98.1）。

诊断

上颌鳞状细胞癌伴淋巴结转移。

影像学表现

- 肿块位于口腔前上部硬腭与上颌交界处（细直箭头）；与正常黏膜相比，肿块呈 T1 等信号、T2 稍低信号和 STIR 稍低信号。肿块侵及上唇并侵犯鼻腔前下部。
- PET 图像显示：肿块代谢明显活跃（宽直箭头），符合恶性表现。
- 左颈部Ⅱ区淋巴结肿大伴高代谢（弯箭头），符合淋巴结转移征象。

讨论

上颌的恶性病变罕见，以鳞状细胞癌为主，所占比例>90%。一般说来，该病是由邻近结构的肿瘤直接延伸而来，如齿龈、上唇黏膜、上颌窦或鼻腔黏膜。烟草、酒精及不良饮食是主要危险因素。鳞状细胞癌主要通过 3 种方式转移：直接侵犯、淋巴道转移和沿神经血管束侵犯。因此，需对 3 个转移途径进行评估，以进行准确的分期。评价骨髓侵犯、颅内侵犯、深部舌肌侵犯及神经周围转移，MR 更为可靠。评价骨皮质受侵和骨质破坏，CT 则优于 MR。

在诊断淋巴结转移与远处转移方面，FDG-PET 比 MR 和 CT 更显优势。PET/MR 显像在 N 分期上具有良好的敏感性，敏感性与特异性分别为 85%、92%。另一项临床试验结果显示，PET/CT 诊断区域淋巴结转移的敏感性与特异性分别为 78%、58%。然而，PET 及常规解剖影像均无法评估形态正常淋巴结的微小转移，只能通过组织病理学进行诊断。将功能性 MR 与 PET 结合有可能更好地诊断这些微转移。

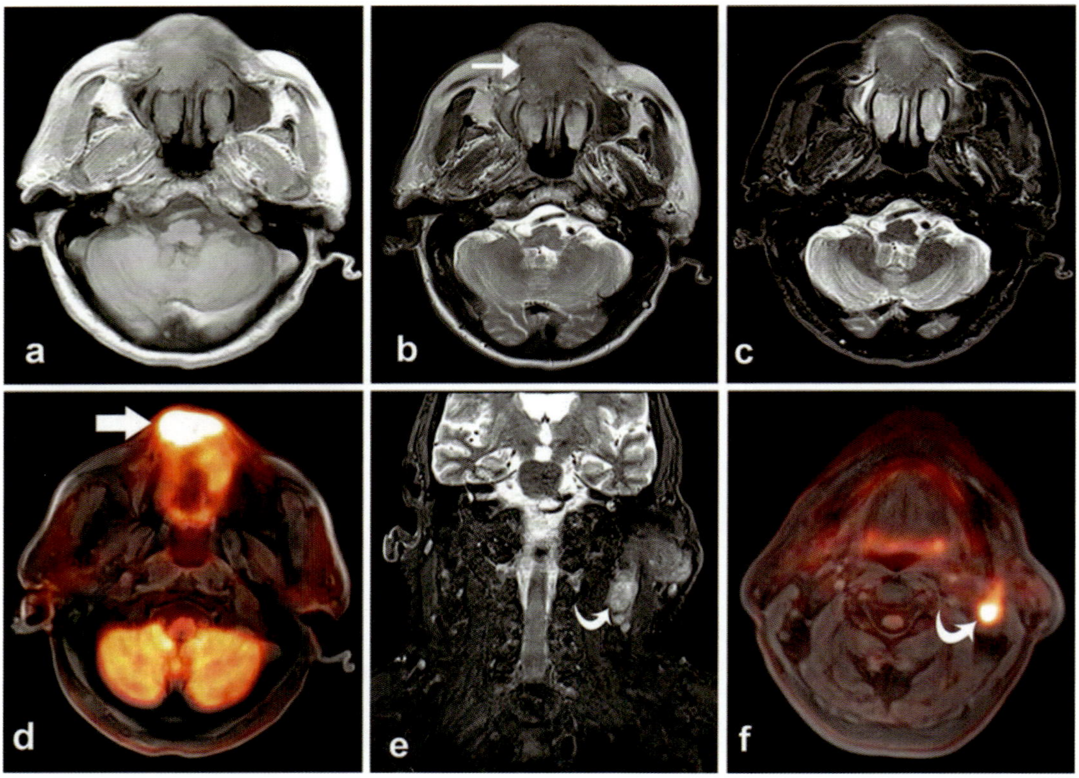

图 98.1 (a)T1 轴位图像;(b)T2 轴位图像;(c)STIR 轴位图像;(d)FDG-PET/MR T1 脂肪抑制轴位融合图像;(e)STIR 冠状位图像;(f)FDG-PET/MR T1 VIBE 序列脂肪抑制轴位融合图像(更低层面)。

(赵升 王雪鹃 译)

推荐阅读

Lee JL, Seo HJ, Cheon GJ, Kim JH, Kim EE, Kang KW, et al. Usefulness of integrated PET/MRI in head and neck cancer: a preliminary study. Nucl Med Mol Imaging. 2014;48:98–105.

Queiroz MA, Huellner MW. PET/MR in cancers of the head and neck. Semin Nucl Med. 2015;45:248–65.

Trotta BM, Pease CS, Rasamny JJ, Raghavan P, Mukherjee S. Oral cavity and oropharyngeal squamous cell cancer: key imaging findings for staging and treatment planning. Radiographics. 2011;31(2):339–54.

病例 99

扁桃体生理性 FDG 摄取

Jerrin Varghese, Amit Gupta

病史

患者男，20 岁，淋巴瘤再分期。

诊断

扁桃体生理性 FDG 摄取。

影像学表现

• 双侧腭扁桃体呈 T1 均匀等信号、T2 稍高信号，未见明显肿块（白色细直箭头）。

• 腭扁桃体代谢明显增高。

• 咽扁桃体代谢明显增高（白色宽直箭头），舌扁桃体代谢稍高（白色弯箭头）。

• 颈部可见小的反应性淋巴结（白色三角箭头）。

• PET MIP 显示：咽扁桃体、腭扁桃体和舌扁桃体代谢增高，形成淋巴环（黑色三角箭头）。

• 金属伪影致口腔前方 MR 信号缺失。

讨论

扁桃体是一组淋巴结构，参与进入口咽病原体的第 1 道免疫反应，包括腭扁桃体、咽扁桃体（或者腺样体）和舌扁桃体，总体被称为 Waldeyer 环。扁桃体易出现 FDG 高摄取，尤其是儿童和青少年患者，平均 SUV 值为 3~5。随着年龄增长，扁桃体 FDG 摄取逐渐减低。腺样体增生通常呈对称性 FDG 摄取增高。扁桃体弥漫性 FDG 高摄取可为正常变异，但也见于炎症。头颈部恶性病变，如淋巴瘤累及扁桃体，可出现单侧或双侧扁桃体肿大伴患侧 FDG 摄取明显增加。

在 MR 上，与肌肉对比，扁桃体呈 T1 等信号和 T2 高信号；增强后明显强化。扁桃体肿瘤在 MR 上一般难以检出，除非肿块足够大并显示占位效应。当肿瘤增大时，MR 有助于明确局部侵犯。腺样体肥大与恶性肿瘤的鉴别点在于，腺体对称性肿大和增强后 T1 图像上出现代表正常腺样组织的低信号条纹。

当 PET 和 MR 联合使用时，彼此互为补充。如果可疑病灶 FDG 高摄取，MR 见肿块样外观或不对称病灶，结果令人担忧。反之，MR 表现正常，PET 显像上见不对称或局灶性摄取，也值得注意。PET/MR 发现扁桃体可疑病灶时，临床查体和活检是必不可少的。

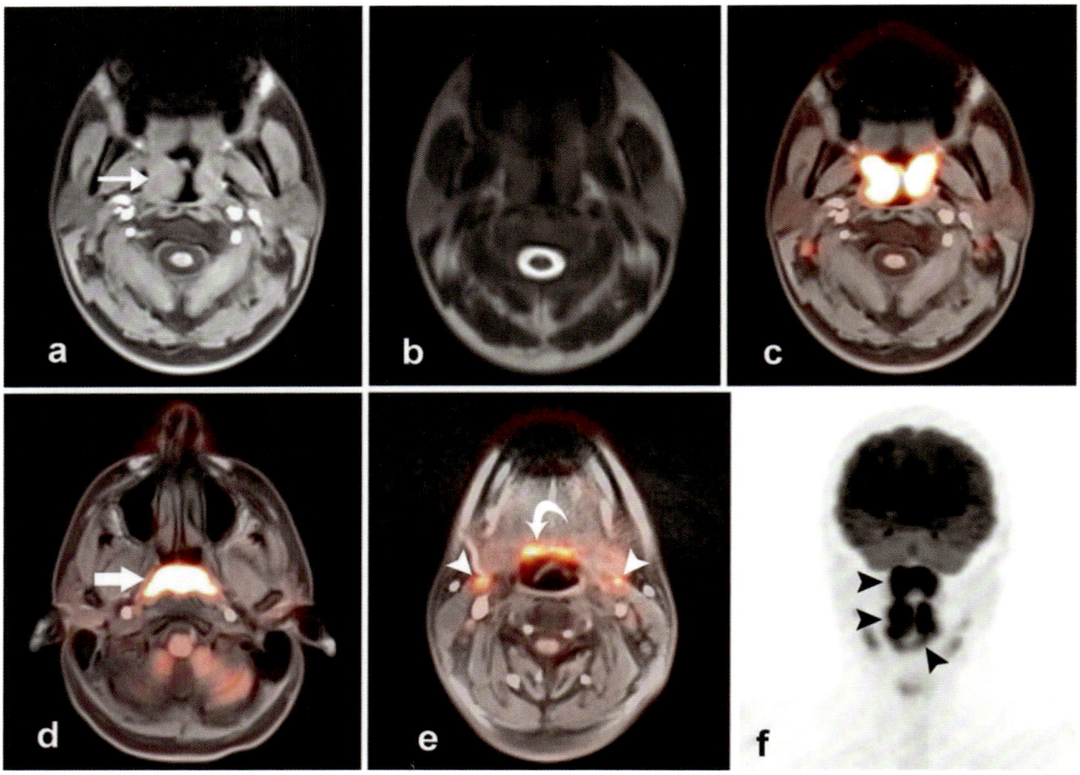

图 99.1 (a)T1 径向 VIBE 序列脂肪抑制轴位图像；(b)T2 HASTE 轴位图像；(c)FDG-PET/MR T1 径向 VIBE 序列脂肪抑制轴位融合图像；(d)FDG-PET/MR T1 径向 VIBE 序列脂肪抑制轴位融合图像；(e)FDG-PET/MR T1 径向 VIBE 序列脂肪抑制轴位融合图像；(f)FDG-PET MIP 冠状位图像。

（陈龙 王雪鹃 译）

推荐阅读

Bhatia KS, King AD, Vlantis AC, Ahuja AT, Tse GM. Nasopharyngeal mucosa and adenoids: appearance at MR imaging. Radiology. 2012;263(2):437–43.

Nakamoto Y, Tatsumi M, Hammoud D, Cohade C, Osman MM, Wahl RL. Normal FDG distribution patterns in the head and neck: PET/CT evaluation. Radiology. 2005;234(3):879–85.

Purohit BS, Ailianou A, Dulguerov N, Becker CD, Ratib O, Becker M. FDG-PET/CT pitfalls in oncological head and neck imaging. Insights Imaging. 2014;5(5):585–602.

病例 100

复发性喉癌

Rajesh Gupta

病史

患者男,55 岁,声带鳞状细胞癌术后 15 个月,复发灶激光切除术后 4 个月,PET/MR 扫描进行再分期(图 100.1)。

诊断

复发性喉癌。

影像学表现

- 左侧声带向中线突出结节。T2 和 STIR 呈高信号 (白色宽直箭头),T1 呈等信号(黑色三角箭头)。
- 左侧声带病灶呈均匀强化(白色三角箭头)。
- PET/MR 融合图像:病灶 FDG 高摄取(弯箭头),符合恶性征象。

讨论

头颈部恶性肿瘤中, 喉癌占比高达 25%。大部分喉癌(约 67%)为声门型,声门上癌不太常见,声门下癌发病率最低。声门内衬非角化鳞状上皮细胞, 因此>90%的喉部恶性肿瘤是鳞状细胞癌。它们常是低级别鳞状细胞癌、累及声带前 1/3。喉癌常见于 50~70 岁成年人。显然,喉镜能检出肿瘤病灶,但横断面影像可评估局部肿瘤黏膜下浸润深度,提高 T 分期准确性。

在评估肿瘤对喉部亚结构 (包括前连合、声门旁间隙、甲状腺、环状软骨以及杓状软骨)的浸润程度方面,MR 比 CT 具有更高的敏感性和阴性预测值。但是,MR 评估喉软骨受侵的特异性低于 CT, 因为喉软骨一旦受侵,软骨将发生成骨细胞转化。肿瘤组织表现为典型的 T1 低至中等信号、T2 高信号以及增强后明显强化。

同其他头颈部肿瘤一样, 喉部肿瘤也是 FDG 高摄取。FDG-PET 探测区域性淋巴结和远处转移的作用已得到公认。FDG-PET 能评估肿瘤体积,以进行放疗计划的制订。代谢活性的程度可预测肿瘤生物学行为。现已证实,颈部淋巴结 FDG 摄取较高患者,预后不良的风险增加,故能从更积极的治疗中获益。在评估疗效和喉部肿瘤复发时,FDG-PET 具有较高阴性预测值,从而让多数患者规避不必要的有创性检查及颈淋巴结清扫。在头颈部癌症评估中,FDG-PET/MR

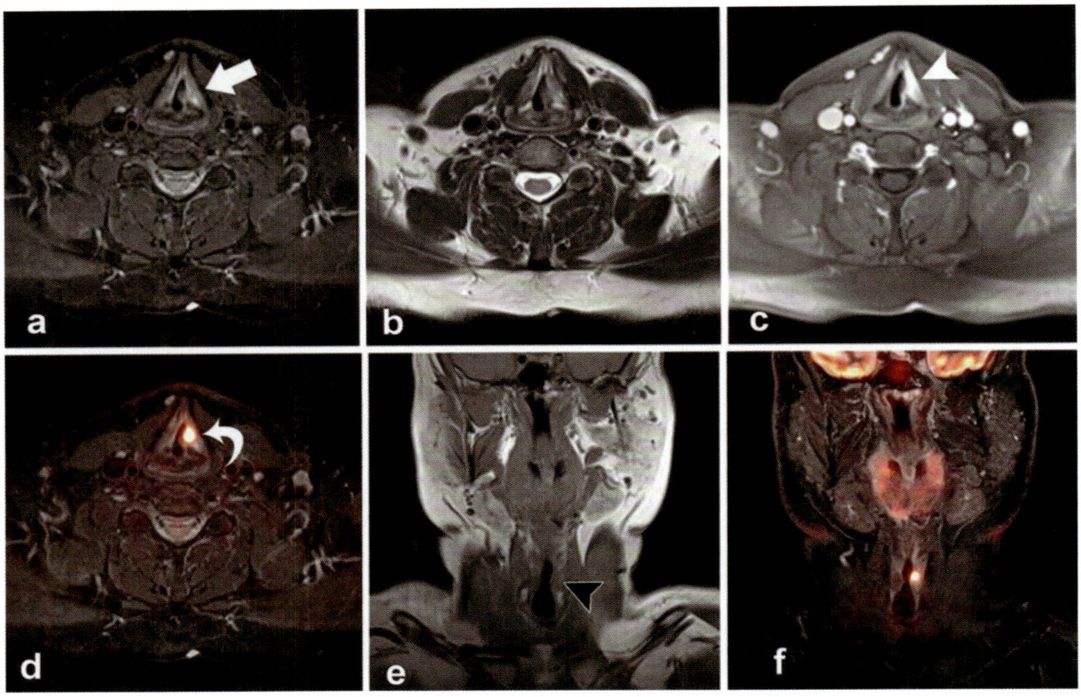

图 100.1 (a)STIR 轴位图像；(b)T2 TSE 轴位图像；(c)T1 径向 VIBE 序列钆对比剂增强轴位图像；(d)PET/MR STIR 轴位融合图像；(e)T1 TSE 冠状位图像；(f)PET/MR STIR 冠状位融合图像。

结合了 MR 高软组织分辨及 PET 代谢活性，提供互补性信息，而这些不能通过单一检查提供。

（廖承德 管一晖 译）

推荐阅读

Allegra E, Ferrise P, Trapasso S, Trapuzzano O, Barca A, Tamburrini S, et al. Early glottic cancer: role of MRI in the preoperative staging. Biomed Res Int. 2014;2014:890385.

Joshi VM, Wadhwa V, Mukherji SK. Imaging in laryngeal cancers. Indian J Radiol Imaging. 2012;22(3):209–26.

Kitajima K, Suenaga Y, Kanda T, Miyawaki D, Yoshida K, Ejima Y, et al. Prognostic value of FDG PET imaging in patients with laryngeal cancer. PLoS One. 2014;9(5):e96999.

Oe A, Kawabe J, Torii K, Kawamura E, Kotani J, Hayashi T, et al. Detection of local residual tumor after laryngeal cancer treatment using FDG-PET. Ann Nucl Med. 2007;21(1):9–13.

病例 101

鼻窦良性病变

Frank Papik, Robert Matthews

病史

患者女，45 岁，出现不明原因的体重下降和轻度认知障碍(图 101.1)。

诊断

鼻窦良性病变。

影像学表现

- 双侧上颌窦外周黏膜增厚(黑色三角箭头)，呈 T1 等信号、T2 高信号，左侧明显。
- STIR 冠状位图像显示左侧上颌窦高信号黏膜增厚(弯箭头)伴泡状黏液分泌物，提示为活动性炎症，右侧上颌窦显示轻度鼻窦炎症(直箭头)。
- 鼻窦黏膜轻度 FDG 摄取反映了活动性炎症或感染。

讨论

良性鼻窦疾病是一个术语，包括感染性或炎症类型的鼻窦炎，以及非恶性息肉或肿瘤。感染性鼻窦炎通常是一个急性过程，可以用抗生素和消炎药治疗。慢性鼻窦炎常与影响鼻窦引流的鼻窦结构异常有关，使其更易受感染和发生慢性炎症。慢性鼻窦炎除了抗生素和抗感染治疗外，可能还需要手术治疗。免疫缺陷患者的鼻窦也容易受到真菌感染，而真菌感染更难治疗。侵袭性真菌性鼻窦炎是最具侵袭性和最常见的致命性感染，它影响免疫功能低下的宿主，死亡率为 50%~80%。对哮喘和阿司匹林过敏的患者往往会出现良性息肉，堵塞鼻窦，导致继发性鼻窦炎，可以口服类固醇治疗，有时还需要手术。

非恶性鼻窦肿瘤可表现为鼻窦炎；然而其对通常的鼻窦炎治疗没有反应。这些肿瘤常通过内镜或影像学诊断。这方面的一个例子是内翻性乳头状瘤，通常被归类为良性肿瘤，但当它们发生于鼻旁窦时，就具有侵袭性。虽然罕见，但内翻性乳头状瘤有可能以 5%~15%的比率转化为鳞状细胞癌。此外，手术切除后复发率很高。

MR 有助于鼻窦黏膜病变与肿瘤的鉴别诊断。典型的黏膜增厚和息肉呈均匀的 T2 高信号。内翻性乳头状瘤 T2 呈条状脑回样改变。急性鼻窦炎通常在图像上表现为受影响的鼻窦内的液平面和泡沫状或泡状分

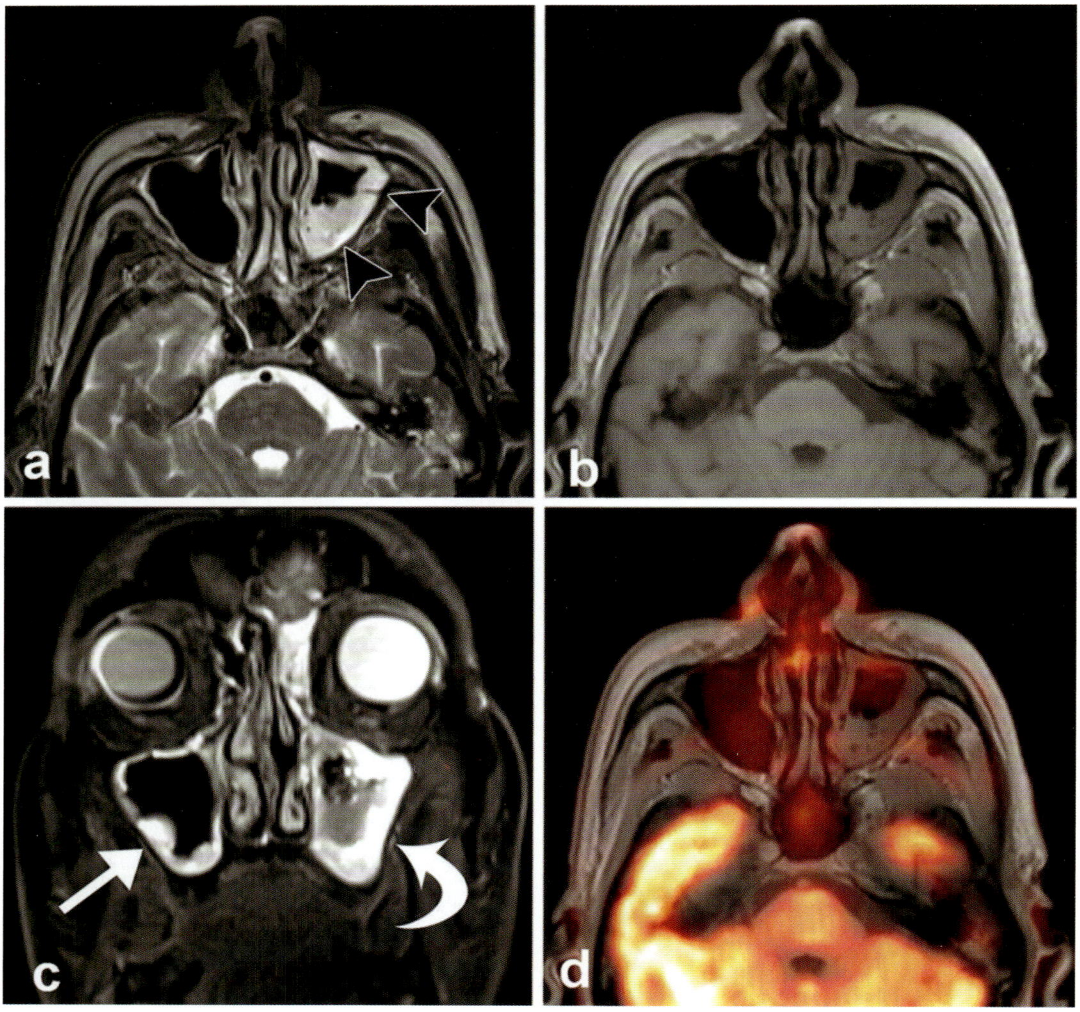

图 101.1 (a)T2 轴位图像;(b)T1 轴位图像;(c)STIR 轴位图像;(d)PET/MR T1 轴位融合图像。

泌物。增强后发炎的黏膜信号会有强化,而液体和分泌物则不会。鼻腔肿瘤增强后也会强化,但会呈现结节状或肿块样的表现。

在 PET/MR 图像上,良性鼻窦炎表现为黏膜增厚伴轻度弥漫性 FDG 摄取,反映了炎症和感染。这通常在 PET 全身成像中被偶然发现。在急性期,FDG 的摄取可能比较明显,在黏膜增厚消退之前,FDG 的吸收会逐渐消失。如果在 PET/MR 图像上发现窦内局灶性摄取,则可考虑其他病变,如肿瘤或真菌感染。内翻性乳头状瘤有很强的 FDG 摄取,PET/MR 可用于诊断和检测肿瘤的复发,并有助于手术计划。

(蔡文立 汪春 译)

推荐阅读

Cohen EG, Baredes S, Zuckier LS, Mirani NM, Liu Y, Ghesani NV. 18F-FDG PET evaluation of sinonasal papilloma. AJR Am J Roentgenol. 2009;193(1):214–7.

Shojaku H, Fujisaka M, Yasumura S, Ishida M, Tsubota M, Nishida H, et al. Positron emission tomography for predicting malignancy of sinonasal inverted papilloma. Clin Nucl Med. 2007;32(4):275–8.

Yousem DM. Imaging of sinonasal inflammatory disease. Radiology. 1993;188(2):303–14.

病例 102

复发性软腭癌

Dharmesh Tank

病史

患者男，75 岁，软腭鳞状细胞癌，放化疗后出现复发(图 102.1)。

诊断

复发性软腭癌。

影像学表现

• STIR 序列示右侧软腭有一与舌头肌肉等信号的软组织样肿块，T1 呈轻微低信号(三角箭头)。

• PET/MR 融合图像显示肿块内与恶性肿瘤一致的强烈的 FDG 摄取异常信号(直箭头)。

讨论

软腭癌是一种口咽恶性肿瘤，很容易通过目视检查发现，因此，早期阶段就有可能被诊断为口咽恶性肿瘤。多数新发的口咽癌为鳞状细胞癌，其他口咽肿瘤，如微小涎腺肿瘤、淋巴样肿瘤、肉瘤及混合细胞性肿瘤较少见。新诊断的口咽恶性肿瘤发病率与烟草、过度饮酒，以及人类乳头瘤病毒感染密切相关。在评价最初诊断的口咽癌时，PET 在界定肿瘤的范围和检测淋巴结和远处转移性疾病方面有价值。与 MR 联合提供了更好的软组织对比分辨率。初始治疗取决于疾病的局部范围和是否有转移，这决定了疾病的分期、治疗方案和最终预后。早期疾病患者和治疗后顽固性疾病患者可行手术切除和颈部剥离。

对于口咽癌患者治疗后的随访，目前没有明确的指导；然而采用包含临床和影像学随访的多学科评估是很重要的。口咽癌患者最关心的是局部复发。通过临床和影像学监测及早发现复发可能会增加抢救治疗的可能性，并可能改善生存。特别是在头颈部恶性肿瘤中，肿瘤标志物的缺乏突显了影像学监测复发的重要性，是临床检查的辅助手段。虽然对于影像学随访的类型没有明确的建议，国家综合癌症网络推荐在口咽癌治疗后 4~6 个月进行基线横断面成像。此外，如果怀疑任何一点有复发，应进行影像学检查。

复发性疾病的定义是恶性肿瘤在完全消退 6 个月后再次出现。CT、MR 和 FDG-PET 成像对于评估治疗反应、治疗后的变化和疾

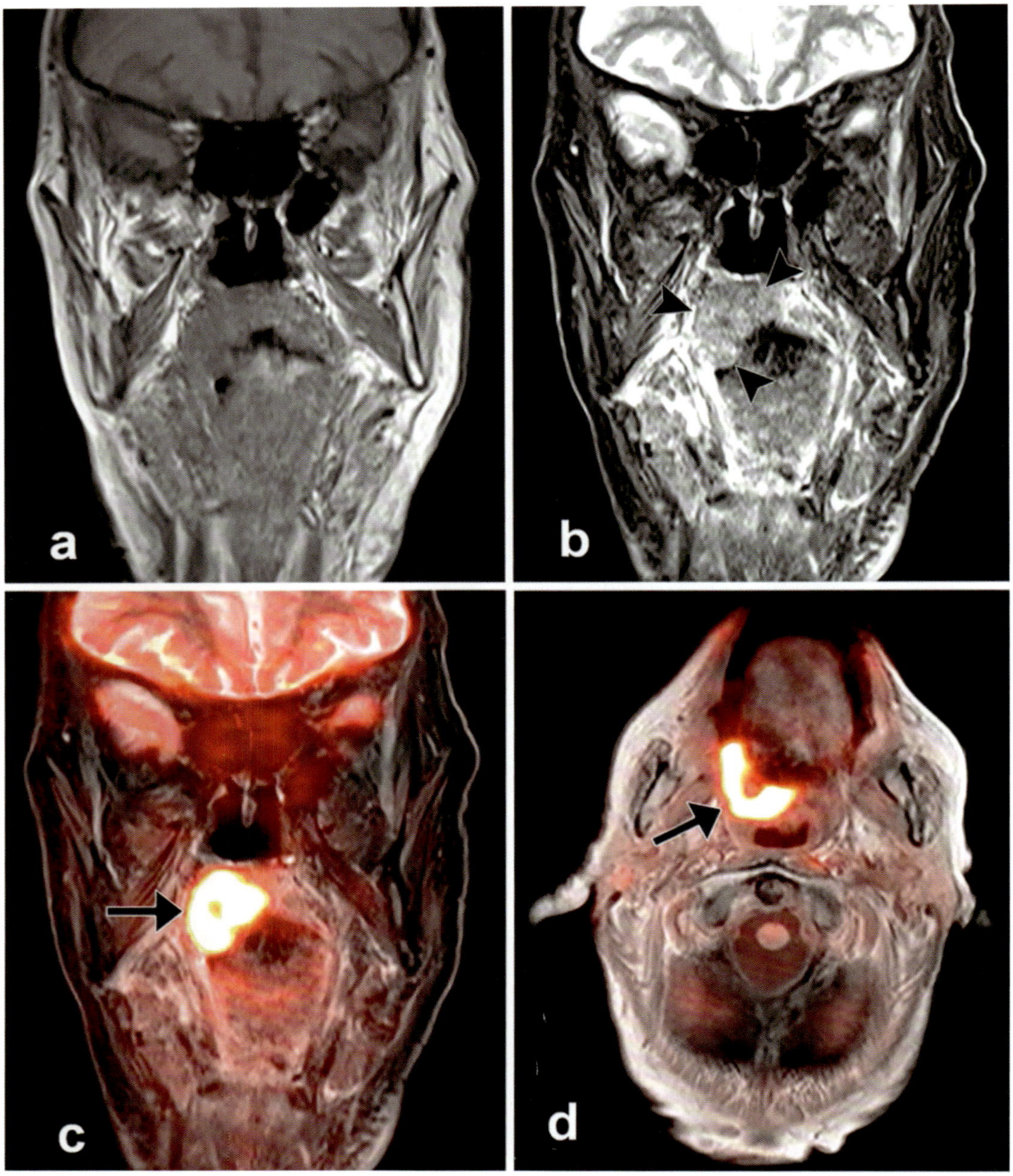

图 102.1 (a)T1 TSE 序列冠状位图像；(b)STIR 序列冠状位图像；(c)PET/MR STIR 序列冠状位融合图像；(d)PET/MR T1 轴位融合图像。

病复发至关重要。在 MR 图像上，复发性疾病可表现为新的或增大、有强化的肿块样软组织，T2 呈等或高信号。治疗后的改变往往表现为 T2 低信号。由于肿瘤高摄取FDG，因此相较于 CT 或 MR，单一的检查方法 FDG-PET/MR 准确性更高。PET/MR 在治疗后的初期应用受限，由于与治疗相关的炎症变化和肉芽组织可呈 FDG 阳性并显示增强，因此 MR 也呈假阳性。为了减少假阳性的出现,PET/MR 成像前通常应有约 3 个月的延迟,这也为可能需要进一步手术的患者留出了时间。如果临床怀疑复发,或者在临床检查中发现有明显的病变,可以更早地进行 PET/MR 检查。

(丁莹莹 蔡文立 译)

推荐阅读

Cohan DM, Popat S, Kaplan SE, Rigual N, Loree T, Hicks WL Jr. Oropharyngeal cancer: Current understanding and management. Curr Opin Otolaryngol Head Neck Surg. 2009;17:88–94.

De Felice F, Musio D, Tombolini V. Follow-up in head and neck cancer: a management dilemma. Adv Otolaryngol. 2015;2015:4.

Mukherji SK, Wolf GT. Evaluation of head and neck squamous cell carcinoma after treatment. AJNR Am J Neuroradiol. 2003;24(9):1743–6.

病例 103
复发性涎腺癌

Ana M. Franceschi，Lev Bangiyev

病史

患者男，86 岁，涎腺癌，接受局部晚期放疗和化疗，下颌出现一个新的肿块（图 103.1）。

诊断

复发性涎腺癌。

影像学表现

- 下颌骨左区厚壁团块呈 T1 等信号、T2 等信号（直箭头），中央呈混杂 T2 高信号和 T1 低信号，提示坏死。
- 左下颌区由于放射治疗导致广泛的软组织粘连（三角箭头）。
- PET/MR 融合图像显示病变的前缘 FDG 摄取明显增加，与肿瘤复发一致（弯箭头）。

讨论

涎腺肿瘤的典型表现是无痛的、增大的肿块。唾液腺越小，肿瘤的恶性率越高，舌下和小唾液腺的恶性率为 50%~80%，颌下腺的恶性率为 40%~50%，腮腺的恶性率为 20%~25%。由于腮腺相对较大，高达 70%的涎腺肿瘤发生在腮腺。腮腺最常见的原发恶性肿瘤是黏液表皮样癌，而腺样囊性癌典型累及小唾液腺，并更可能经周围神经系统播散。由于恶性涎腺肿瘤的侵袭性特征以及沿周围神经播散的特性，手术切除、淋巴结清扫和辅助放化疗往往同时使用。

涎腺肿瘤 FDG-PET/MR 的特征性影像学表现依赖于肿瘤分级和组织学亚型。一般来说，良性和恶性唾液腺肿瘤均显示 FDG 摄取增高。然而，恶性肿瘤通常比良性病变表现出更高的代谢活性（Warthin 瘤除外，其与恶性病变有所重叠）。由于恶性涎腺肿瘤具有较高的神经周围扩散倾向，因此通过脂肪抑制、增强后 T1 序列对脑神经进行检查

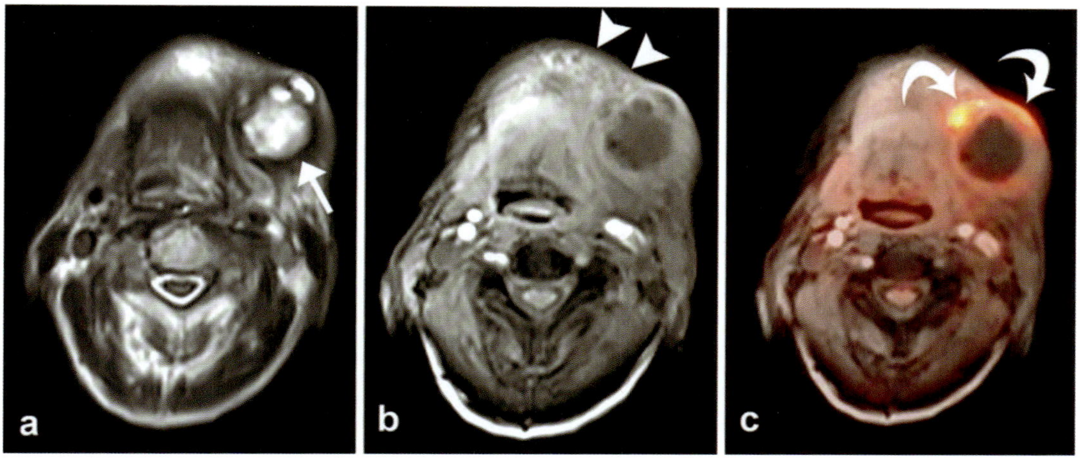

图 103.1 (a)T2 HASTE 轴位图像；(b)T1 VIBE 序列脂肪抑制轴位图像；(c)PET/MR T1 VIBE 序列脂肪抑制轴位融合图像。

是至关重要的，尤其是中枢神经系统的第Ⅶ对面神经。尽管鉴别腮腺的低级别黏液表皮样癌与多形性腺瘤较困难，但高级别的黏液表样癌往往显现出欠规则的边缘，局部浸润性病变在 T1 和 T2 图像上呈低、中等信号。腺样囊性癌通常累及小唾液腺，T1 呈中等信号强度，但 T2 呈高信号，FDG-PET 显像表现为明显均匀的对比增强和摄取增高。

（蔡文立 汪春 译）

推荐阅读

Freling N, Crippa F, Maroldi R. Staging and follow-up of high-grade malignant salivary gland tumours: the role of traditional versus functional imaging approaches—a review. Oral Oncol. 2016;60:157–66.

Sharma P, Jain TK, Singh H, Suman SK, Faizi NA, Kumar R, Bal C, Malhotra A, Kumar R. Utility of (18)F-FDG PET-CT in staging and restaging of patients with malignant salivary gland tumours: a single-institutional experience. Nucl Med Commun. 2013;34(3):211–9.

Yousem DM, Kraut MA, Chalian AA. Major salivary gland imaging. Radiology. 2000;216(1):19–29.

病例 104

扁桃体鳞状细胞癌

James Bai, Lev Bangiyev

病史

患者女，82 岁，右侧扁桃体肿物（图 104.1）。人乳头瘤病毒检测呈阳性。

诊断

扁桃体鳞状细胞癌。

影像学表现

• 扁桃体轴位图像显示右侧腭部肿物，T1 呈等信号，T2 呈轻度高信号（细直箭头）。肿块致右侧舌咽沟消失，轻度累及邻近气道。

• 肿块在 PET/MR 融合图像上表现出异常的代谢活性，与恶性肿瘤一致（弯箭头）。

• 舌根轴位图像显示右侧ⅡA 淋巴结肿大，呈 T1 等强信号和 T2 轻度高信号（宽直箭头）。

• PET/MR 融合图像显示与转移一致的异常高代谢淋巴结。

• 在口腔前部由金属引起的磁敏感伪影致部分信号丢失。

讨论

扁桃体癌是一种口咽癌，涉及咽、腭或舌扁桃体。扁桃体癌最常见的两种类型包括鳞状细胞癌（SCC）和淋巴瘤。常见的症状包括口腔或咽喉痛、口腔疼痛、扁桃体肿胀、耳痛和吞咽困难或疼痛。在 SCC 患者中，将人乳头瘤病毒（HPV）阳性癌与烟草和酒精使用相关的癌区分开来是很重要的，从而进行个体化治疗以及准确预测预后。HPV 阳性的头颈部鳞状细胞癌对放化疗反应较好。

对于早期和局部晚期的头颈部鳞状细胞癌，手术和放疗以及辅助化疗仍是主要的治疗方法。经口内镜头颈外科手术允许外科医生通过微创技术探查肿瘤，同时（因为使用了微创技术）避免了损伤性切口，并降低了发生语言和吞咽功能障碍的风险。调强放疗的引入和先进的成像技术对靶区和危险器官的清晰勾画，使头颈部肿瘤的放疗得到了极大的提高，并因此提高了头颈部肿瘤患者的总生存期和生存质量。

头颈部肿瘤在 MR 图像上往往表现为口咽部的软组织肿块，累及任一扁桃体，通常 T1 呈等信号，T2 呈等至轻度高信号，增

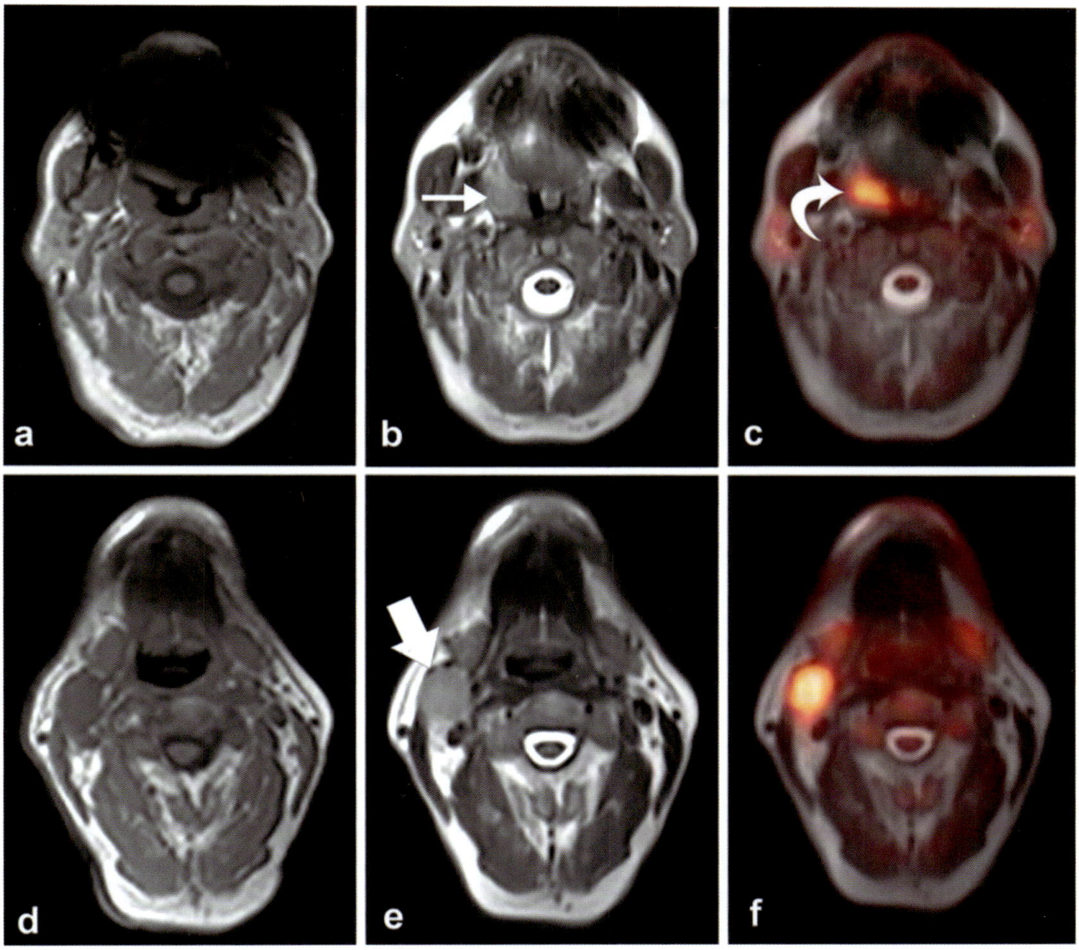

图 104.1　(a)T1 轴位图像(腭扁桃体);(b)T2 HASTE(腭扁桃体);(c)FDG-PET/MR T2 HASTE 轴位融合图像(腭扁桃体);(d)T1 轴位图像(舌根);(e)T2 HASTE 轴位图像(舌根);(f)FDG-PET/MR T2 HASTE 轴位融合图像(舌根)。

强后明显均匀强化。晚期扁桃体肿瘤可显示坏死区域，表现为 T1 低信号区和 T2 高信号区,呈不均匀强化。此外,这些肿瘤最初转移到同侧淋巴结，在晚期转移到对侧淋巴结（特别是当肿瘤越过中线时）。HPV 阳性肿瘤更常见于分期较晚且伴有较大的转移性淋巴结的患者，在影像学上常表现为囊性或坏死性外观。

许多关于头颈部肿瘤的 FDG-PET 研究表明，较高的 SUV 摄取值往往与较晚的晚期、更大的肿瘤体积和更差的分化有关。一项 Meta 分析研究发现，因为高 SUVmax 与预后不良具有相关性,因此,原发性肿瘤 SUVmax 可作为头颈部鳞状细胞癌患者的预后指标。虽然没有确切的 SUV 阈值可用于区分，但具有高 SUV 的患者可能需要更激进的治疗手段，而低 SUV 的患者则不需要。判断恶性淋巴结的 SUV 阈值可因淋巴结的大小而异。PET/MR 联合成像同时利用解剖和功能分析为这些患者提供了更好的选择，并提供预后信息。

（管一晖 李淑娟 译）

推荐阅读

Cantrell SC, Peck BW, Li G, Wei Q, Sturgis EM, Ginsberg LE. Differences in imaging characteristics of HPV-positive and HPV-negative oropharyngeal cancers: a blinded matched-pair analysis. AJNR Am J Neuroradiol. 2013;34(10):2005–9.

Loeffelbein DJ, Souvatzoglou M, Wankerl V, Dinges J, Ritschl LM, Mücke T, et al. Diagnostic value of retrospective PET-MRI fusion in head-and-neck cancer. BMC Cancer. 2014;14:846.

Rischin D, Ferris RL, Le QT. Overview of advances in head and neck cancer. J Clin Oncol. 2015;33(29):3225–6.

Xie P, Li M, Zhao H, Sun X, Fu Z, Yu J. 18F-FDG PET or PET-CT to evaluate prognosis for head and neck cancer: a meta-analysis. J Cancer Res Clin Oncol. 2011;137(7):1085–93.

病例 105

良性甲状腺腺瘤

Laura L. Rosenkrantz，Robert Matthews

病史

患者女，55 岁，评估副肿瘤性感觉神经病变（图 105.1）。

诊断

良性甲状腺腺瘤。

影像学表现

• 甲状腺右侧叶肿物，T1 呈等信号（局部高信号），T2 呈轻度不均匀的等信号（细直箭头）。

• PET/MR 融合图像显示甲状腺肿块内部不确定的局灶性 FDG 摄取增高（弯箭头）。

• 冠状位图像显示该病灶 T2 呈轻度不均匀等信号伴局灶性代谢增高（宽直箭头），推挤气管（*）向左侧偏移。

• 随后的穿刺检查显示为良性甲状腺腺瘤。

讨论

甲状腺结节很常见，尸检的检出率约为 50%。甲状腺结节的形状、质地和活动度各异，是由多种原因引起的，包括碘缺乏、正常甲状腺组织过度生长、囊肿、甲状腺炎、多结节性甲状腺肿或肿瘤。大多数结节不会引起任何体征或症状，只是在体检或影像学检查中偶然发现。然而，如果结节变大，就会被看到和感觉到，并对周围的结构包括气管和食管产生占位效应，导致呼吸短促和吞咽困难。有些结节分泌甲状腺激素，引起甲状腺功能亢进的症状，如心动过速、震颤、体重减轻和对热耐受不良。约 95%的甲状腺结节是良性的。甲状腺恶性肿瘤最常见于儿童、<30 岁或>60 岁的成年人，以及有甲状腺癌家族史或曾接受过头颈部放射治疗的患者。

超声是评价甲状腺结节的金标准，是诊断甲状腺内病变最敏感的方法。MR 在甲状腺结节的初步定性中作用有限，但已被证明在评估甲状腺癌向邻近结构（包括气管和食

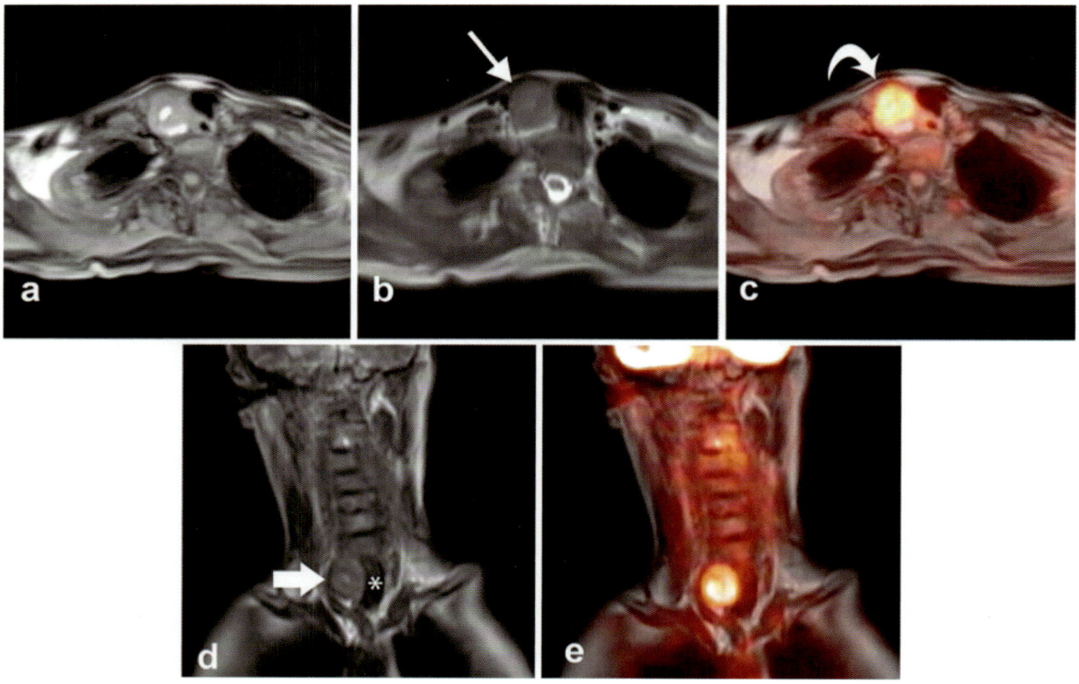

图 105.1 (a)T1 径向 VIBE 序列脂肪抑制轴位图像;(b)T2 HASTE 轴位图像;(c)PET/MR T1 径向 VIBE 序列脂肪抑制轴位融合图像;(d)T2 TSE 冠状位图像;(e)PET/MR T2 TSE 冠状位融合图像。

管)的转移以及评估区域转移性淋巴结病方面非常有效。与颈部肌肉相比,甲状腺 T1 呈稍高信号,T2 呈等至稍高信号。结节是典型的高信号肿块,可以是均质的,也可以是非均质的。

在接受 PET 显像的患者中,有 1%~4% 的患者甲状腺内偶然发生局灶性 FDG-PET 摄取。弥漫性摄取增高通常提示良性病变,往往是慢性甲状腺炎。局灶性 FDG 摄取常为恶性肿瘤,需要进一步行超声引导下的 FNA 活检。SUV 值越高,甲状腺结节恶性的可能性越大。FDG-PET 扫描对未分化甲状腺癌患者尤其有用(这类病变不再摄取放射性碘)。通过使用颈部专用 MR 成像序列的 PET/MR 能有效评估局部甲状腺癌复发和远处转移。

(谢燃 孙龙 译)

推荐阅读

Chen L, Xu J, Bao J, Huang X, Hu X, Xia Y, et al. Diffusion-weighted MRI in differentiating malignant from benign thyroid nodules: a meta-analysis. BMJ Open. 2016;6(1):e008413.

Dong MJ, Liu ZF, Zhao K, Ruan LX, Wang GL, Yang SY, et al. Value of 18F-FDG-PET/PET-CT in differentiated thyroid carcinoma with radioiodine-negative whole-body scan: a meta-analysis. Nucl Med Commun. 2009;30:639–50.

Marcus C, Whitworth PW, Surasi DS, Pai SI. PET/CT in the Management of Thyroid Cancers. Nucl Med Mol Imaging. 2014;202:1316–29.

Tanpitukpongse TP, Grady AT, Sosa JA, Eastwood JD, Choudhury KR, Hoang JK. Incidental thyroid nodules on CT or MRI: discordance between what we report and what receives workup. AJR Am J Roentgenol. 2015;205(6):1281–7.

病例 106

咽后壁癌

Matthew Comito,James Bai

病史

患者男,80 岁,头颈部肿瘤(咽喉壁)分期(图 106.1)。

诊断

咽后壁癌。

影像学表现

- MR 表现为下咽后壁的外生性软组织肿块, 主要表现为 T1 低信号、T2 轻度高信号和 STIR 高信号(直箭头)。
- 虽然咽后间隙有呈 T2 高信号(三角箭头)的水肿性改变,但椎前间隙的保留使手术切除变得可行。
- 对比增强后 MR 显示均匀增强的肿块。
- PET/MR 显示肿瘤内明显的 FDG 摄取,与恶性肿瘤一致(弯箭头)。

讨论

原发于咽后间隙(RPS)的肿瘤相当少见。脂肪瘤是这些原发肿瘤中最常见的一种, 并且倾向于沿着 RPS 生长。更常见的是,口咽或鼻咽肿瘤会直接侵犯 RPS。这些侵袭性肿瘤中最常见的是鳞状细胞癌。肿瘤从 RPS 向椎前间隙的扩展受到咽基底膜的限制。在 RPS 中,在纵向没有边界,直至肿瘤向上延伸至达颅底,接触到附着在颅底的颊咽筋膜。鳞状细胞癌也是累及 RPS 的最常见的原发性恶性肿瘤。其他不太常见的恶性肿瘤包括小涎腺肿瘤和淋巴瘤。

TNM 分级系统用于头颈部肿瘤, 用于描述肿瘤的程度 (T 为肿瘤的大小,N 为区域淋巴结转移,M 为肿瘤向身体其他器官转移或远处转移)。TNM 分期系统最终用于指导治疗计划和确定肿瘤的可切除性。主要有 3 个标准确定呼吸和消化道肿瘤的可切除性,包括血管侵犯、椎前间隙侵犯和纵隔侵犯。然而,不可切除的肿瘤不一定是不可治愈的,这些患者应接受化疗和放疗。

椎前间隙的侵犯在临床上是根据椎前肌肉组织是否受累来定义的。累及椎前肌肉组织并突破椎前筋膜的肿瘤被认为是不可切除的,这是因为沿头长肌切除病灶是非常困难的,且没有生存受益。在头颈部肿瘤的分期中, 传统的成像方法 (如 MR、CT 和

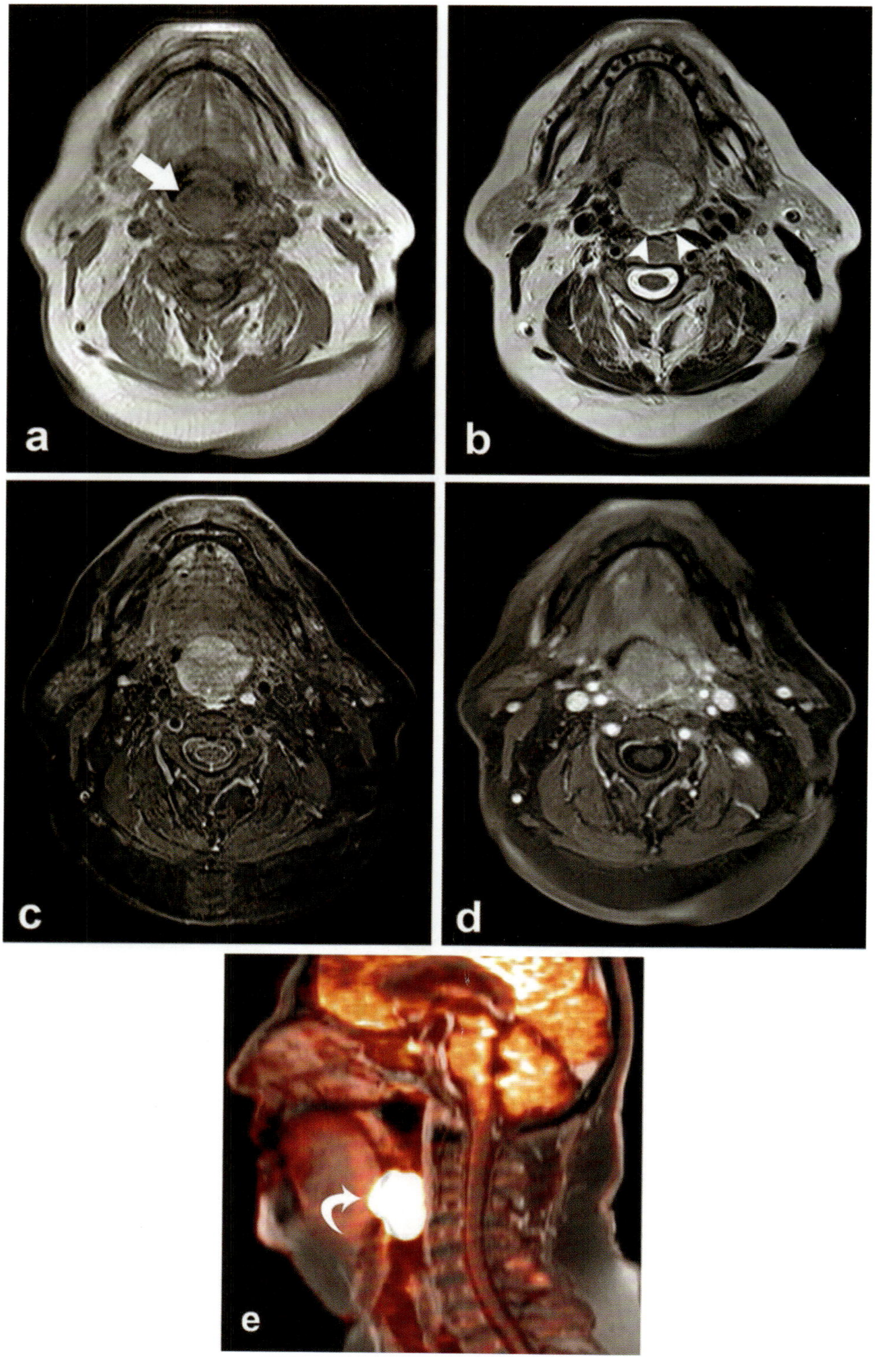

图 106.1 (a)T1 轴位图像;(b)T2 TSE 轴位图像;(c)STIR 序列矢状位图像;(d)T1 径向 VIBE 序列脂肪抑制增强后轴位图像;(e)PET/MR T1 径向 VIBE 序列脂肪抑制增强后矢状位融合图像。

PET)具有各自的优势。MR 固有的软组织分辨率优势使其在骨髓侵犯、颅内侵犯、舌深肌侵犯、神经周围播散等方面成为可靠的检测手段。MR 上呈 T1 高信号的咽后脂肪提示椎前间隙未被侵犯。若椎前肌 T2 信号异常或发现椎前肌内结节往往提示椎前肌群受累。CT 在检测骨皮质侵犯方面优于 MR。

FDG-PET 在检测淋巴结转移(N 期)和远处转移(M 期)方面优于 MR 和 CT。与传统的成像方式相比,FDG-PET/MR 将 MR 提供的成分复杂的头颈部解剖形态信息和 PET 较高的代谢成像敏感性相结合，因此,可以更准确地评估原发肿瘤和 TNM 分期。口咽部和鼻咽部恶性肿瘤的 FDG 摄取明显，因此,PET 对肿瘤边界的勾画有助于对咽后间隙受累程度的评估。

(廖承德　周智洋　译)

推荐阅读

Chong VF, Fan YF. The retropharyngeal space: route of tumour spread. Clin Radiol. 1998;53(1):64–7.

Debnam JM, Guha-Thakurta N. Retropharyngeal and prevertebral spaces: anatomic imaging and diagnosis. Otolaryngol Clin N Am. 2012;45(6):1293–310.

Hsu WC, Loevner LA, Karpati R, Ahmed T, Mong A, Battineni ML, et al. Accuracy of magnetic resonance imaging in predicting absence of fixation of head and neck cancer to the prevertebral space. Head Neck. 2005;27(2):95–100.

病例 107
声门上型喉癌

Apar Gupta

病史

患者男，73 岁，吞咽困难数月，CT 发现会厌肿块。行 PET/MR 评估肿瘤的范围和分期(图 107.1)。

诊断

声门上型喉癌伴淋巴结转移。

影像学表现

• 对比增强后会厌体及左侧叶软组织肿块强化，STIR 呈高信号，病灶穿过中线累及右叶(宽直箭头)并向前延伸至会厌前区，与带状肌分界不清。

• 会厌肿块在 PET/MR 融合图像上有较强的 FDG 摄取(三角箭头)。

• 左侧ⅡA 区淋巴结增大，STIR 呈高信号(细直箭头)，其高代谢部分局限于其前部，提示该转移淋巴结内部坏死。

• 右侧ⅡA 淋巴结(弯箭头)增大伴代谢增高，符合转移。

讨论

声门上鳞状细胞癌较声门喉癌少见，在美国占喉癌的 30%~40%。其治疗与声门或声门下的癌症不同；同时由于其位置特点，治疗可能影响语言、吞咽和呼吸功能。声门上喉部可分为 4 个部分：会厌、假声带、杓状软骨和杓会厌襞。声门上区的淋巴管密度较大，这导致颈部淋巴结转移的发生率高于喉的其他部位。

通过横断面影像评估声门上型癌是否存在会厌前间隙的扩散、甲状腺软骨的侵犯或咽外黏膜下的累及是很重要的，决定了不同的 T 分期。MR 提供了很好的软组织对比度，可以很容易地显示会厌前间隙和会厌旁间隙的侵犯，由于上述部位富含脂肪，因此，最好在 T1 图像上进行评估。软骨侵犯和淋巴结转移也可以通过 MR 进行全面评估。肿瘤和转移灶在 T1 上呈等强信号，T2 上呈高信号，增强后强化明显。在根治性放疗开始前，若 MR 发现会厌前间隙扩大或甲状软骨受累，往往提示预后不良。

颈淋巴结受累是最重要的预后因素之

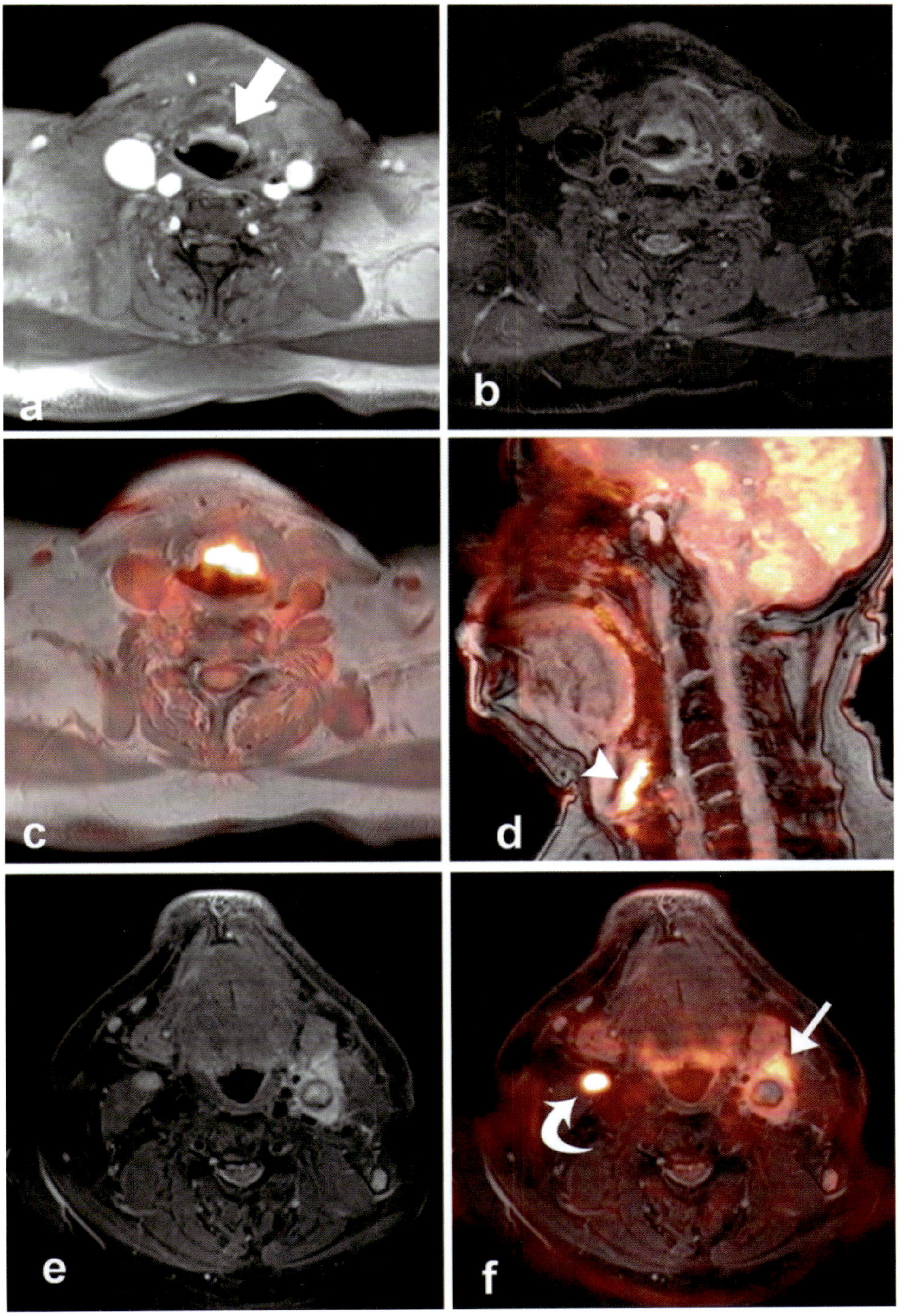

图 107.1　(a)T1 径向 VIBE 序列增强后轴位图像;(b)STIR 序列轴位图像;(c)PET/MR T1 轴位融合图像;(d)PET/MR T1 GRE 序列矢状位融合图像;(e)STIR 序列轴位图像(更高层面);(f)PET/MR STIR 序列轴位融合图像(更高层面)。

一。当仅根据大小标准和形态学进行评估(无论是 CT 还是 MR)时,假阴性结果的发生率很高。FDG-PET 显像的主要作用除了确定原发肿瘤的范围外,还可检测区域淋巴结受累和远处转移。PET/CT 在评估声门上型喉癌和其他头颈部肿瘤方面的一个局限性是:其不能准确地评估原发肿瘤位置、肿瘤扩散程度以及肿瘤与邻近结构的关系。这可以通过结合 MR 所提供的优质软组织对比信息和 PET 获得的代谢信息来弥补。在喉癌中,发生功能障碍的颈淋巴结转移患者(即使原发灶不明)往往需要勾画更大的靶区。已有研究表明,高代谢活动的程度可以预测肿瘤的生物学行为,提供预后信息,并确定哪些患者可能需要更积极的治疗。此外,PET/MR 可用于评估治疗反应、检测肿瘤复发(特别是在第 1 年内)。FDG-PET/MR 在喉癌的分期、再分期、放疗计划和治疗后随访评估方面是一个很好的工具。

(廖承德 王雪鹃 译)

推荐阅读

Cacicedo J, Navarro A, Del Hoyo O, Gomez-Iturriaga A, Alongi F, Medina JA, et al. Role of fluorine-18 fluorodeoxyglucose PET/CT in head and neck oncology: the point of view of the radiation oncologist. Br J Radiol. 2016;89(1067):20160217.

Ljumanović R, Langendijk JA, Schenk B, Van Wattingen M, Knol DL, Leemans CR, et al. Supraglottic carcinoma treated with curative radiation therapy: identification of prognostic groups with MR imaging. Radiology. 2004;232(2):440–8.

病例 108

颞下窝复发性横纹肌肉瘤

Matthew Comito

病史

患者男，15 岁，颞下窝横纹肌肉瘤，手术切除和放疗后再分期(图 108.1)。

诊断

复发性颞下窝横纹肌肉瘤。

影像学表现

• 轴位 T1 图像显示左侧颞下窝轻度低信号肿块（细直箭头），增强后不均匀强化(三角箭头)。

• 高 DWI 和低 ADC 信号显示弥散受限，这是横纹肌肉瘤(宽直箭头)的特征。

• PET/MR 融合图像显示肿块内异常高代谢(弯箭头)。

• 治疗后 3 个月的 PET/MR 融合图像显示，肿瘤的高代谢活性明显降低。

讨论

颞下窝(也被称为咀嚼间隙)病变主要是原发的良性或恶性肿瘤。颞下窝损伤很少是由先前的干预或创伤而遗留的后遗症。颞下窝前面是上颌骨后壁，侧面是颧骨和颞肌，下方与翼内肌相连，上方与蝶骨大翼相连，内侧是翼突外侧板。由于空间有些隐蔽，不适于体格检查，因此，该部位肿瘤发现较晚。最常见的原发恶性肿瘤是腺样囊性癌。这些肿瘤生长缓慢，诊断时已累及周围神经，因此无法切除。即使可以切除，复发率也很高。颞下窝的其他恶性肿瘤包括霍奇金淋巴瘤、横纹肌肉瘤、鳞状细胞癌和原发性骨肿瘤。良性肿瘤包括神经鞘瘤、脑膜瘤、鼻咽纤维瘤和血管瘤。

MR 具有良好的组织对比度，是评估该区域病变的一种很好的成像方式。由于肿瘤是否累及周围神经对临床管理影响较大，因此，需要仔细评估三叉神经和面神经是否受

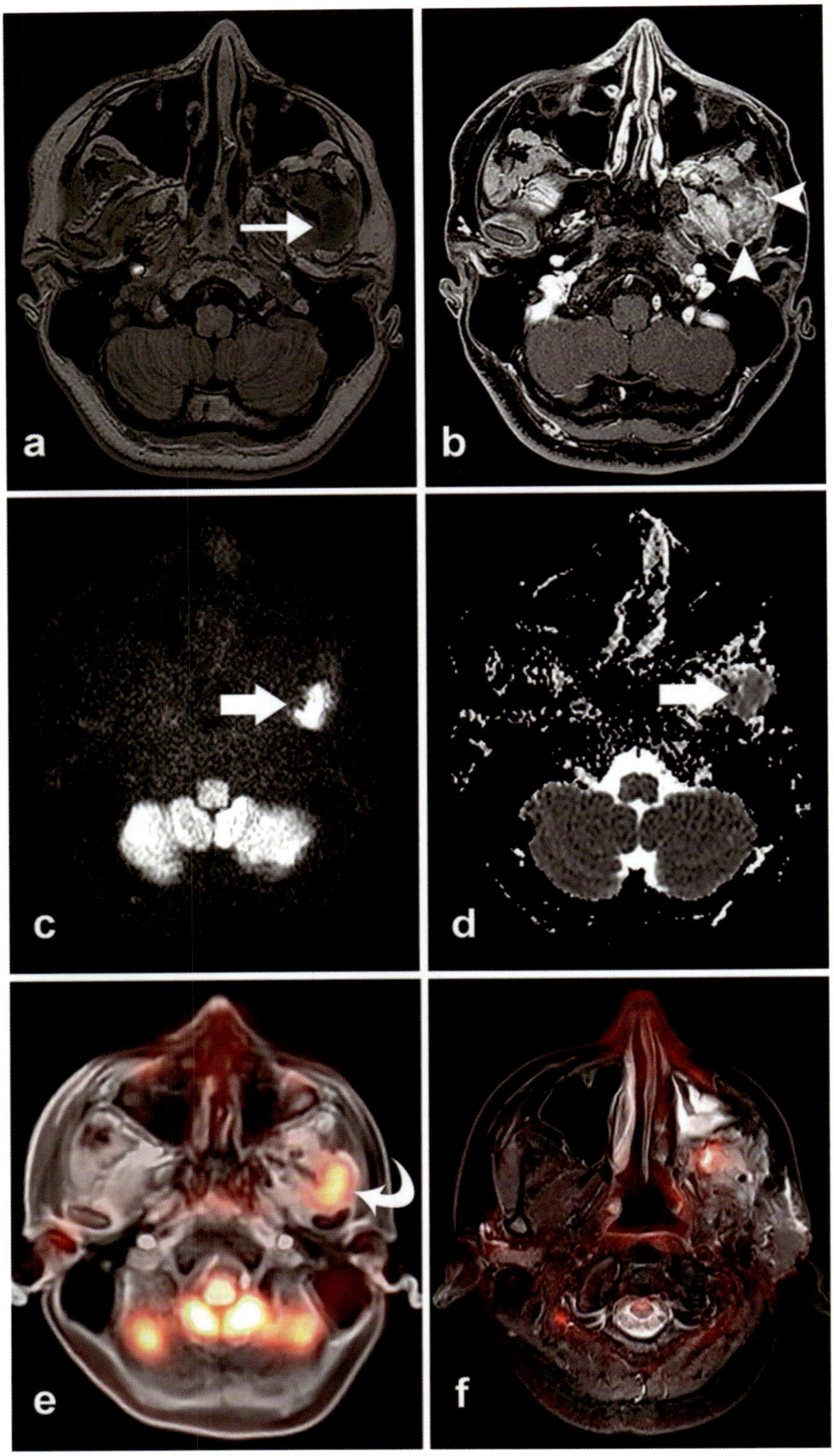

图 108.1 (a)T1 轴位图像;(b)T1 脂肪抑制增强后轴位图像;(c)DWI 轴位图像;(d)ADC 轴位图像;(e)FDG-PET/MR T1 径向 VIBE 序列脂肪饱和轴位融合图像;(f)FDG-PET/MR STIR 序列轴位融合图像(治疗后 3 个月)。

累。神经异常增强或增厚被认为是神经受累的主要征象。横纹肌肉瘤是儿童头颈部第 2 常见的原发肿瘤且有沿神经通路转移的倾向。这类肿瘤细胞密度较高，因此，通常呈 T2 低信号、扩散受限且不均匀强化。在颞下窝，神经受累沿着三叉神经的 V2（上颌支）和 V3 分支（下颌支）扩散。V2 受累时圆孔扩张，V3 受累时卵圆孔扩张，上述显像并不少见。此外，由于三叉神经与面神经有多种连接，因此，也必须仔细评估面神经。通过比较神经信号差异、粗细不同及对侧孔（圆孔或卵圆孔）的大小将有助于做出正确的诊断。

PET/MR 可以提供临床医生之前无法获得的信息，且相比 PET/CT 降低了年轻患者的辐射剂量。MR 提供了良好的软组织分辨率用于鉴别肿块与非病变组织，这最终将直接影响患者的治疗。MR 的缺点之一是在确定形态正常、亚厘米级别的淋巴结转移时的敏感性较低，因为淋巴结评估严重依赖于淋巴结的大小和形态。PET 在 N 期评估中更敏感，因其通过检测区域淋巴结内的代谢活动评估病情。此外，评估治疗反应、检测肿瘤复发、鉴别治疗相关的变化与真正的疾病进展或复发，PET/MR 也是首选。

（蔡文立　廖承德　译）

推荐阅读

Freling NJ, Merks JH, Saeed P, Balm AJ, Bras J, Pieters BR, et al. Imaging findings in craniofacial childhood rhabdomyosarcoma. Pediatr Radiol. 2010;40(11):1723–38. quiz 1855

Majoie CB, Hulsmans FJ, Verbeeten B Jr, Castelyns JA, Oldenburger F, Schouwenburg PF, et al. Perineural tumor extension along the trigeminal nerve: magnetic resonance imaging findings. Eur J Radiol. 1997;24(3):191–205.

Platzek I, Beuthien-Baumann B, Schneider M, Gudziol V, Langner J, Schramm G, et al. PET/MRI in head and neck cancer: initial experience. Eur J Nucl Med Mol Imaging. 2013;40(1):6–11.

Tiwari R, Quak J, Egeler S, Smeele L, Waal IV, Valk PV, et al. Tumors of the infratemporal fossa. Skull Base Surg. 2000;10(1):1–9.

病例 109

沃辛瘤(Warthin 瘤)

Ana M. Franceschi

病史

患者女,82 岁, 右侧腮腺无痛性肿大,考虑为肿瘤(图 109.1)。

诊断

Warthin 瘤。

影像学表现

• 右侧腮腺结节, 突出于腮腺轮廓之外,边界清楚,呈 T1 高信号和 T2 轻度高信号(白色直箭头)。

• PET 融合图像显示右侧腮腺结节有强烈的高代谢活动(白色弯箭头)。

• 更低层面的 PET 融合显示右侧腮腺内第 2 个高代谢结节(白色三角箭头)。

• PET MIP 图像显示右侧腮腺两个结节的关系 (黑色三角箭头), 提示 Warthin 瘤。

讨论

大多数唾液腺肿瘤发生在腮腺,可能与其相对较大的体积有关。最常见的良性涎腺肿瘤是多形性腺瘤,又称良性混合瘤和 Warthin 瘤。对于良性唾液腺肿瘤,手术切除通常是可治愈的。多形性腺瘤由于囊化不良和易于播散,可在手术部位复发。此外,多形性腺瘤有可能恶性变。良性多形性腺瘤 T1 呈典型的低信号;T2 呈明显高信号,特别是黏液样亚型; 增强后 T1 呈不均匀性强化。25%的多形性腺瘤 FDG 摄取增高。多形性腺癌是由多形性腺瘤引起的恶性肿瘤。随着时间的推移, 其发病风险从第一个 5 年的 1.5%增加到 15 年后的 9.5%。

Warthin 瘤是第 2 常见的良性唾液腺肿瘤,男性多见。与多形性腺瘤不同,Warthin 瘤的恶性转化潜力极低。它们通常是多灶性或双侧的,30%的患者有含胆固醇的囊变。这些肿瘤典型的表现为 T1 呈中等信号,特别是它们的囊性区域;T2 呈中等信号且增强不明显。Warthin 瘤 FDG-PET 显像呈高代谢。多形性腺瘤与恶性唾液腺肿瘤相比,通常表现为较低的 FDG 摄取。然而,Warthin 瘤摄取 FDG 的程度与恶性肿瘤有重叠,这些肿瘤可在全身 PET/MR 检查时偶然被发现。因此,对于任何唾液腺的高代谢病变应进一步行细针抽吸活检, 以确定肿瘤的类

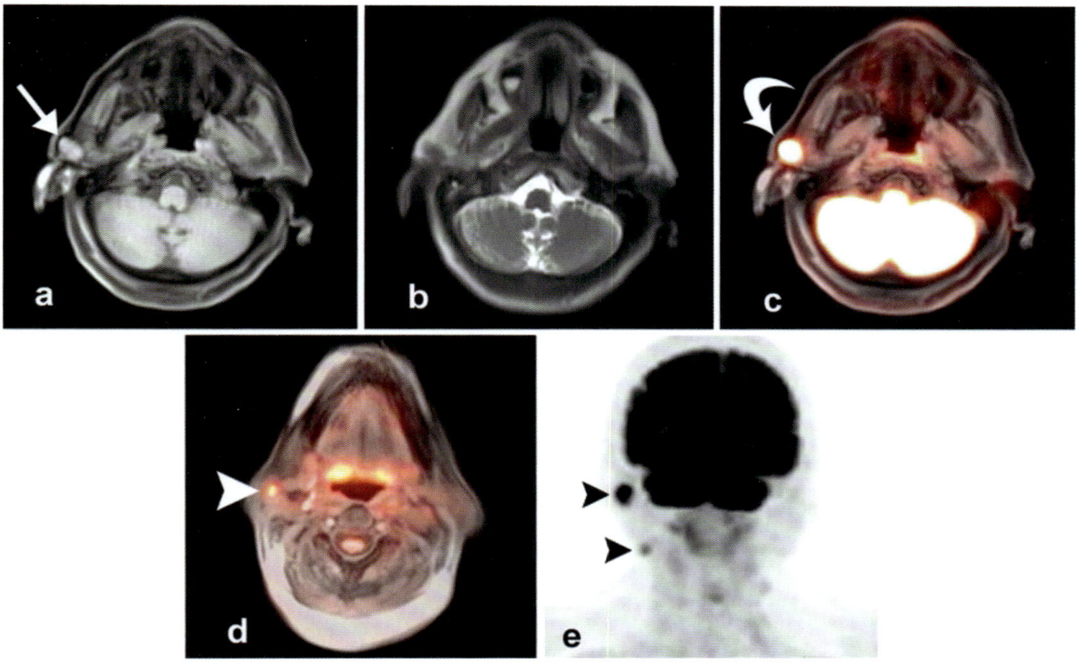

图 109.1　(a)T1 径向 VIBE 序列脂肪抑制轴位图像;(b)T2 HASTE 序列轴位图像;(c)FDG-PET/MR T1 径向 VIBE 序列脂肪抑制轴位融合图像;(d)FDG-PET/MR T1 径向 VIBE 序列轴位向融合图像(更低层面);(e)FDG-PET MIP 冠状位图像。

型，这反过来将决定进一步的诊疗。全身 FDG-PET 显像的优点是能早期发现远处转移,因此对高度恶性唾液腺肿瘤患者的治疗具有重要意义。然而,由于低级别唾液腺肿瘤摄取 FDG 较低，故不推荐将其作为此类肿瘤(低级别恶性唾液腺肿瘤)的常规检查手段。

(李铭　赵升　译)

推荐阅读

Freling N, Crippa F, Maroldi R. Staging and follow-up of high-grade malignant salivary gland tumours: the role of traditional versus functional imaging approaches - a review. Oral Oncol. 2016;60:157–66.

Sharma P, Jain TK, Singh H, Suman SK, Faizi NA, Kumar R, et al. Utility of (18)F-FDG PET-CT in staging and restaging of patients with malignant salivary gland tumours: a single-institutional experience. Nucl Med Commun. 2013;34(3):211–9.

Yousem DM, Kraut MA, Chalian AA. Major salivary gland imaging. Radiology. 2000;216(1):19–29.

病例 110

头皮鳞状细胞癌

Laura L. Rosenkrantz, Robert Matthews

病史

患者男，81岁，皮肤癌，出现头皮病变1年余（图110.1）。

诊断

头皮鳞状细胞癌。

影像学表现

- MR显示T1等信号（直箭头）、T2高信号（弯箭头）的双侧头部病变，累及头皮全层。
- PET/MR融合图像显示病灶摄取FDG明显增高，符合恶性病变。
- 未见明显的骨侵犯。

讨论

鳞状细胞癌（SCC）是由皮肤上层细胞不受控制的生长所致。它是第2常见的皮肤癌，在美国每年有>100万的确诊病例。它主要由累积紫外线（UV）照射引起，因此，最常见于经常暴露在阳光下的部位，如头皮、耳郭、嘴唇、面部、颈部、手、手臂和下肢。风险因素包括白皙皮肤、浅色头发、浅色眼睛、男性、年龄>50岁、有过度暴露在阳光下的历史，或那些有遗传性紫外线敏感症状的人，如着色性干皮症。在临床上，头皮鳞状细胞癌可表现为有鳞的红斑、伤口、溃疡或疣，可结痂或出血。诊断以临床为主，根据病史和皮肤检查，然后经活检确认。

头颈部鳞状细胞癌的初步诊断通常仅由临床确定。偶尔会行CT扫描，以评估软组织受累的深度、潜在的骨侵犯和淋巴结转移的程度。CT在显示头皮深部骨质皮层破坏方面表现较好。MR是评价周围神经侵犯和眼眶或颅内受累的首选方法，因为肿瘤T2呈高信号，T1相对于肌肉呈等信号，并且钆增强后显示强化，因此，有助于确定肿瘤累及的范围。

与其他头颈部肿瘤相似，头颈部鳞状细胞癌在PET/MR图像上显示为FDG摄取增高。FDG-PET可用于鳞状细胞癌的初始分期、治疗计划的制订、治疗效果评估以及监测复发。PET/MR可以界定肿瘤的范围，但在检测转移性病灶，特别是颈部以外的区域淋巴结和远处转移方面最有价值。

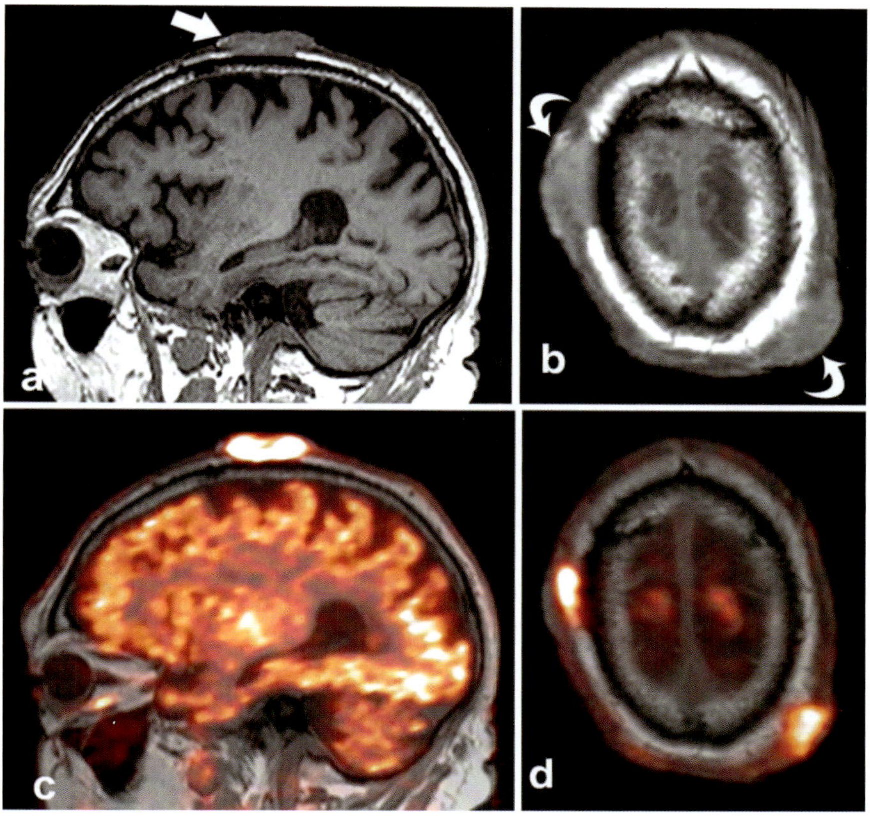

图 110.1　(a)MPRAGE 矢状位图像；(b)T2 轴位图像；(c)PET/MR MPRAGE 矢状位融合图像；(d)PET/MR MPRAGE 轴位融合图像。

（廖承德　谢燃　译）

推荐阅读

Bhat V, Devere J, Ramakrishanan A, Kuriakose MA. Perineural spread in squamous cell carcinoma of the face: an overlooked facet of information on imaging. J Maxillofac Oral Surg. 2016;15(3):390–3.

Castaldi P, Leccisotti L, Bussu F, Miccichè F, Rufini V. Role of 18F-FDG PET-CT in head and neck squamous cell carcinoma. Acta Otorhinolaryngol Ital. 2013;33(1):1–8.

Lang PG Jr, Braun MA, Kwatra R. Aggressive squamous carcinomas of the scalp. Dermatol Surg. 2006;32(9):1163–70.

病例 111

眼眶结节病

Dharmesh Tank, Anuj Rajput

病史

患者男，58 岁，疑似眼眶淋巴瘤（图 111.1）。

诊断

眼眶结节病（又称眼眶肉样瘤病）。

影像学表现

- 右眼眶上外侧泪腺区见一 T1 等信号、T2 低信号的肿块（直箭头）。
- 增强后肿块呈相对均匀强化。
- PET/MR 融合图像显示肿块内 FDG 摄取增高。
- 随后活检显示多发性小的非干酪样肉芽肿，与结节病一致。

讨论

考虑眼眶实性病变时，鉴别诊断范围较广，包括各种病因，如肿瘤（淋巴瘤、多发性骨髓瘤、脑膜瘤、转移瘤、视神经胶质瘤）、炎症性（假瘤和甲状腺性眼病）、肉芽肿（结节病和韦格纳肉芽肿）、血管性（眼眶静脉曲张、静脉畸形）、感染性和先天性（婴儿血管瘤）。淋巴瘤是老年人最常见的眼眶肿瘤，脉络膜黑色素瘤是最常见的成人原发性眼部恶性肿瘤，乳腺癌是最常见的转移到眼眶的恶性肿瘤。

复视、眼球突出、视力下降、眼痛是非创伤性眼眶病变患者常见的症状。除了临床检查外，还需要行 CT 和 MR 扫描。MR 为评价眼眶病变提供了有价值的解剖学信息。结节病是一种多系统肉芽肿性疾病，10%~50% 的患者眼眶受累。葡萄膜炎是迄今为止眼眶结节病的最常见表现，通常是双侧的。眼眶结节病可能类似于转移性疾病，常累及泪腺、眼外肌、视神经、视神经鞘和视交叉。

结节病累及泪腺在增强 CT 和 MR 图像上表现为典型的腺体增大和强化，T1 和 T2 均呈低信号，T2 也可呈高信号，对比增强后表现为均匀强化。FDG-PET/MR 显示结节病相关结构中 FDG 摄取增高。由于 SUV 的增加也可见于其他疾病，如淋巴瘤、转移瘤和其他恶性肿瘤，活检往往是诊断的必要手段。还需要注意的是，结节病可以与恶性肿瘤共存。无论如何，FDG-PET/MR 有助于确定所关注的部位和组织，并作为眼眶结节病

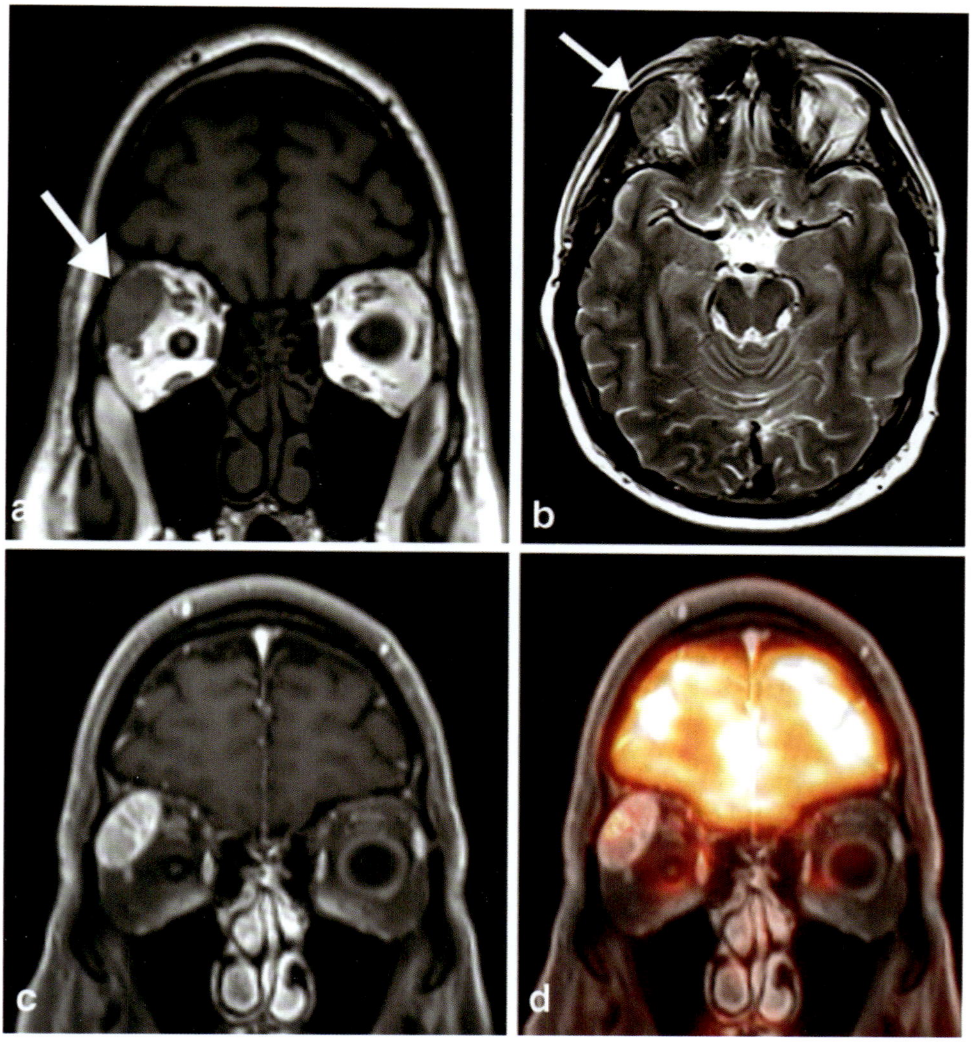

图 111.1　(a)T1 冠状位图像;(b)T2 轴位图像;(c)TI VIBE 序列脂肪抑制钆对比剂增强冠状位图像;(d) FDG PET/MR T1 VIBE 序列脂肪抑制钆增强融合图像。

患者的活检指南。当眼眶结节病是疾病的最初表现时,全身 PET 显像可显示肺门淋巴结病变和典型的胸部肺异常。患者对系统性类固醇治疗的反应良好,病灶 FDG 活性减低。

(孙夕林　孙华　译)

推荐阅读

Chowdhury FU, Sheerin F, Bradley KM, Gleeson FV. Sarcoid-like reaction to malignancy on whole-body integrated 18F-FDG PET/CT: prevalence and disease pattern. Clin Radiol. 2009;64:675–81.

Iannuzzi MC, Rybicki BA, Teirstein AS. Sarcoidosis. N Engl J Med. 2007;357:2153–65.

Tailor TD, Gupta D, Dalley RW, Keene CD, Anzai Y. Orbital neoplasms in adults: clinical, radiologic, and pathologic review. Radiographics. 2013;33(6): 1739–58.

Teirstein AS, Machac J, Almeida O, Lu P, Padilla ML, Iannuzzi MC. Results of 188 whole-body fluorodeoxyglucose positron emission tomography scans in 137 patients with sarcoidosis. Chest. 2007;132:1949–53.

第 6 部分

神经系统

病例 112

高级别胶质瘤

Anuj Rajput, Michael Goodman, Lev Bangiyev

病史

患者女,59岁,癫痫发作,最近的脑部MR检查发现左侧颞叶病变(图112.1)。

诊断

高级别胶质瘤。

影像学表现

- 注射对比剂后T1图像显示左侧颞叶肿块不均匀强化(宽直箭头)。
- FLAIR显示左内侧颞叶由于肿块和相关水肿而呈高信号。内侧颞叶由于肿块和水肿压迫发生轻度移位(弯箭头),脑沟和大脑外侧裂消失。
- PET/MR融合图像显示与恶性肿瘤一致的高代谢活性,其范围比增强区更广。
- 肿块弥散受限,表现为DWI高信号,ADC低信号(细直箭头)。
- 波谱显示胆碱峰显著升高,N-乙酰天冬氨酸峰显著降低。

讨论

常规MR成像序列显示左侧颞叶大面积病变,FLAIR呈高信号,扩散明显受限,增强后边界不清。PET显像显示病灶有明显的高代谢活性,与恶性肿瘤一致。根据病变部位和MR特点,鉴别诊断包括疱疹性脑炎和原发性高级别胶质瘤。MRS显示胆碱峰明显升高,N-乙酰天冬氨酸(NAA)峰明显降低。NAA是神经元组织的标志物,通常随着正常脑实质的破坏而减少。胆碱是细胞更新的标志物,因此通常在肿瘤中升高。增强后病灶边缘的外围组织中胆碱升高是胶质瘤等浸润性肿瘤的特征性表现。

WHO根据组织学分级系统对中枢神经肿瘤进行分类,在组织学分级系统中,分级越高的肿瘤越容易浸润和进展,患者预后越差。尽管最终的分级是通过活组织检查来完成的,但非侵入性影像学检查可以用来评估某些具有影像学特征的肿瘤的范围以确定分级。这些肿瘤的评估通常采用先进的成像技术,这些技术有助于肿瘤分级以及区分胶质瘤和转移瘤,也可用于评估治疗效果。

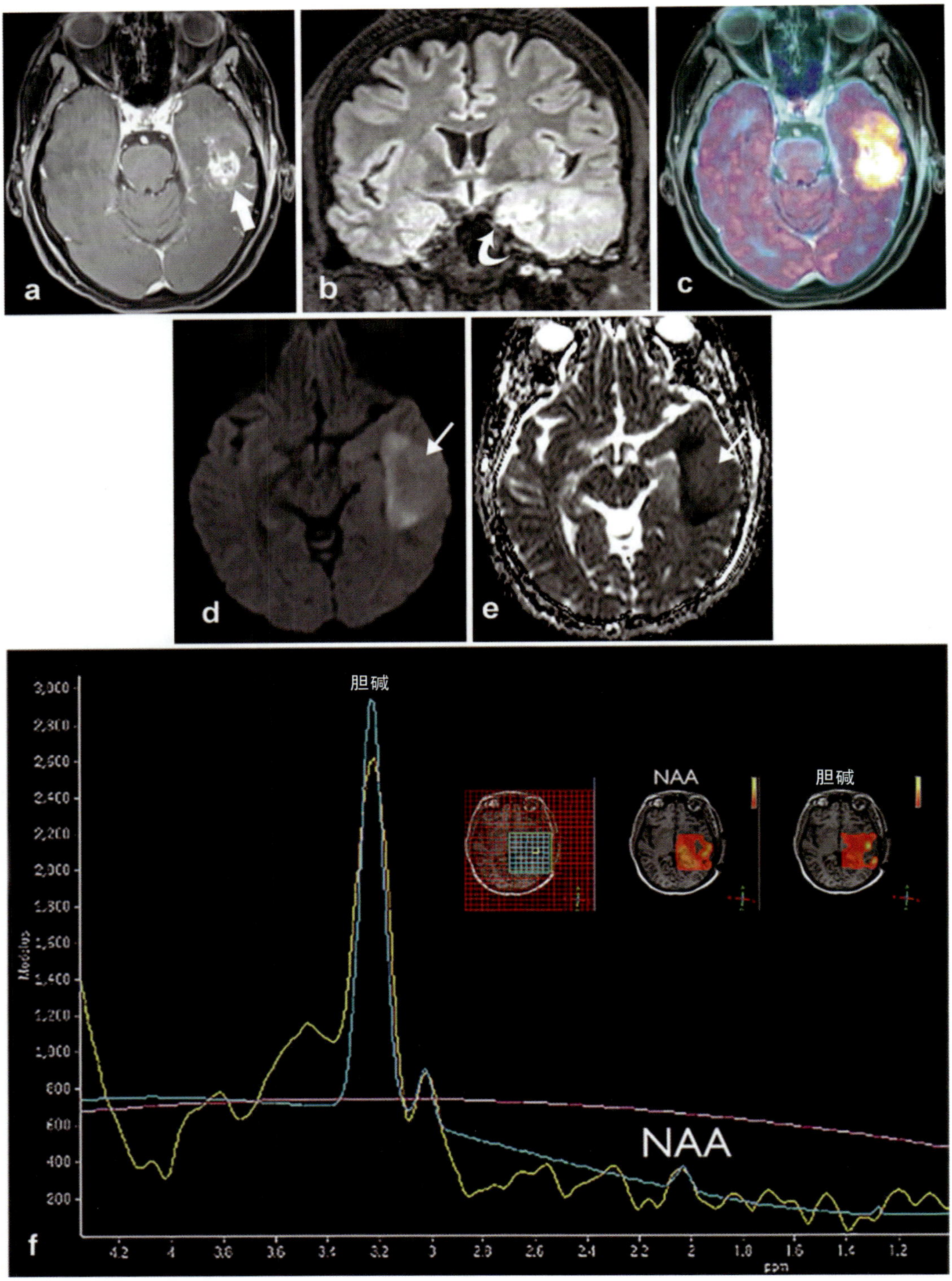

图 112.1 (a)T1 VIBE 序列钆增强轴位图像；(b)FLAIR 序列冠状位图像；(c)PET/MR TI VIBE 序列钆增强轴位融合图像；(d)DWI 轴位图像；(e)ADC 轴位图像；(f)MR 波谱成像。

PET 与 MR 联合应用常显示高代谢性肿瘤的全部范围,通常会超出增强范围,并且能与原发性脑肿瘤的浸润性特征较好地吻合。虽然 FDG-PET 被认为有助于胶质瘤的分级和预后,但它有一定的局限性。脑内 FDG 的本底活性较高。因此,要确定肿瘤是恶性的,FDG 摄取量应高于周围正常脑组织。低级别胶质瘤的代谢活性小于或等于正常大脑,在 PET 显像上很难定性。高代谢活性也不仅仅是肿瘤活动的特异性表现,因为活跃的感染或炎症过程可能导致 FDG 摄取增高。

(吴湖炳　廖承德　译)

推荐阅读

Bangiyev L, Rossi Espagnet MC, Young R, Shepherd T, Knopp E, Friedman K, et al. Adult brain tumor imaging: state of the art. Semin Roentgenol. 2014;49(1):39–52.

Padma MV, Said S, Jacobs M, Hwang DR, Dunigan K, Satter M, et al. Prediction of pathology and survival by FDG PET in gliomas. J Neuro-Oncol. 2003;64(3):227–37.

Puttick S, Bell C, Dowson N, Rose S, Fay M. PET, MRI, and simultaneous PET/MRI in the development of diagnostic and therapeutic strategies for glioma. Drug Discov Today. 2015;20(3):306–17.

病例 113

阿尔茨海默病

Ana M. Franceschi, Michael J. Hoch, Timothy M. Shepherd

病史

患者女，65 岁，过去 4 年中出现短期记忆、理解力和判断力不断恶化（图 113.1）。无视幻觉、行为改变或步态异常。

诊断

阿尔茨海默病。

影像学表现

• MPRAGE 矢状位图像显示扣带回沟边缘支（白色宽直箭头）扩大，前叶（白色三角箭头）萎缩。

• MPRAGE 冠状位图像显示颞顶叶萎缩（弯箭头）。

• MPRAGE 冠状位和 FLAIR 轴位图像（白色细直箭头）显示内侧颞叶体积缩小。

• PET 和融合图像显示 FDG 整体摄取下降，右侧颞顶叶（黑色三角箭头）FDG 摄取更差，感觉运动区（黑色直箭头）摄取正常。

讨论

阿尔茨海默病（AD）是最常见的神经退行性疾病，占全球痴呆病例的 60%~80%。晚发性 AD 的发生有多种危险因素，包括高龄、女性、吸烟、睡眠呼吸暂停、apo-E4 等位基因状态、阳性家族史——尤其是母系，以及唐氏综合征。通常，患者会出现顺行性记忆丧失，随着时间的推移，这种记忆丧失会逐渐发展为执行功能下降、注意力持续下降，出现神经精神症状。

家族性阿尔茨海默病患者显示出一种常染色体显性遗传模式，至少有 3 个基因中的 1 个发生了典型的突变：早老素 1、早老素 2 和淀粉样前体蛋白。组织学上，AD 的特征是 β 淀粉样蛋白（AB）形成斑块，τ 神经原纤维缠结，以及进行性神经元丢失。唯一确定的检查是脑活检，尽管典型的临床特征和影像学表现通常足以做出诊断。在 apo-E4 等位基因携带者中，脑淀粉样血管病是一种重要的伴随疾病，增加了颅内出血的风险。

在阿尔茨海默病的早期，FDG PET/MR

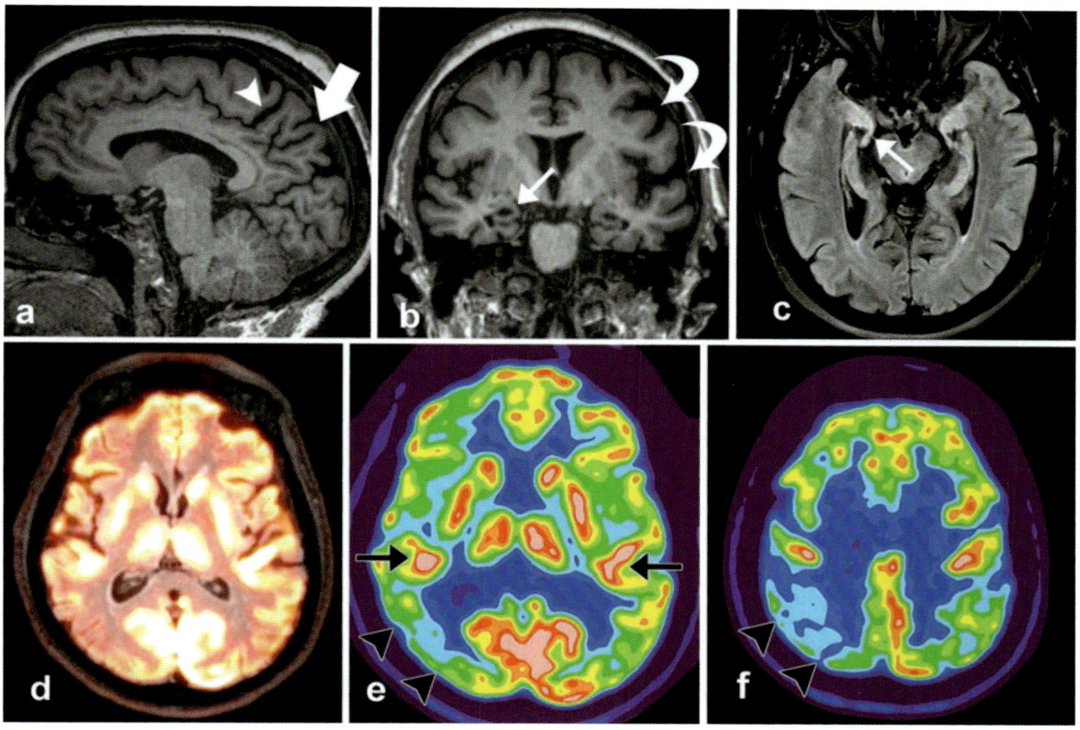

图 113.1 (a)MPRAGE 矢状位图像；(b)MPRAGE 冠状位图像；(c)FLAIR 轴位图像；(d)PET/MR FLAIR 序列轴位融合图像；(e)PET 轴位融合图像；(f)PET 轴位融合图像(较高层面)。

显示顶颞皮质的低代谢活性，扣带回后区和楔前叶的相关活性降低。在正常的老年患者中，扣带回后部通常比其他大脑皮层区域有更高的摄取。随着疾病的进展，包括额叶在内的更广泛区域受累。皮质的低代谢区通常是不对称的。在 PET 显像上，原发性感觉运动皮质、视觉皮质、小脑、丘脑和纹状体中存在代谢活性。早期未见 MR 异常表现，然而随着疾病的进展，低代谢相关区域可能出现皮质萎缩。FDG PET/MR 联合成像可提高诊断能力，因为 FDG 活性的变化可与 MR 表现直接相关。

(孙华 何志礼 译)

推荐阅读

Brown RK, Bohnen NI, Wong KK, Minoshima S, Frey KA. Brain PET in suspected dementia: patterns of altered FDG metabolism. Radiographics. 2014;34(3):684–701.

Jalbert JJ, Daiello LA, Lapane KL. Dementia of the Alzheimer type. Epidemiol Rev. 2008;30:15–34.

病例 114

垂体腺瘤

Jingyu Zhou

病史

患者男，79 岁，头颈部鳞状细胞癌，出现“神经痛”（图 114.1）。

诊断

垂体腺瘤。

影像学表现

- MPRAGE 图像上呈不均匀信号，FLAIR 图像上垂体轻度增大呈稍高信号（直箭头）。
- PET 图像上垂体内 FDG 的摄取显著增多（弯箭头）。
- 垂体瘤未向鞍上区蔓延。

讨论

垂体是位于颅底蝶鞍内的内分泌器官，腺体分为前叶和后叶。垂体前叶分泌的激素具有众多的顺流效应，包括：调节生长、代谢和生殖（促肾上腺皮质激素、促甲状腺激素、促卵泡激素、黄体生成激素、生长激素和催乳素）。垂体后叶释放缩宫素和血管升压素两种激素，分别诱导子宫收缩和调节血压。垂体前叶在 T1 和 T2 序列与灰质呈等信号。垂体后叶在 T1 上呈高信号，被认为与血管升压素的 T1 缩短效应有关。垂体是人体内含血管最多的器官，位于血脑屏障之外，因此在增强后 T1 呈快速均匀的强化。

垂体腺瘤是最常见的垂体瘤，为低级别（WHO Ⅰ 级）的实体瘤，通常被描述为微腺瘤（直径<1cm）和大腺瘤（直径>1cm）。垂体腺瘤可有神经内分泌活性，分泌的各种激素依赖于它们来源的细胞类型，从而表现出某些症状，可早期发现。然而，大多数微腺瘤是不活跃、无症状的，因此一般是被偶然发现的。小病灶在 T1 和 T2 上通常与周围的垂体类似呈等信号。有些腺瘤可能会发生出血，导致 T1 和 T2 信号不均匀，这取决于出血时间的长短。大多情况下，70%~90%的腺瘤增强速度慢于正常垂体组织，因此在动态增强后的 T1 图像上肿瘤信号会低于垂体信号。

大腺瘤由于其体积较大常从蝶鞍向外扩张和延伸，当体积较大时，冠状位图像上可呈“雪人”状或“8”字形。T1 呈高信号的垂体后叶经常受压移位，与微腺瘤一样，它们

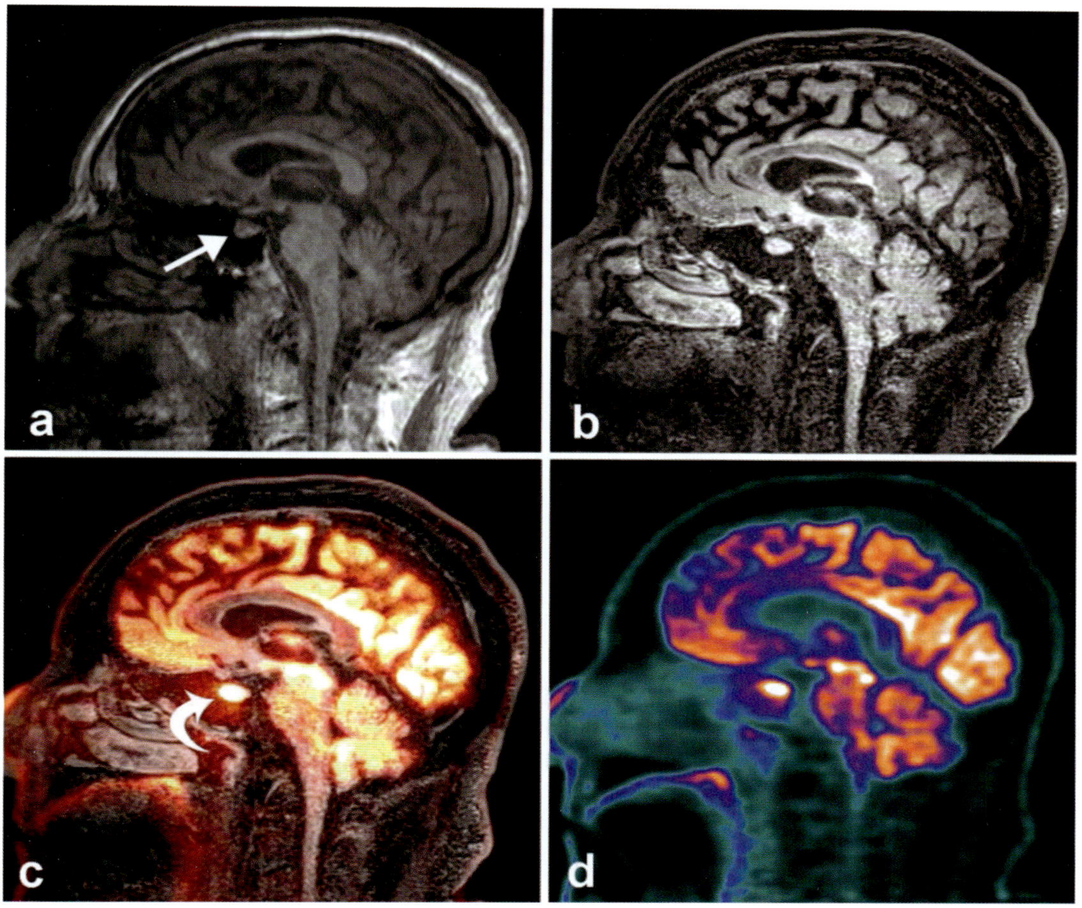

图 114.1 (a)MPRAGE 矢状位图像;(b)FLAIR 序列脂肪抑制矢状位图像;(c)PET/MR FLAIR 序列脂肪抑制矢状位融合图像;(d)PET 矢状位图像。

在 TI 和 T2 序列上常与周围垂体类似呈等信号,增强扫描不均匀强化。体积较大的垂体大腺瘤伸入鞍上池,视交叉受压会导致颞侧偏盲。大腺瘤也可能向侧面延伸,并侵犯邻近的海绵窦,包裹颈内动脉(ICA)。然而,它们不像脑膜瘤那样会使 ICA 狭窄。

大部分垂体腺瘤在 PET 上表现为 FDG 摄取增高。体积增大(大腺瘤)和激素分泌增加(功能性腺瘤)与 FDG 的高亲和力相关。垂体局灶性 FDG 摄取病灶需要与转移病灶和淋巴瘤等疾病鉴别。在 PET/MR 图像上,垂体腺瘤并不常见,但由于 FDG 摄取量高,所以在无症状患者中很容易被发现。

(杨聪慧 韩春雷 译)

推荐阅读

Chaudhry AA, Gupta R, Woroch L, Filatov A, Peyster R, Bangiyev L. Making sense of Sellar region pathology: image-based diagnostic algorithm. Contemp Diagn Radiol. 2015;38(22):1–7.

Hyun SH, Choi JY, Lee KH, Choe YS, Kim BT. Incidental focal 18F-FDG uptake in the pituitary gland: clinical significance and differential diagnostic criteria. J Nucl Med. 2011;52(4):547–50.

Seok H, Lee EY, Choe EY, Yang WI, Kim JY, Shin DY, et al. Analysis of 18F-fluorodeoxyglucose positron emission tomography findings in patients with pituitary lesions. Korean J Intern Med. 2013;28(1):81–8.

病例 115
少突胶质细胞瘤

Michael J.Hoch，Ana M.Franceschi，Timothy M.Shepherd

病史

患者 47 岁，右侧额叶内见一肿块（图 115.1）。PET/MR 用于神经外科术前活检。

诊断

少突胶质细胞瘤(活检靶点)。

影像学表现

- MR 显示右侧额叶浸润性肿瘤，病灶较小，呈轻微的后份强化。
- 灌注 rCBV 图显示肿瘤后外缘有一个高灌注病灶(白色直箭头)。
- PET/MR 融合图像和 PET 显示 FDG 摄取增高与高灌注区域(红色圆圈)一致，显示此处为最佳活检位置。

讨论

少突胶质细胞瘤是一种常见的原发性脑肿瘤，在中年成人或儿童中表现为皮质或皮质下肿块、部分钙化。少突胶质细胞瘤占所有原发性颅内肿瘤的 5%~10%，通常分为 WHO Ⅱ级(低级别)和 WHO Ⅲ级(高级别)，患者常伴有癫痫发作、头痛和性格改变。它们通常生长缓慢，直到一定大小后才会出现症状。在组织学检查中，肿瘤常表现为 1 号染色体短臂和 19 号染色体长臂共同缺失，预示着对化疗和放疗反应良好。然而，首选的治疗方法是手术切除加或不加辅助放化疗。局部复发较常见，WHO Ⅱ级肿瘤患者生存时间约为 10 年，WHO Ⅲ级肿瘤患者的生存时间约为 3.5 年。根据肿瘤的病理分级，治疗方法可能有所不同。低级别肿瘤患者通常采用手术切除，然后术后观察。选择这个方案是考虑到肿瘤的惰性，以及放化疗潜在的副作用。WHO Ⅲ级肿瘤有更明显的侵袭性，术后需要辅助化疗和放疗以提高患者生存率，因此，在影像学上鉴别高级别肿瘤对指导活检和制订治疗计划至关重要。

至少 70%~90%的少突胶质瘤在影像学上可见钙化。颅骨的相关重塑提示肿瘤生长缓慢。相反，MR 灌注脑血容量升高超过 1.75 倍的患者通常进展更快，呈现典型的“铁丝网”状肿瘤新生血管。PET/MR 神经影像学上少突胶质瘤的典型表现包括钙化灶显示的敏感区域或“晕染伪影”，往往见于 MR T2* 序列(如 GRE 和 SWI)。肿瘤呈典型

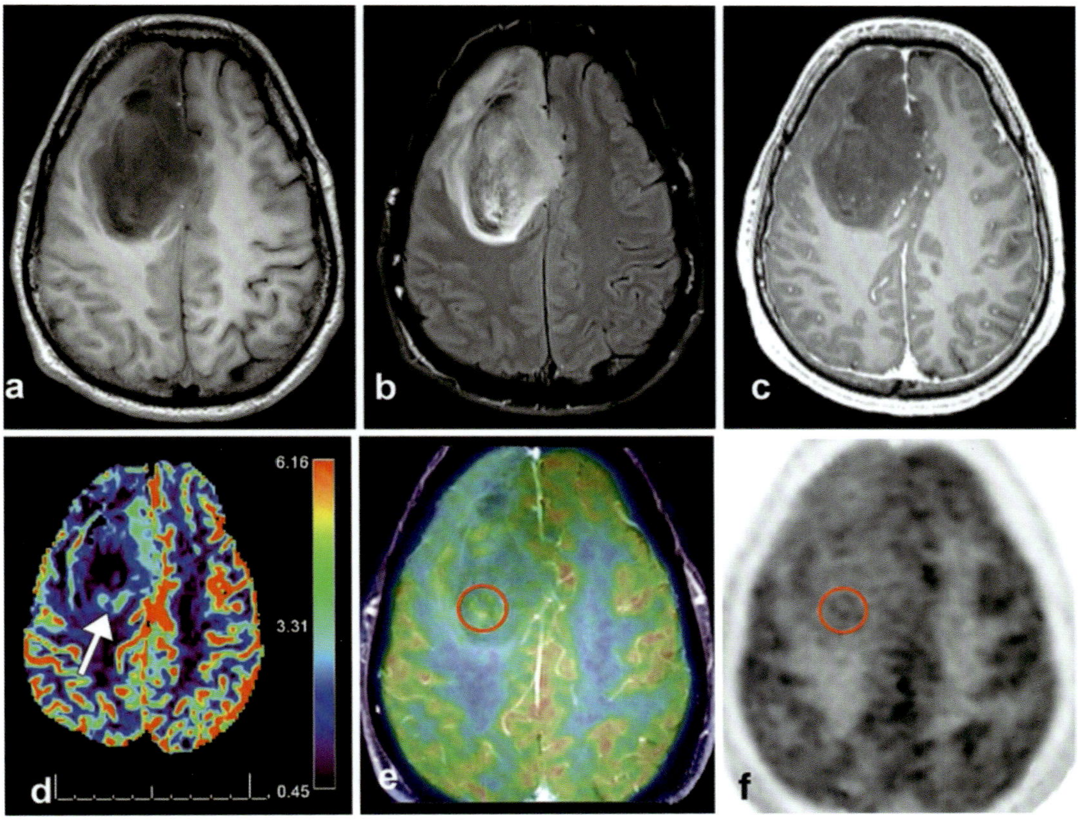

图 115.1 (a)MPRAGE 轴位图像;(b)FLAIR 轴位图像;(c)MPRAGE 增强后轴位图像;(d)相对脑血容量(rCBV)灌注图;(e)PET/MR T1 增强后轴位融合图像;(f)PET FDG 轴位图像。

的 T1 低信号和 T2 高信号,50%的患者在增强扫描后可能表现为不均匀增强。在 FDG-PET 上,低级别肿瘤的摄取与背景正常白质相似。与正常灰质相似并且有新的或增加的 FDG 摄取提示肿瘤进展为间变性(WHO Ⅲ级)少突胶质瘤。替代性的 PET 药物(如 C-11 蛋氨酸)可用于监测疾病的进展。

(管一晖 赵升 译)

推荐阅读

Giammarile F, Cinotti LE, Jouvet A, Ramackers JM, Saint Pierre G, Thiesse P, et al. High and low grade oligodendroglioma (ODG): correlation of amino-acid and glucose uptakes using PET and histological classifications. J Neurooncol. 2004;68(3):263–74.

Law M, Yang S, Wang H, Babb JS, Johnson G, Cha S, et al. Glioma grading: sensitivity, specificity, and predictive values of perfusion MR imaging and proton MR spectroscopic imaging compared with conventional MR imaging. AJNR Am J Neuroradiol. 2003;24(10):1989–98.

Jenkinson MD, du Plessis DG, Smith TS, Joyce KA, Warnke PC, Walker C. Histological growth patterns and genotype in oligodendroglial tumours: correlation with MRI features. Brain. 2006;129(Pt):1884–91.

病例 116

血管性痴呆

Priya Sharma, Rajesh Gupta

病史

患者女,77 岁,有多次卒中病史,表现为神志不清、短暂性记忆丧失、抑郁和视幻觉(图 116.1)。

诊断

血管性痴呆。

影像学表现

• DWI 显示左侧枕叶内侧高信号,弥散受限(相应的低 ADC 信号未显示),与 3 周前急性脑梗死的影像学表现一致(弯箭头)。

• FLAIR 图像显示左侧枕叶信号强度降低,与进展中的慢性梗死的影像学表现一致(直箭头)。

• PET/MR 显示与慢性梗死相对应的左侧枕叶摄取减少,以及双侧大脑皮层内局灶性的活性减低区域(三角箭头)。

讨论

血管性痴呆(VaD)是继阿尔茨海默病之后第二常见的痴呆病因。VaD 的发病率与年龄密切相关,55 岁时只有 1%的患者出现 VaD, 而≥71 岁的患者中有 4%以上出现 VaD。VaD 主要发生在有血管危险因素的单次大卒中或多次小卒中的患者。某些部位的脑梗死或关键部位脑梗死与认知功能下降密切相关,包括颞顶区、大脑后动脉区和分水岭区的优势半球梗死。此外,丘脑的双侧前脑区梗死和双侧腔隙性梗死也具有危险性。尽管症状有重叠,但在临床上与阿尔茨海默病不同,VaD 往往表现为颞叶的一个或多个脑血管事件及认知功能突然下降。然而,慢性白质小血管病患者的病情可能会逐步恶化。注意 VaD 和 Alzheimer 病可以同时存在。

除了神经心理测试外, 影像学对 VaD 的诊断也很重要。MR 在评估血管病变方面非常出色,包括大血管卒中,累及 25%以上白质的小血管疾病,以及多发性腔隙性脑梗死。利用特定的 MR 序列可以明确缺血性卒中的发生时间。急性和亚急性(1~3 周)病变表现为扩散受限,高 b 值(1000)弥散加权和低 ADC 信号持续 2 周, 然后随着慢性病变的发展最终逆转。梗死在急性期和亚急性期表现为 T2 和 FLAIR 高信号;然而,一旦组

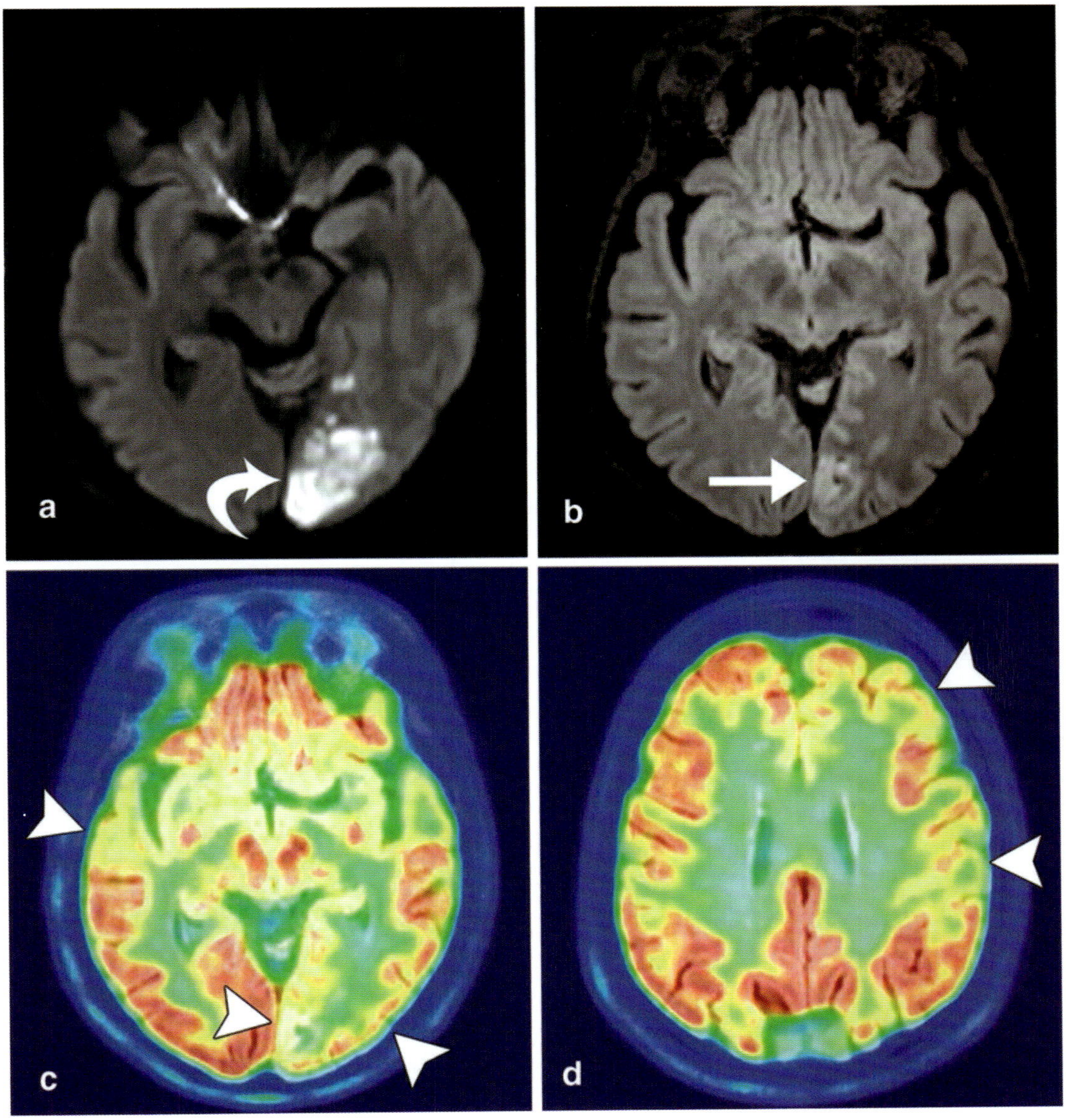

图 116.1 (a)3 周前的轴位 DWI 图像;(b)FLAIR 轴位图像;(c)PET/MR FLAIR 序列轴位融合图像;(d)PET/MR FLAIR 序列轴位融合图像(更高层面)。

织胶质增生和脑软化,病灶呈现出液体信号特征:T1 呈低信号,T2 呈高信号,FLAIR 呈低信号。实质性增强可能发生在注射对比剂后,约在完全梗死后 1 周开始,并可能持续几个月。偶然发现的脑梗死有可能被误认为是肿瘤。

FDG PET/MR 可用于区分 VaD 与其他类型的痴呆,因其可以更准确地定位病灶,并识别特定区域的皮质低代谢。PET 显像通常能识别出常规 MR 所忽略的梗死区域,并显示出比解剖显像更广泛的血管损伤。在 VaD 中,脑代谢的改变可能更加多变。然而,基底节或丘脑皮质下的小梗死与额叶大面积低代谢区有关。较大面积的亚急性至慢性皮质梗死表现为局灶性低代谢。脑室周围白质小血管病也可能显示额叶皮质代谢减少。VaD患者神经认知症状的严重程度与白质损伤程度有关。

（陈龙 廖承德 译）

推荐阅读

Allen LM, Hasso AN, Handwerker J, Farid H. Sequence-specific MR imaging findings that are useful in dating ischemic stroke. Radiographics. 2012;32(5):1285–97.

Sultzer DL, Mahler ME, Cummings JL, Van Gorp WG, Hinkin CH, Brown C. Cortical abnormalities associated with subcortical lesions in vascular dementia. Clinical and position emission tomographic findings. Arch Neurol. 1995;52(8):773–80.

van Straaten EC, Scheltens P, Knol DL, van Buchem MA, van Dijk EJ, Hofman PA, et al. Operational definitions for the NINDS-AIREN criteria for vascular dementia: an interobserver study. Stroke. 2003;34(8):1907–12.

病例 117

胶质母细胞瘤进展期

Anuj Rajput, Michael Goodman, Lev Bangiyev

病史

患者男，80岁，患有胶质母细胞瘤，6个月前接受手术、放疗和化疗（图 117.1）。

诊断

胶质母细胞瘤进展期。

影像学表现

• FLAIR 显示右侧顶叶因手术切除（宽直箭头）出现混合高信号空洞，内含不同的血液成分。手术床周围有弥漫性增强信号，代表放疗后改变。

• T1 增强图像显示 3 个结节样强化灶，一个与术后残腔前壁相接，2 个与手术腔内侧壁相邻（细直箭头）。

• PET 融合图像显示手术残腔前壁结节内 FDG 摄取明显增高，高于邻近灰质。在内侧壁结节病灶中也可见摄取增高，与肿瘤进展一致。

• PET 轴位图像显示，在放疗后大脑右侧半球的 FDG 摄取弥漫性减少（三角箭头）。

讨论

胶质瘤是最常见的原发性恶性脑肿瘤，发病率为 7/100 000。得益于更好的诊断成像和更先进的治疗方式，近年来所有恶性中枢神经系统肿瘤患者的 5 年生存率都有所提高。WHO 将胶质瘤分为从低级到高级 4 个不同级别。胶质母细胞瘤是 WHO 分级中的Ⅳ级，是最常见和最具侵袭性的肿瘤、起源于大脑。其发病高峰年龄为 65~75 岁，年龄大的患者症状往往发生迅速，伴有头痛、恶心、呕吐样症状和性格改变，预后通常很差。

病理组织学是评估肿瘤类型和范围的最准确方法。然而，肿瘤所在位置通常会影响活检安全进行，尤其在评估病灶对治疗的反应时，更依赖无创成像方法。对比增强 MR 对胶质母细胞瘤和脑肿瘤的诊断有重要价值。胶质母细胞瘤病灶通常位于白质，T1 呈低至等信号，也可由于坏死和出血而有中心不均匀信号，肿瘤呈 T2 高信号和明显强化。然而，基于 MR 形态、大小和增强模式的脑肿瘤征象通常是不具有特异性的。

PET/MR 结合了解剖成像和生理成像，

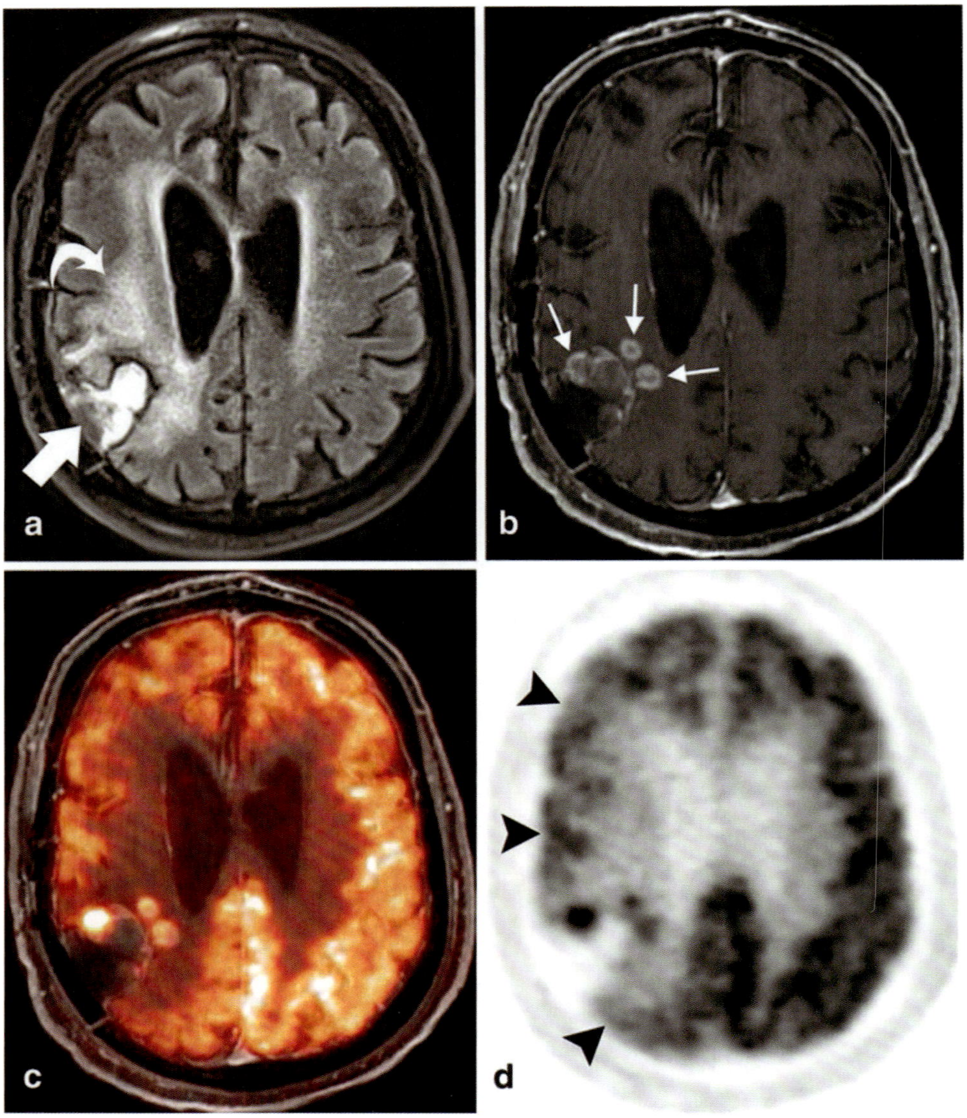

图 117.1 (a)FLAIR 轴位图像;(b)TI VIBE 序列钆增强轴位图像;(c)PET/MR TI VIBE 序列钆增强轴位融合图像;(d)PET 轴位图像。

在深入分析脑肿瘤的侵袭特性、鉴别肿瘤进展与治疗后改变时具有巨大潜力。与 PET/MR 图像的背景灰质相比,胶质母细胞瘤等高级别肿瘤具有更高的 FDG 摄取, 同时获得的 PET/MR 图像提供了极好的解剖和生理细节,可以更好地描绘感兴趣的区域。

MR 还可以使用先进的成像技术,如 DWI、扩散张量成像和动态磁敏感增强灌注成像。PET/MR 发现肿瘤复发的特点包括:病灶在治疗后强化增强,FDG 摄取增高,脑血容量增加,扩散受限更加明显等。放疗后病灶也可表现为强化,然而,FDG 摄取通常低于对侧正常皮质。

(廖承德 蔡文立 译)

推荐阅读

Kao HW, Chiang SW, Chung HW, Tsai FY, Chen CY. Advanced MR imaging of gliomas: an update. Biomed Res Int. 2013;2013:970586.

Singhal T, Narayanan TK, Jacobs MP, Bal C, Mantil JC. 11C-methionine PET for grading and prognostication in gliomas: a comparison study with 18F-FDG PET and contrast enhancement on MRI. J Nucl Med. 2012 Nov;53(11):1709–15.

病例 118

脑膜瘤

Priya Sharma,Rajesh Gupta

病史

患者女,56 岁,滤泡淋巴瘤,伴有头痛(图 118.1)。

诊断

脑膜瘤。

影像学表现

• 在 T1 和 T2 图像上,左前颞叶的(颅内)脑外肿块呈等信号(黑色弯箭头)。

• 肿块中心 T1 低强度, 坏死和钙化均呈低信号(黑色三角箭头)

• 肿瘤周围的裂隙状、T2 高信号的脑脊液(白色三角箭头)是脑外肿瘤的特征。

• 肿块显示 FDG 摄取非常轻微, 明显低于正常脑灰质的高摄取(*)。

讨论

脑膜瘤是中枢神经系统最常见的(颅脑)脑外良性肿瘤, 占颅内肿瘤的 16%~20%。它们是由蛛网膜脑膜上皮细胞引起的非胶质肿瘤。脑膜瘤在 50 岁后很常见,以女性为主,大多数是特发性的;然而危险因素包括辐射暴露、头部损伤和 2 型神经纤维瘤病,后者是一种因遗传异常而引起的多部位肿瘤。这些肿瘤通常是无症状的,但根据肿瘤的位置和不同的占位效应,患者可以出现多种症状。

脑膜瘤有多种特征性的 MR 表现,典型者为边界清楚的分叶状脑外肿块。脑膜瘤通常有广泛的硬脑膜附着, 如果肿块较大,显示脑皮层灰质向内移位。与灰质相比,脑膜瘤 T1 呈等至稍低信号,在 T2 呈等至稍高信号。增强扫描后脑膜瘤强化均匀,有坏死或钙化的中心区域不会强化。脑外肿瘤的常见 MR 特征有两个:①增强的硬脑膜尾征,硬脑膜自病变处向外延伸;②T2 高信号的脑脊液在肿瘤和大脑皮层之间形成裂隙样影像。骨质增生是一种常见的反应性骨改变,在颅底和前颅窝的脑膜瘤中多见。

FDG-PET 可检测脑膜瘤, 但由于其摄取量低于正常脑灰质, 难以描绘肿瘤边缘。此外,FDG-PET 对鉴别低级别和高级别肿瘤的敏感性较低。这是因为正常脑灰质对 FDG 的高摄取导致正常脑实质及低级别肿瘤对 FDG 的摄取差异相对较小。同时获取

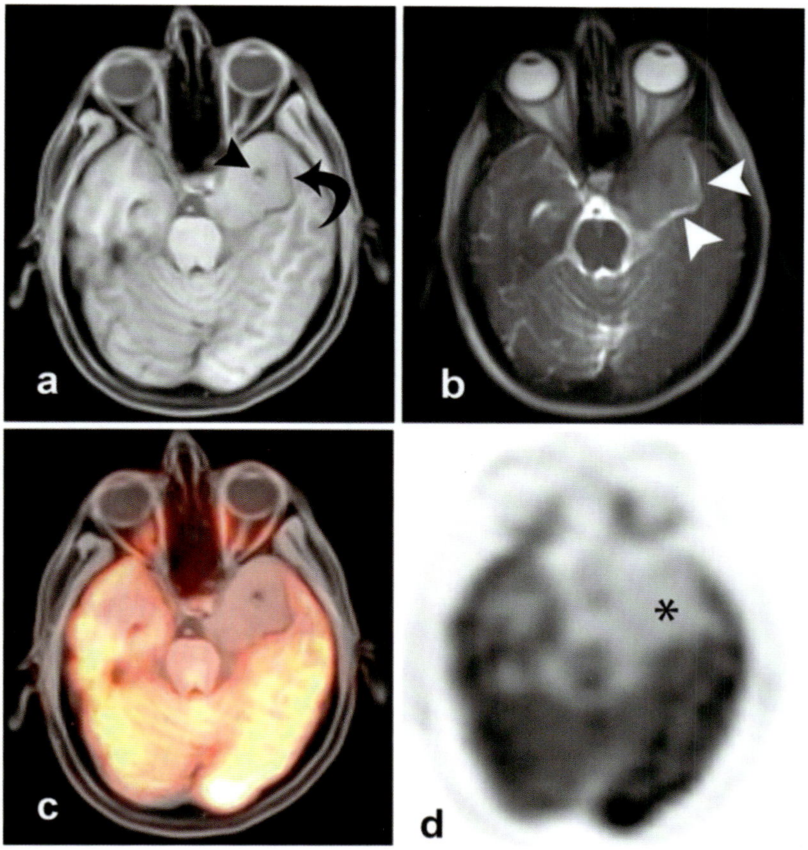

图 118.1 (a)T1 径向 VIBE 序列脂肪抑制轴位图像;(b)T2 HASTE 序列轴位图像;(c)PET/MR T1 径向 VIBE 序列脂肪抑制轴位图像;(d)PET 轴位图像。

的 FDG-PET 和 MR 图像为脑膜瘤的检测、定位和定性提供了优越的条件。虽然颅内良性脑膜瘤也可以复发,但通常认为,复发或再生长的肿瘤比非复发者有更高的葡萄糖代谢率。因此,当脑膜瘤的代谢程度被量化时,FDG PET/MR 可以提供患者的预后信息,同时可兼顾考虑治疗的因素。

(汪春 李铭 译)

推荐阅读

Lee JW, Kang KW, Park SH, Lee SM, Paeng JC, Chung JK, et al. 18F-FDG PET in the assessment of tumor grade and prediction of tumor recurrence in intracranial meningioma. Eur J Nucl Med Mol Imaging. 2009;36(10):1574–82.

Singh V, Bluestone A, Chen D, Shah A, Linden C, Bangiyev L. Meningiomas: variations and clinical presentations. Contemp Diagn Radiol. 2014;37(24):1–5.

Watts J, Box G, Galvin A, Brotchie P, Trost N, Sutherland T. Magnetic resonance imaging of meningiomas: a pictorial review. Insights Imaging. 2014;5(1):113–22.

病例 119

内侧颞叶硬化伴双侧颞叶癫痫灶

Ana M. Franceschi, Michael J. Hoch, Timothy M. Shepherd

病史

患者女，28 岁，右利手，有脑炎和药物难治性颞叶癫痫病史（图 119.1）。先前的 MR 显示孤立性右侧颞叶硬化。

诊断

内侧颞叶硬化伴双侧颞叶癫痫灶。

影像学表现

- FLAIR 和 T2 图像显示右侧海马萎缩，信号轻度增高(黑色弯箭头)。
- PET 冠状位图像显示右侧近颞叶内侧 FDG 摄取减少(黑色直箭头)，左侧颞叶内部及外侧代谢降低，MR 无结构改变。
- 侧视图的 PET 表面重建图像显示：左侧颞叶(白色直箭头)放射性示踪剂活性降低，颞顶区 FDG 摄取弥漫性轻度减少。除内侧颞叶外，右侧大脑半球 FDG 摄取未见异常。
- PET 总体表现为双侧颞叶癫痫灶，在双侧海马置入响应性神经刺激器后，这些病灶表现为双侧癫痫样放电和癫痫发作频率降低。

讨论

内侧颞叶硬化症(MTS)是成人难治性复杂局灶性癫痫(颞叶癫痫)最常见的病因。组织学标本显示海马结构，特别是齿状回、CA1、CA3 和 CA4 区的神经元丢失、胶质增生和苔藓纤维发芽。约 10%的病例是双侧的，即使只有单侧的 MTS 存在，也常有双重病理改变。抗癫痫药物是初始治疗的首选方法。外科脑叶切除术可作为难治病例的备用方案，如有符合 MTS 的影像学表现，颞叶切除术后的成功率将达 70%~95%。

MTS 患者中，在非优势半球内具有典型的 MR 征象，且临床征象及脑电图(EEG)定位一致，这时如果未做进一步分析而直接切除病灶，并不能阻止某些患者的癫痫发作。反应性神经刺激器是治疗难治性癫痫的一种新方法，该装置能持续监测大脑活动，并在发现异常脑电活动时提供电刺激，患者对

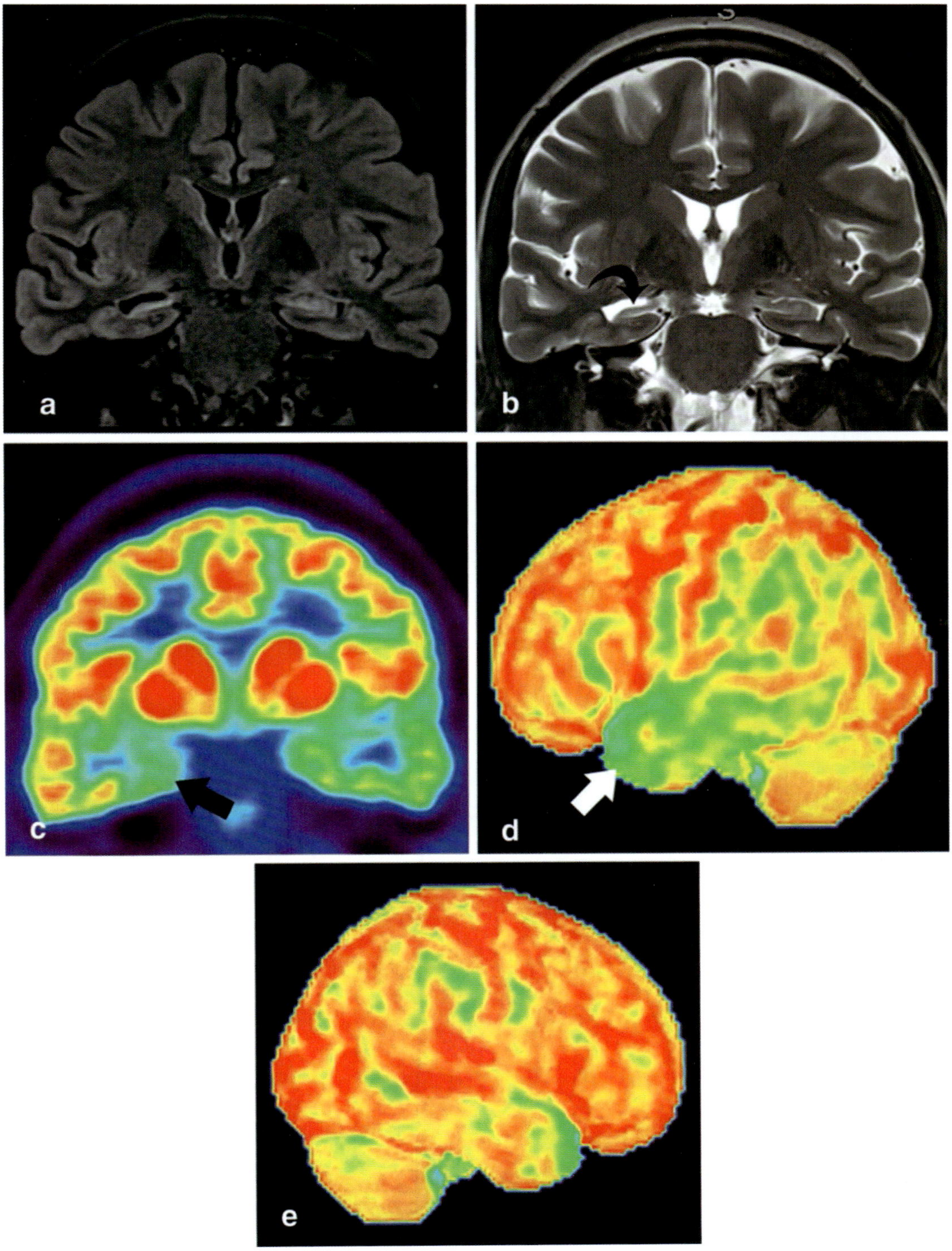

图 119.1　(a)FLAIR 序列冠状位图像；(b)T2 冠状位图像；(c)PET 冠状位图像；(d)PET 表面再现图像(左侧视图)；(e)PET 表面再现图像(右侧视图)。

这种治疗有良好的耐受性，有效降低了癫痫发作的频率。

PET/MR 神经影像学的典型表现为“三联征”：脑萎缩、内部结构丧失和受影响海马区 T2 信号增强。另外一些 MR 征象包括：同侧穹隆、乳头体、颞干和侧副隆起的体积减小。影像改变可能很细微，通常局限于海马的某个亚区，如头部或尾部，不太明显或粗看难以发现。

癫痫发作间期的 FDG-PET 特征性表现包括：异常的内侧颞叶和同侧丘脑前核内相应的低代谢。尽管低代谢涉及的范围远大于 MR 中所显示的内侧颞叶萎缩范围，但是低代谢的程度与海马萎缩的严重程度是相关的。这说明 PET/MR 有助于更精确地定位癫痫病灶。当在发作期注射 FDG 时，癫痫灶将显示出增强的代谢活性。

（汪春 孙夕林 译）

推荐阅读

Camacho DL, Castillo M. MR imaging of temporal lobe epilepsy. Semin Ultrasound CT MR. 2007;28(6):424–36.

Carne RP, O'Brien TJ, Kilpatrick CJ, Macgregor LR, Litewka L, Hicks RJ, et al. 'MRI-negative PET-positive' temporal lobe epilepsy (TLE) and mesial TLE differ with quantitative MRI and PET: a case control study. BMC Neurol. 2007;7:16.

Chan S, Erickson JK, Yoon SS. Limbic system abnormalities associated with mesial temporal sclerosis: a model of chronic cerebral changes due to seizures. Radiographics. 1997;17(5):1095–110.

Thomas GP, Jobst BC. Critical review of the responsive neurostimulator system for epilepsy. Med Devices (Auckl). 2015;8:405–11.

病例 120

脑脓肿

James Bai, Lev Bangiyev

病史

患者男，83岁，右眼基底细胞癌，行手术、放疗。最近的影像学显示大脑有一处不明显的病灶（图 120.1）。

诊断

脑脓肿。

影像学表现

• MR 表现为弥漫性 T1 低信号，右侧额叶广泛的 FLAIR 高信号，具有特征性的脑水肿表现。

• 增强扫描图像显示右侧前额叶欠规则、不均匀强化病灶，周围伴有小卫星强化病灶（细直箭头）。

• PET/MR 融合图像显示与病灶相关的异常 FDG 活性（宽直箭头），由于放疗后右侧额叶灰质代谢活性降低（三角箭头）。

• 在更低的层面上，PET/MR 融合图像显示颞叶病变增强后强化，局部 FDG 摄取轻度增加（弯箭头）。

• 右眼眶可见延续的术后改变。

讨论

脑脓肿的典型 MR 表现为环形强化病灶，T1 呈低或中等信号伴有中央 T2 高信号。成熟的脓肿在 T2 图像上常可见低信号的包膜。通常脑脓肿周围会有 T2 高信号的水肿区域和占位效应。然而，仅在脑内出现典型的环状强化病变并不一定代表脓肿。其他病因也可导致带有环状强化的脑部病变，包括原发和继发的坏死性肿瘤、亚急性梗死、放射性坏死和术后改变。

DWI 有助于鉴别脓肿和坏死性肿瘤。脑脓肿中的脓液由于扩散受限，DWI 呈明显的高信号，病灶中心 ADC 值较低。坏死性肿瘤通常在 DWI 上表现为病灶中心低信号，ADC 高信号。坏死性肿瘤的周围仍然有存活的细胞，并且数量多，可能使弥散受限程度加重。在先前接受放射治疗的患者中，放射性坏死是另一种需要鉴别诊断的病变，它可能表现为不均匀性周围型强化病灶，类似于坏死性肿块。

PET/MR 融合图像可以结合 MR 序列和代谢信息对脑脓肿进行全面评价。FDG-PET 显像显示脓肿和坏死性肿瘤均呈高代谢活性，因此单独利用 PET 显像对两者进

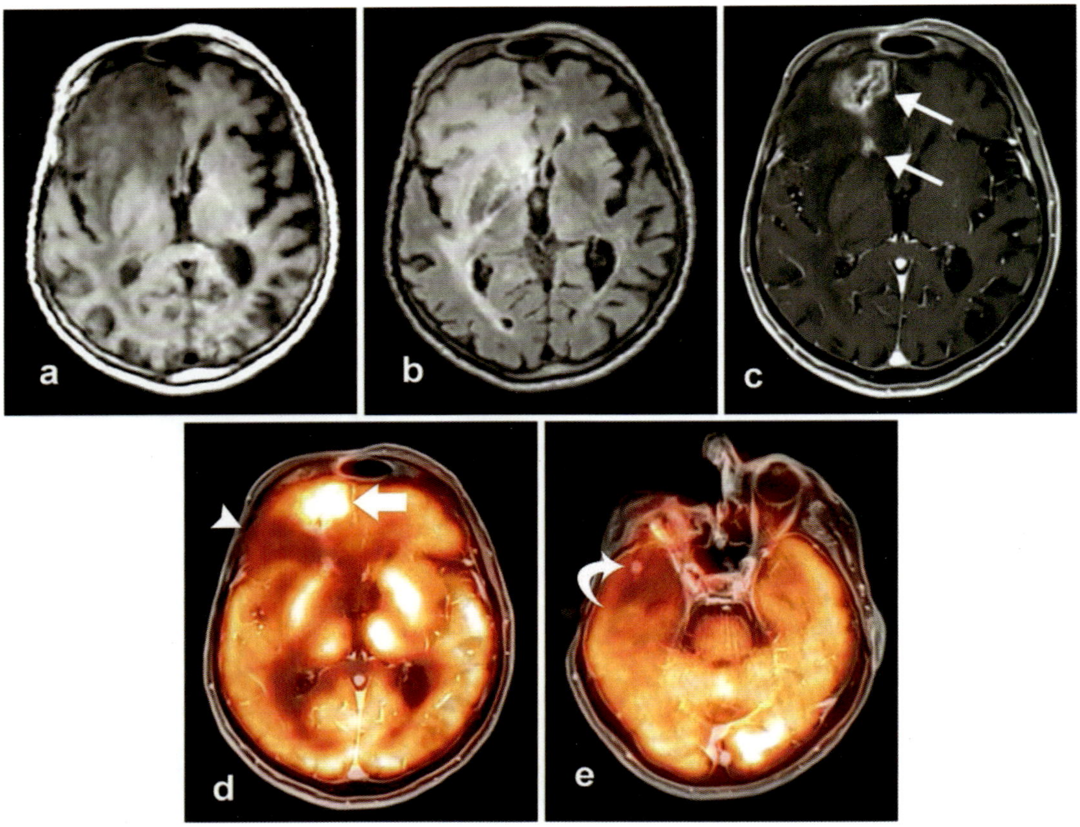

图 120.1 (a)T1 轴位图像;(b)FLAIR 序列轴位图像;(c)T1 径向 VIBE 序列钆对比剂增强轴位图像;(d) FDG PET/MR 径向 VIBE 序列轴位融合图像;(e)FDG PET/MR 径向 VIBE 序列轴位融合图像。

行鉴别可能作用有限。然而,在放射性坏死、亚急性梗死或术后改变的情况下,病灶在 PET 显像中不会显示 FDG 摄取增高。此外, PET/MR 可以通过 FDG 摄取率来评估抗生素治疗脓肿的良好效果。

(赵升 廖承德 译)

推荐阅读

Cartes-Zumelzu FW, Stavrou I, Castillo M, Eisenhuber E, Knosp E, Thurnher MM. Diffusion-weighted imaging in the assessment of brain abscesses therapy. AJNR Am J Neuroradiol. 2004;25(8):1310–7.

Chang SC, Lai PH, Chen WL, Weng HH, Ho JT, Wang JS, et al. Diffusion-weighted MRI features of brain abscess and cystic or necrotic brain tumors: comparison with conventional MRI. Clin Imaging. 2002;26(4):227–36.

Park SH, Lee SW, Kang DH, Hwang JH, Sung JK, Hwang SK. The role of f-fluorodeoxyglucose positron emission tomography in the treatment of brain abscess. J Korean Neurosurg Soc. 2011;49(5):278–83.

病例 121

FDG-PET 阴性的胶质母细胞瘤复发

Anuj Rajput, Michael Goodman, Lev Bangiyev

病史

患者男，71 岁，有胶质母细胞瘤病史，评估是否复发(图 121.1)。

诊断

FDG-PET 阴性的胶质母细胞瘤复发。

影像学表现

- 最初的治疗后随访，增强前后的 MR 图像显示左侧额叶一新发强化病灶(白色弯箭头)。
- 同一检查的 PET/MR 融合图像显示，在非特异性的小强化病灶(黑色弯箭头)内没有明显的 FDG 摄取。
- 1 个月后随访，MR 显示强化范围增大(白色直箭头)，高度怀疑肿瘤进展。
- 3 个月后随访，MR 显示脑部病灶持续增大，并有异常强化(白色三角箭头)。5 个月后进一步恶化，符合肿瘤进展。

讨论

胶质母细胞瘤(GBM)是最常见的原发性中枢神经系统恶性肿瘤。GBM 的组织学特征是浸润性生长，且通常延伸到神经影像学上可见的强化范围之外。典型的 MR 表现包括 T2 不规则高信号、T1 等低信号改变，并伴有与血脑屏障破坏相关的不均匀强化。周围通常伴有 T2 白质信号增强，可能代表水肿或肿瘤浸润区域。由于其浸润性和快速生长模式，这些肿瘤往往会超出其血液供应能力，从而导致中心坏死和出血。这些表现可以在常规 MR 图像上表现为中心不均匀的低 T1 和高 T2 信号，但缺乏中心性强化。肿瘤组织中快速生长和更具侵袭性的部分通常表现为扩散受限(肿瘤细胞密度高)。

然而，这些研究也发现 FDG 存在局限性。在接受治疗的高级别胶质瘤患者中，任何新发强化病变都可以被认为是真正的疾病进展或假性进展，这是与治疗相关的变化。增强图像上显示强化的区域仅反映血脑屏障破坏，这一征象本身并不具有特异性。

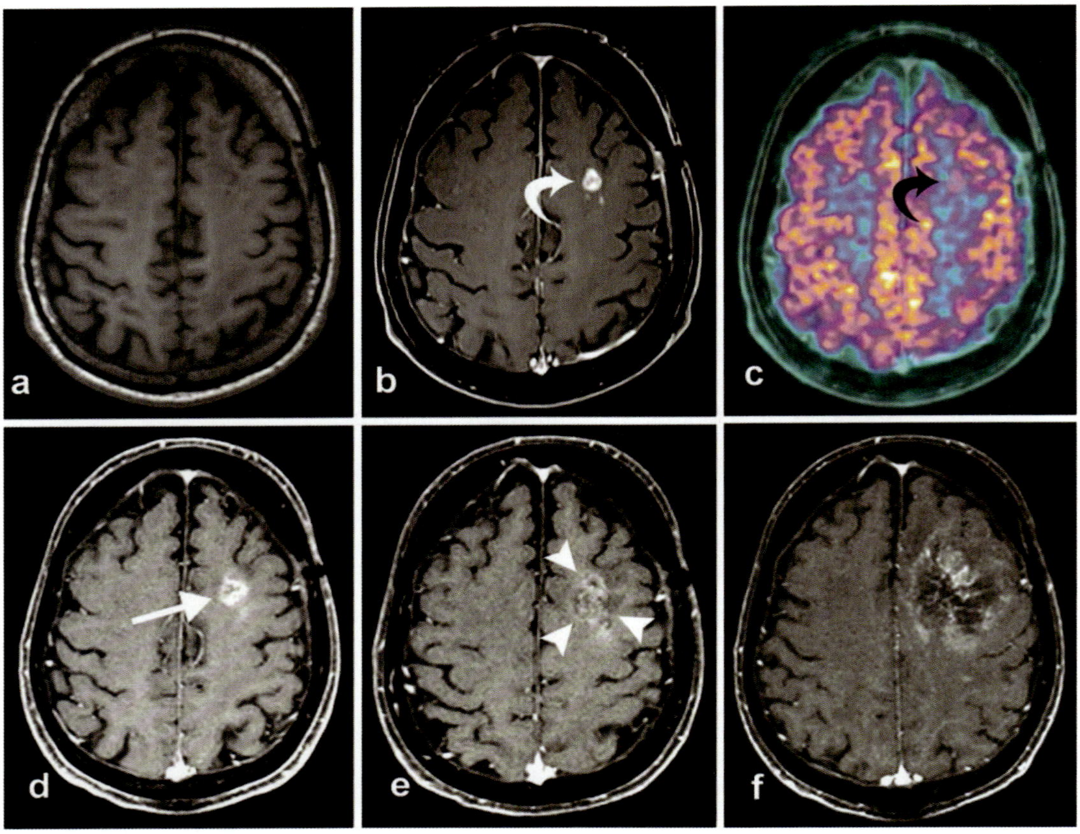

图 121.1 (a)T1 轴位图像;(b)T1 钆对比剂增强轴位图像;(c)PET/MR T1 钆对比剂增强轴位融合图像;(d)T1 钆对比剂增强轴位图像(1 个月后随访);(e)T1 钆对比剂增强轴位图像(3 个月后随访);(f)T1 钆对比剂增强轴位图像(5 个月后随访)。

虽然 FDG 的使用在评估肿瘤复发方面非常有帮助(因其为葡萄糖类似物,所以在高代谢组织中很敏感)。但 FDG 缺乏特异性,这也是导致其局限性的主要原因。此外,由于脑皮质大量摄取 FDG 导致背景增高,降低了肿瘤本身的可辩性。另外,胶质母细胞瘤是一种病理和遗传上异质性很大的肿瘤,既包含更多侵袭性更强、生长更迅速的成分,也包含侵袭性较弱但仍为恶性的区域。侵袭性更强、生长更迅速的肿瘤区域通常比正常的大脑摄取 FDG 高得多,因此,在图像上很容易识别。然而,低侵袭性的肿瘤部分可能表现出与正常脑组织类似或仅轻微增加的摄取。FDG 的其他局限性还包括难以区分恶性肿瘤与炎症性或感染性改变。有学者建议通过 SUV 值区分不同疾病进程,但是这些值有时并不准确。本病例显示,尽管为侵袭性肿瘤,但小范围的肿瘤复发可仅表现为无摄取或轻度摄取。

FDG 的这些局限性导致了以氨基酸(氨基酸是细胞增殖所必需的物质)为基础的、特异性更高的放射性示踪剂的研发。这些氨基酸标记的示踪剂对脑胶质瘤的检测具有更高的敏感性和特异性。^{11}C-蛋氨酸在胶质瘤的诊断和确定范围方面的敏感性可达 76%~95%。然而,由于 C-11 的半衰期很短且需要配备回旋加速器，因此，限制了其更广泛的临床应用。F-18 标记的放射性示踪剂更实用，因其半衰期更长且不需要配备现场回旋加速器。其中 F-18 标记的放射性示踪剂是 ^{18}F-二羟基苯丙氨酸(F-DOPA)，F-DOPA 的作用机制与 FDG 不同，它使用一个氨基酸转运体来摄取放射性示踪剂。有几项研究显示，较高的氨基酸示踪剂摄取值与更高级的胶质瘤相关，同时 F-DOPA 的摄取与 ^{11}C-蛋氨酸的摄取相似。鉴于此，F-DOPA 可以用来代替 ^{11}C-蛋氨酸。因此，在初步评估胶质瘤勾画边界和随访时，也可以考虑使用更特异的标记物(如 F-DOPA)，而不仅仅是 FDG。

(廖承德 濮永祝 译)

推荐阅读

Becherer A, Karanikas G, Szabó M, Zettinig G, Asenbaum S, Marosi C, et al. Brain tumour imaging with PET: a comparison between [18F]fluorodopa and [11C]methionine. Eur J Nucl Med Mol Imaging. 2003;30(11):1561–7.

Kracht LW, Miletic H, Busch S, Jacobs AH, Voges J, Hoevels M, et al. Delineation of brain tumor extent with [11C]L-methionine positron emission tomography: local comparison with stereotactic histopathology. Clin Cancer Res. 2004;10(21):7163–70.

Singhal T, Narayanan TK, Jain V, Mukherjee J, Mantil J. 11C-L-methionine positron emission tomography in the clinical management of cerebral gliomas. Mol Imaging Biol. 2008;10(1):1–18.

Villani V, Carapella CM, Chiaravalloti A, Terrenato I, Piludu F, Vidiri A, et al. The role of PET [18F]FDOPA in evaluating low-grade Glioma. Anticancer Res. 2015;35(9):5117–22.

病例 122

Logopenic 型原发性进行性失语

Michael J. Hoch, Lev Bangiyev, Timothy M. Shepherd

病史

患者男，80 岁，进行性记忆力丧失>3 年，主要表现为找词困难、说话迟缓和失读症（图 122.1）。患者无法重复完整的句子。

诊断

Logopenic 型原发性进行性失语。

影像学表现

• MPRAGE 和 FLAIR 图像显示大脑整体轻度萎缩，以左侧顶叶为著（宽直箭头）。

• PET 表面再现侧位视图显示左侧顶叶和后颞叶代谢明显减退（弯箭头），右侧相对较轻。

• PET 表面再现右侧大脑半球内侧视图显示右侧楔前叶 FDG 摄取活性降低（细直箭头）。

讨论

Logopenic 型原发性进行性失语症（LvPPA）通常被认为是阿尔茨海默病（AD）的非典型变异型，其特征是自发语言表达能力降低。术语 *logopenic* 来自希腊语，意思是“缺乏词语”。这种疾病在最初表现时被认为是一种更不对称的或“语言变异”的 AD。在原发性进行性失语症中（如 lvPPA），语言障碍几乎是痴呆症早期（最初 1~2 年）的唯一症状。疾病初始阶段，很少有或没有记忆损伤。组织学研究表明，大多数 lvPPA 患者都有潜在的阿尔茨海默病病理表现。

这种痴呆亚型与 AD 相似，表现为靶向脑内淀粉样蛋白的 PET 摄取活性增加，以及脑脊液中淀粉样 β 肽（Aβ42）和 tau 蛋白增加。在疾病发展的早期，患者表现出长句子重复受损、语音错误、失读症和命名障碍。随着痴呆症的进展，该病与其他原发性进行性失语症变体重叠。在疾病的晚期，患者会出现

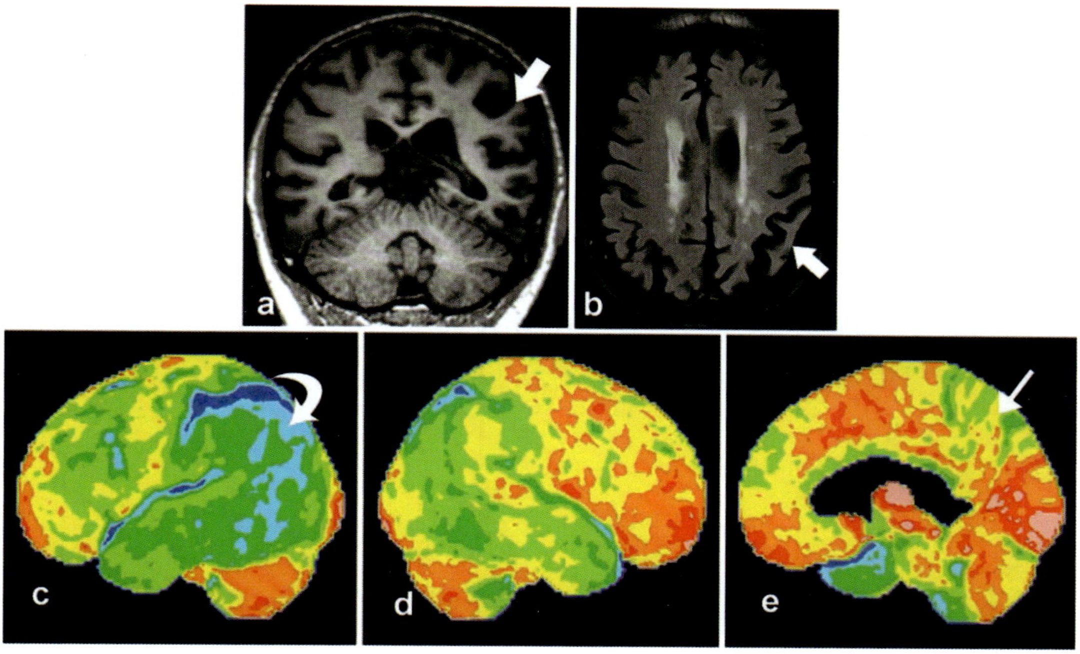

图 122.1 (a)MPRAGE 冠状位图像；(b)FLAIR 轴位图像；(c)PET 表面再现(左侧视图)；(d)PET 表面再现(右侧视图)；(e)PET 表面再现右侧大脑半球(内侧视图)。

言语失用症、语义记忆缺陷和杂乱性失语症。保留单字理解有助于区分 Logopenic 型失语症和原发性进行性失语症的语义变异型。

FDG PET/MRI 上 LvPPA 的影像学表现为颞叶、顶叶和后扣带回代谢活性降低，MR 图像上伴有皮质体积减小，类似于阿尔茨海默病，且低代谢区域与皮质萎缩区域相对应。FDG 摄取减少和皮质萎缩最严重的区域在左侧颞顶区，与重复和语音功能障碍有关。这很可能是失语症病理最初出现的部位，然后才扩散到大脑的其他区域。

(陈龙 丁莹莹 译)

推荐阅读

Henry ML, Gorno-Tempini ML. The logopenic variant of primary progressive aphasia. Curr Opin Neurol. 2010;23(6):633–7.

Leyton CE, Villemagne VL, Savage S, Pike KE, Ballard KJ, Piguet O, et al. Subtypes of progressive aphasia: application of the international consensus criteria and validation using β-amyloid imaging. Brain. 2011;134:3030–43.

Madhavan A, Whitwell JL, Weigand SD, Duffy JR, Strand EA, Machulda MM, et al. FDG PET and MRI in logopenic primary progressive aphasia versus dementia of the Alzheimer's type. PLoS One. 2013;8(4):e62471.

病例 123

交叉性小脑失联络

Michael J. Hoch, Ana M. Franceschi, Timothy M. Shepherd

病史

患者男，71 岁，有多次跌倒史（图 123.1）。在最近一次跌倒之后出现精神状态的变化。

诊断

慢性硬膜下血肿亚急性再出血导致的交叉性小脑失联络。

影像学表现

• SWI 和 MPRAGE 图像显示大量混合的高信号硬膜下积液混有亚急性出血（宽直箭头），同时伴有中线移位和右侧脑室受压消失。

• 含铁血黄素沉淀物的假性间隔表明含有更为陈旧的慢性出血（三角箭头）。

• 冠状位 MPRAGE 和轴位 FLAIR 图像显示左侧小脑没有明显萎缩。

• PET 图像显示右侧额顶区血肿有一个较大的局灶性摄取缺损区（细直箭头）。由于血肿存在，右侧大脑半球的 FDG 摄取与对侧相比减少。

• 左侧小脑放射性示踪剂摄取减少，但没有 MR 表现，这与交叉性小脑失联络（弯箭头）表现一致。

讨论

交叉性小脑失联络（CCD）是一种认识较为透彻的实质性疾病，其特征是由于幕上大脑半球的损伤或损害引起对侧小脑半球血流抑制、代谢降低以及小脑半球萎缩。这一现象在各种颅内病理征象中均有描述，包括幕上梗死、血管畸形、创伤、癫痫和脑肿瘤。本病例病因为外伤后硬膜下血肿，MR 图像显示血肿在硬脑膜与蛛网膜之间呈新月形，混杂信号提示在慢性血肿基础上出现再出血。

CCD 的病理生理机制可能为幕上损伤引起的皮质–桥脑–小脑通路中断。值得注意的是，CCD 通常临床起病隐匿，除了脑损伤或病变外，没有特异性的、可识别的运动障碍或认知功能障碍。

在 FDG PET/MR 神经成像时，PET 上的功能性表现通常比 MR 上相应的结构异常更明显——受影响的小脑半球代谢受抑。

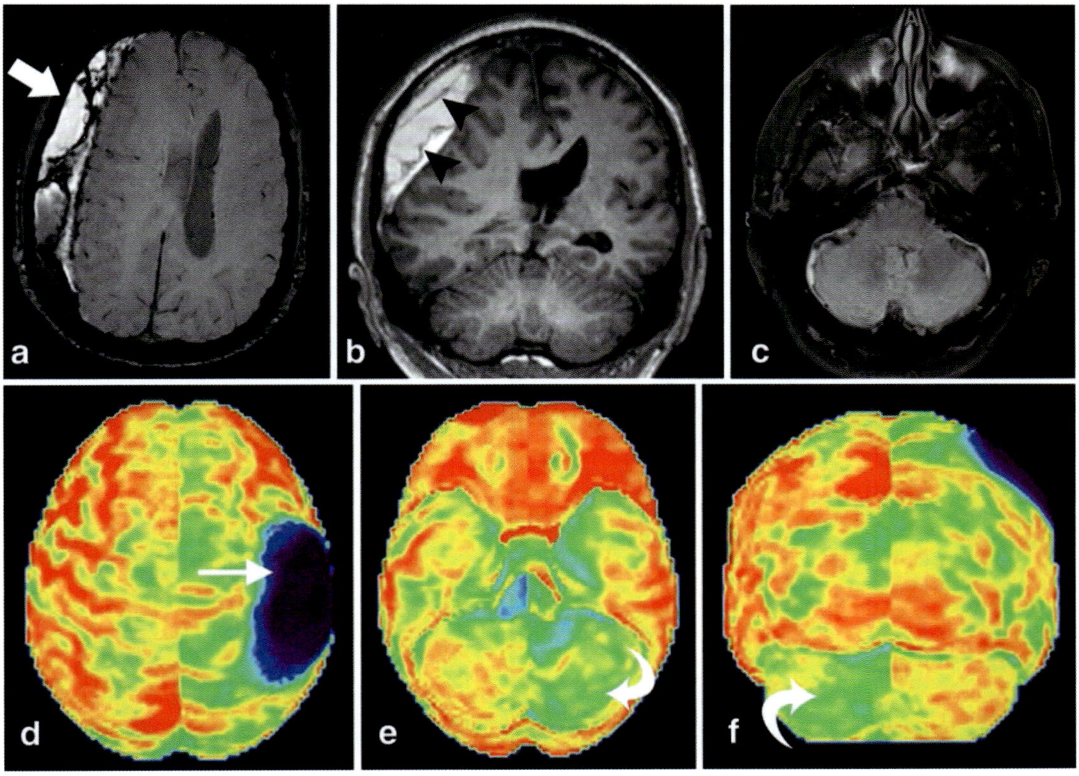

图 123.1 (a)磁敏感加权轴位图像;(b)MPRAGE 冠状位图像;(c)FLAIR 序列轴位图像;(d)PET 表面再现图像(俯视图);(e)PET 表面再现图像(仰视图);(f)PET 表面再现图像(后视图)。

MR 成像序列可显示受影响小脑轻度体积减小和萎缩。一般来说,对认知损害的患者 MR 检查的目的主要是检测引起 CCD 的可治疗原因,如幕上肿瘤伴占位效应、脑积水或颅内出血(如本例)。

(李铭 聂建云 译)

推荐阅读

Alavi A, Mirot A, Newberg A, et al. Fluorine-18-FDG evaluation of crossed cerebellar diaschisis in head injury. J Nucl Med. 1997;38:1717–20.

Tien RD, Ashdown BC. Crossed cerebellar diaschisis and crossed cerebellar atrophy: correlation of MR findings, clinical symptoms, and supratentorial diseases in 26 patients. AJR Am J Roentgenol. 1992;158(5):1155–9.

病例 124

阿尔茨海默病患者的淀粉样蛋白斑块

Ana M. Franceschi, Robert Matthews

病史

患者女,80 岁,有短期记忆丧失和认知改变,评估是否存在淀粉样斑块(图 124.1)。

诊断

阿尔茨海默病中淀粉样蛋白斑块。

影像学表现

- 颞叶和顶叶的大脑皮质萎缩(三角箭头),额叶和枕叶未见受累。
- PET 图像上,Florbetapir 正常与大脑白质结合,病变时与皮质也结合,导致灰白质间对比度丧失。
- 整个灰质的淀粉样斑块摄取增高(直箭头)。

讨论

Florbetapir 是一种放射性示踪剂,用于评估记忆力减退和临床怀疑阿尔茨海默病(AD)患者大脑中淀粉样斑块的负荷。β 淀粉样蛋白(Aβ)——在阿尔茨海默病患者脑内会过量积累——会从细胞中释放出来,形成对大脑有神经毒性的寡聚体。这些低聚物形成更大的不溶性 β 折叠原纤维,而这些纤维又是致密淀粉样斑块的主要成分。这些致密的淀粉样斑块与 AD 引起的神经元炎症有关。

淀粉样蛋白沉积并不总是病理性的,高达 25%的≥70 岁的患者也会发生淀粉样蛋白沉积。淀粉样斑块也可以在淀粉样脑血管病、路易体痴呆和帕金森病中被发现。Florbetapir 是目前已有的 3 种商用的 ^{18}F 标记的淀粉样蛋白放射性示踪剂之一,其具有普遍的非特异性的脑白质结合能力,这一点与传统 ^{11}C(PIB)截然不同。接受 ^{18}F 淀粉样蛋白成像的 AD 患者显示放射性示踪剂在大脑灰质内积聚,表明 Aβ 负荷升高。Florbetapir 与其他淀粉样放射性示踪剂联合使用,在检测皮质淀粉样蛋白负荷方面有 92%的敏感性和 95%的特异性。传统的 PIB 敏感性仅为 73%,特异性为 100%。

Florbetapir PET/MR 阳性提示大脑皮质

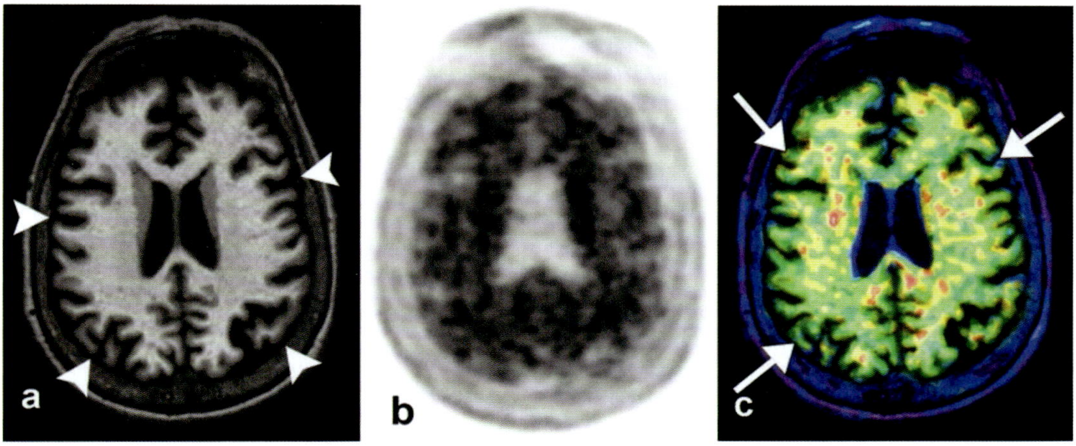

图 124.1 (a)MPRAGE 轴位图像;(b)Florbetapir PET 轴位图像;(c)Florbetapir PET/MR 轴位融合图像。

中至重度淀粉样斑块积聚。虽然阳性结果并不一定表明患有阿尔茨海默病，但所有 AD 患者的大脑中都有高于正常水平的淀粉样斑块负荷沉积。Florbetapir 扫描阴性意味着在大脑皮质很少检测到或未检测到淀粉样斑块,患者的认知障碍是由潜在的阿尔茨海默病引起的可能性明显降低。扫描时,大多数路易体痴呆患者的淀粉样斑块表现正常,但有一小部分患者有斑块呈阳性，但与 AD 相比斑块负荷总体较低。额叶痴呆症患者的 Florbetapir 扫描正常,后部皮质萎缩的患者(被认为是变异型 AD)则有异常的淀粉样斑块沉积。使用 PET/MR 对淀粉样斑块进行成像可以为放射性示踪剂分布提供潜在的结构信息,从而获得更准确的解释。当存在大脑萎缩时,MR 可清晰显示大脑皮质且准确识别白质和灰质的边界,这在 CT 上则难以区分。此外,MR 可以正确识别皮质萎缩,可对 AD 进行补充解释。随着阿尔茨海默病的进展,皮质萎缩将开始于大脑的颞顶区以及扣带回后部和楔前区域;严重时,额叶会受累。

(蔡文立 汪春 译)

推荐阅读

Del Sole A, Malaspina S, Magenta BA. Magnetic resonance imaging and positron emission tomography in the diagnosis of neurodegenerative dementias. Funct Neurol. 2016;31(4):205–15.

Mallik A, Drzezga A, Minoshima S. Clinical amyloid imaging. Semin Nucl Med. 2017;47(1):31–43.

Weiner MW, Veitch DP, Aisen PS, Beckett LA, Cairns NJ, Cedarbaum J, Alzheimer's Disease Neuroimaging Initiative, et al. 2014 update of the Alzheimer's disease neuroimaging initiative: a review of papers published since its inception. Alzheimers Dement. 2015;11(6):e1–120.

Wojtylak P, Faulhaber P, O'Donnell J. Initial experiences in PET/MRI for imaging dementia. J Nucl Med. 2014;55(Suppl 1):2514.

病例 125
后皮质萎缩

Michael J. Hoch, Ana M. Franceschi, Timothy M. Shepherd

病史

患者男，70 岁，表现为进行性记忆缺陷和共济失调。他难以辨认物体和熟悉的面孔（图 125.1），不记得收留了邻居的猫，他的妻子发现他把猫藏在他们的公寓里。

诊断

后皮质萎缩。

影像学表现

• FLAIR 轴位和 MPRAGE 冠状位图像显示双侧顶叶中至重度萎缩并伴有脑沟增宽（宽直箭头）。

• MPRAGE 矢状位图像显示半球后部萎缩，扣带沟边缘支增宽（弯箭头）和顶枕沟边缘增宽（细直箭头）。

• PET 表面再现侧位图显示双侧顶叶、枕叶和颞叶有轻至中度的代谢活性减低。双侧额叶 FDG 摄取正常（*）。

讨论

后皮质萎缩（PCA）是一种进行性神经退行性疾病，主要累及枕叶、颞叶和顶叶皮质，被称为“阿尔茨海默病的视觉变异型”。该综合征的特征是视空间障碍和视知觉障碍。60%~80%的 PCA 与 AD 具有相同的组织学特征；发病年龄早于典型的 AD，通常为 50~65 岁；早期临床特征包括视觉失认、失用和视性共济失调。PCA 患者最初通常由眼科医生诊断，他们在检查中没有发现任何视觉异常。常见的症状是读写困难、撞到物体或发生交通事故等。

PCA 患者的 PET/MR 神经成像显示，与楔前和楔区相比，低代谢区域主要发生在顶枕区后扣带区（但扣带区后方一般不受累）。此外，双侧额叶眼区（Brodmann 8 区）也有特定的低代谢区域，这与枕顶区的输入缺失有关。PET 显像时，PCA 与路易体痴呆有相当大的区域重叠，并且淀粉样蛋白呈阳性。

虽然早期的 MR 表现可能是正常的，但严重的病例其顶叶及内侧颞叶分别会表现

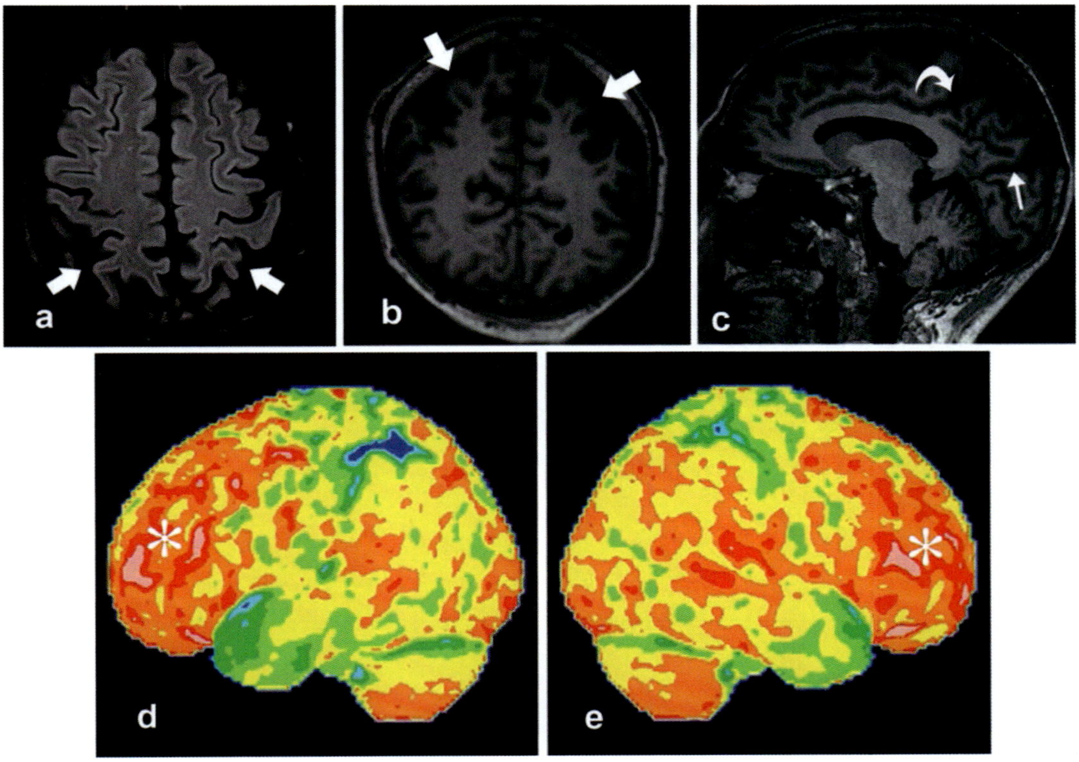

图 125.1 (a)FLAIR 轴位图像;(b)MPRAGE 冠状位图像;(c)MPRAGE 矢状位图像;(d)PET 表面再现(左侧视图);(e)PET 表面再现(右侧视图)。

为不对称性皮质萎缩和轻度萎缩,右侧受累更为明显。同样,PET 显像时,PCA 与 AD 也有相当大的重叠。

(李淑娟 孙龙 译)

推荐阅读

Aharon-Peretz J, Israel O, Goldsher D, Peretz A. Posterior cortical atrophy variants of Alzheimer's disease. Dement Geriatr Cogn Disord. 1999;10(6):483–7.

Benson DF, Davis RJ, Snyder BD. Posterior cortical atrophy. Arch Neurol. 1988;45(7):789–93.

Singh TD, Josephs KA, Machulda MM, Drubach DA, Apostolova LG, Lowe VJ, et al. Clinical, FDG and amyloid PET imaging in posterior cortical atrophy. J Neurol. 2015;262(6):1483–92.

病例 126

原发性中枢神经系统淋巴瘤

Anuj Rajput, Michael Goodman, Lev Bangiyev

病史

患者男,53 岁,因右侧小脑半球肿块就诊(图 126.1)。

诊断

原发性中枢神经系统淋巴瘤。

影像学表现

- MR 图像显示位于小脑蚓部中部右侧肿块,呈 T1 低信号、T2 不均匀高信号,第 4 脑室右侧隐窝轻度受压。
- 肿瘤旁 T2 高信号为水肿(三角箭头)。
- 增强后,肿瘤呈均匀强化(弯箭头)。
- 较大的肿瘤表现为 DWI 信号增加,相应的 ADC 信号降低,提示弥散受限。
- 增强后,肿瘤呈均匀强化(宽直箭头)。
- PET/MR 显示多个 FDG 摄取增高的异常病灶,符合恶性肿瘤表现(细直箭头)。

讨论

中枢神经系统淋巴瘤占原发性脑肿瘤的 6.6%,可发生于各个年龄段,老年人群发生率相对较高。患者通常表现为局灶性神经功能缺损或精神状态改变。病灶位于幕上最多见,聚集在脑室周围,可沿室管膜表面延伸至胼胝体。原发性中枢神经系统淋巴瘤也可累及软脑膜,表现为多灶性病变。

由于细胞密度高,中枢神经系统淋巴瘤在常规 MR T2 图像上呈低信号;T1 图像上病灶多呈低信号,增强扫描强化均匀。淋巴瘤细胞核浆比高且堆积紧密,因此,表现为弥散受限且 ADC 值低。MR 波谱成像显示胆碱和脂峰增高,NAA 峰很低。与其他颅内肿瘤相似,脑淋巴瘤周围水肿表现为瘤周 T2 高信号。以上虽然是中枢神经系统淋巴瘤的典型表现,但并不特异。高级别胶质瘤和转移性病变可有相似影像学改变,需要仔细鉴别诊断。淋巴瘤与其他肿瘤的鉴别很重要,因前者不需要手术切除。需要注意的是,尽管淋巴瘤

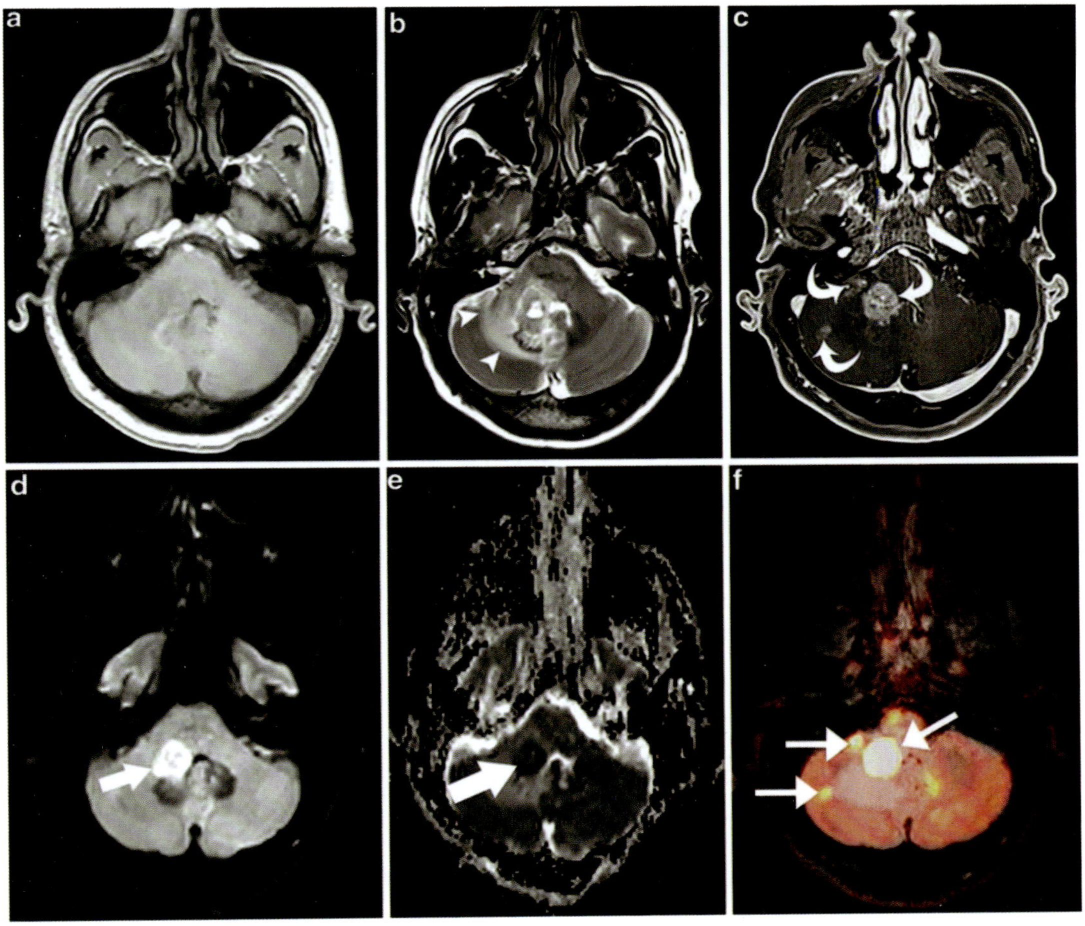

图 126.1 (a)T1 轴位图像;(b)T2 轴位图像;(c)T1 钆对比剂增强轴位图像;(d)DWI 轴位图像;(e)ADC 轴位图像;(f)PET/MR FLAIR 序列轴位融合图像。

是一种高级别肿瘤,但增强扫描不表现为高灌注,可据此与高级别胶质瘤鉴别。

FDG PET/MR 显示原发性中枢神经系统淋巴瘤的高代谢特性,有助于反映肿瘤的重要特征,并监测治疗反应和肿瘤复发;还可用于诊断多灶性或多中心性中枢神经系统淋巴瘤。此外,与胶质瘤或脑转移瘤相比,原发性脑淋巴瘤的 FDG-PET 显像通常显示更高的 SUV 值。

(李铭 陈晓娟 译)

推荐阅读

Koeller KK, Smirniotopoulos JG, Jones RV. Primary central nervous system lymphoma: radiologic-pathologic correlation. Radiographics. 1997;17(6):1497–526.

Kosaka N, Tsuchida T, Uematsu H, Kimura H, Okazawa H, Itoh H. 18F-FDG PET of common enhancing malignant brain tumors. AJR Am J Roentgenol. 2008;190(6):W365–9.

Mansour A, Qandeel M, Abdel-Razeq H, Abu Ali HA. MR imaging features of intracranial primary CNS lymphoma in immune competent patients. Cancer Imaging. 2014;14:22.

病例 127

克雅病

Ana M. Franceschi, Michael J. Hoch, Timothy M. Shepherd

病史

患者女，72 岁，出现进展性痴呆 4 个月余（图 127.1）。患者家属诉该患者记名字进行性困难、语言不完整、发音不清晰。其同事亦发现该患者思维混乱。

诊断

克雅病。

影像学表现

- 轴位 DWI 和 ADC 显示左侧大脑皮质（白色弯箭头）和基底节区（白色细直箭头）弥散受限。
- 轴位 FLAIR 显示轻微高信号。
- PET/MR 融合图像显示左侧顶叶和颞叶 FDG 摄取减少（白色宽直箭头）。
- FDG-PET 显示病变左侧大脑皮质（白色三角箭头）和左侧丘脑（黑色三角箭头）代谢减低。

讨论

克雅病（CJD）是由一种被称为朊病毒的感染性蛋白引起的海绵状脑病。错误折叠的朊病毒蛋白可引发相邻正常折叠蛋白转变为畸形蛋白，沉积于神经元周围，引起细胞死亡，导致疾病进展。CJD 临床特征是快速进行性痴呆、肌阵挛和死亡，通常于发病后 1 年内死亡，平均生存时间为 7 个月。目前，这种疾病还没有明确的治疗方法。CJD 有 4 种亚型：散发性（sCJD）最常见，约占 85%；变异型（vCJD）即“疯牛病”（库鲁病）；家族性（fCJD），PRPc 突变相关遗传性疾病，约占 10%；医源性（角膜和脑膜移植相关）。CJD 患者的脑脊液标志物为 14-3-3 蛋白升高，确诊需要脑组织活检。sCJD 在脑电图上可表现为典型的广泛周期性尖锐波型。

CJD 最常见的 FDG PET/MR 表现是基底节区 T2 和 FLAIR 高信号，最常累及壳核和尾状核。大脑皮质也可表现为 T2 和 FLAIR 不对称高信号，这些区域 PET 表现为 FDG 摄取减少。病灶还可出现于丘脑，表

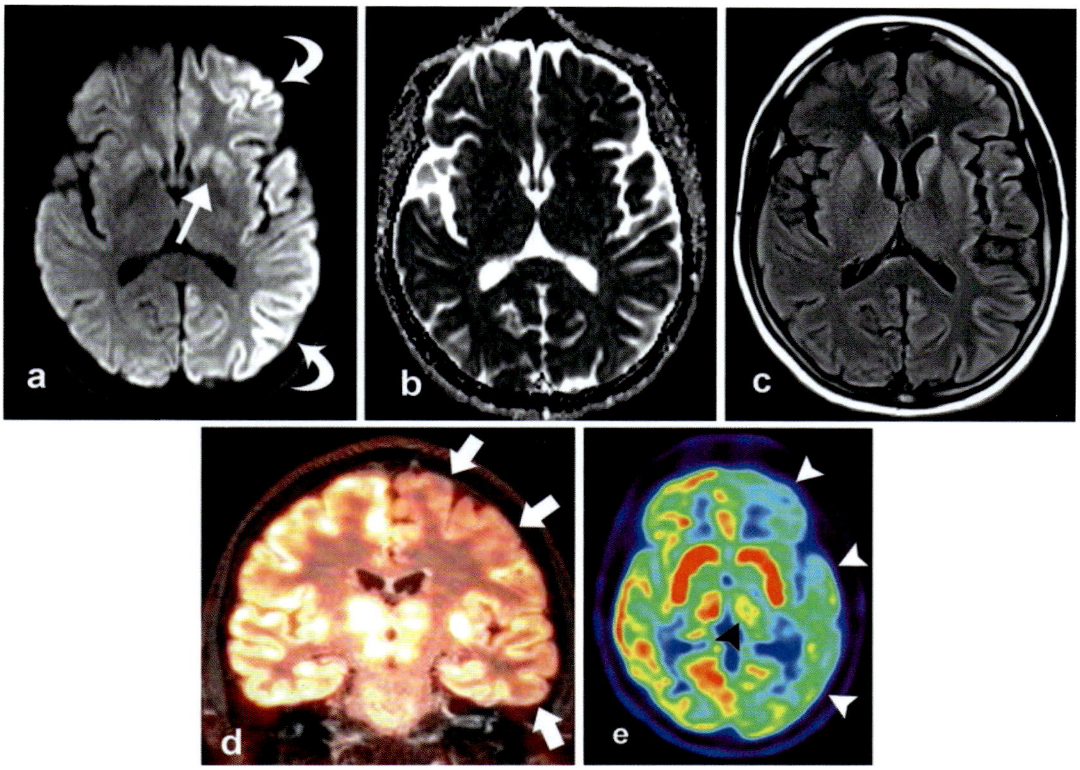

图 127.1 (a)DWI 轴位图像;(b)ADC 轴位图像;(c)FLAIR 序列轴位图像;(d)PET/MR FLAIR 序列冠状位融合图像;(e)PET 轴位图像。

现为 T2 和 FLAIR 高信号及相应的 PET 低代谢。大脑萎缩随后会迅速进展。CJD 患者 DWI 持续性弥散受限较 FLAIR 表现更敏感。早期甚至进展期 CJD 患者脑 MR 检查可无异常改变。因此,对于认知功能快速下降的患者,若 FDG PET/MR 发现孤立性皮质代谢减低或孤立性皮质 T2 高信号,应怀疑是 CJD 的可能。

(丁莹莹 管一晖 译)

推荐阅读

Henkel K, Zerr I, Hertel A, Gratz KF, Schroter A, Tschampa HJ, et al. Positron emission tomography with [(18)F] FDG in the diagnosis of Creutzfeldt-Jakob disease (CJD). J Neurol. 2002;249(6):699–705.

Kallenberg K, Schulz-Schaeffer WJ, Jastrow U, Poser S, Meissner B, Tschampa HJ, et al. Creutzfeldt-Jakob disease: comparative analysis of MR imaging sequences. AJNR Am J Neuroradiol. 2006;27:1459–62.

Shiga Y, Miyazawa K, Sato S, Fukushima R, Shibuya S, Sato Y, et al. Diffusion-weighted MRI abnormalities as an early diagnostic marker for Creutzfeldt-Jakob disease. Neurology. 2004;63:443–9.

病例 128
颅骨血管瘤

Rajesh Gupta，Priya Sharma

病史

患者男，48 岁，既往影像学诊断为枕颅骨病变（图 128.1）。

诊断

颅骨血管瘤。

影像学表现

• 中线处枕颅骨病变，T1 呈高信号，FLAIR 呈不均匀高信号，增强后呈不均匀强化（弯箭头）。

• PET/MR 融合图像显示病变内无 FDG 摄取。

讨论

颅骨血管瘤是一种生长缓慢的良性血管肿瘤，占所有骨肿瘤的 0.2%。该病女性常见，任何年龄段均可发生；无蒂型常见，可延伸至颅骨板障。少数颅骨血管瘤表现为球形和膨胀性生长。颅骨血管瘤最常见于额骨和顶骨，多为孤立性，但也可多发。颅骨血管瘤通常为偶然发现，如引起颅骨外板膨胀，可表现为无痛性、可触及的头皮肿块。

MR 有助于评估病灶颅内侵犯及邻近神经血管结构的受累。颅骨血管瘤因内部含有脂肪成分，因此，T1 呈典型的高信号，表现为不均匀 T2 和 FLAIR 高信号，边缘呈低信号；肿瘤基质呈点状。增强后，病灶明显强化。

良性骨病变 PET 显像显示 FDG 无摄取或低摄取。血管瘤属于良性骨病变，与血液滞留相关的 SUV 测量范围很窄。颅骨血管瘤内的血管成分导致注射对比剂后强化，有时较难与恶性肿瘤鉴别。PET/MR 并非诊断血管瘤的常规方法，但它可以提供良好的解剖学和功能特征，有助于与恶性骨肿瘤鉴别。

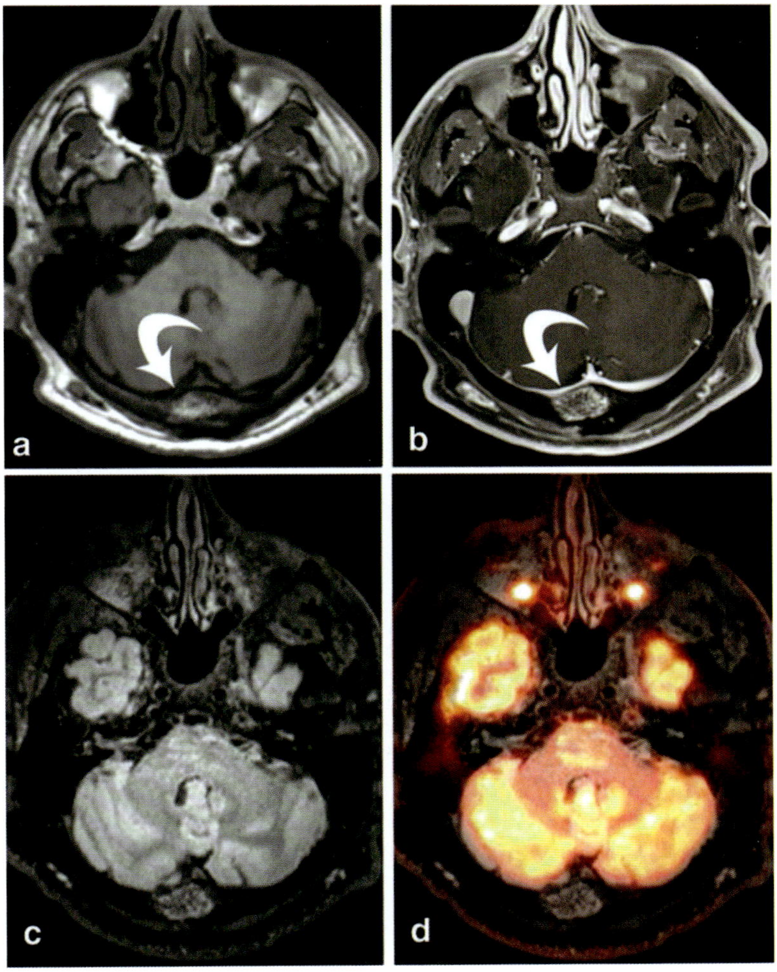

图 128.1　(a)T1 轴位图像；(b)T1 钆对比剂增强轴位图像；(c)FLAIR 序列轴位图像；(d)PET/MR FLAIR 序列轴位融合图像。

（雷玉洁　陈龙　译）

推荐阅读

Bastug D, Ortiz O, Schochet SS. Hemangiomas in the calvaria: imaging findings. AJR Am J Roentgenol. 1995;164(3):683–7.

Hatayama K, Watanabe H, Ahmed AR, Yanagawa T, Shinozaki T, Oriuchi N, et al. Evaluation of hemangioma by positron emission tomography: role in a multimodality approach. J Comput Assist Tomogr. 2003;27(1):70–7.

病例 129
路易体痴呆

Ana M. Franceschi, Michael J. Hoch, Timothy M. Shepherd

病史

患者女，84 岁，黄斑变性，出现波动的警觉性、记忆力减退和视觉幻觉 6 个月（图 129.1）。病史记录该患者在卧室看到一只毛绒兔子，长到了成年人大小。

诊断

路易体痴呆。

影像学表现

- T1 和 T2 图像显示与脑容量丧失一致的脑沟和脑裂增宽。
- PET 融合图像和轴位图像显示双侧顶叶和枕叶 FDG 摄取严重减少。额叶和后颞叶可见轻度摄取减少。
- 感觉运动皮质代谢活性保留（细直箭头）。
- PET 表面再现成像显示代谢活性减少最严重的区域（蓝紫色）位于顶叶（黑色宽直箭头）和枕叶（白色宽直箭头）。

讨论

路易体痴呆（DLB）是仅次于阿尔茨海默病的第 2 大神经退行性疾病，占所有痴呆症的 20%~30%。该病的发病年龄为 50~60 岁。其特点是认知障碍、视觉障碍和运动性帕金森症。因路易体痴呆与阿尔茨海默病的临床和影像学特征相似，故鉴别诊断较困难。DLB 的根本原因是路易小体在大脑中的累积，这些路易小体是神经元中的 α-突触核（α-Syn）蛋白簇。DLB 患者的痴呆症状通常是先于或者同时伴发帕金森症状。在帕金森病患者中，痴呆症通常发生在运动障碍发作多年后。与帕金森病患者相比，DLB 患者对左旋多巴的治疗反应较差，且药物治疗可能会使精神症状恶化。

MR 在诊断 DLB 中的作用有限，因其影像学表现通常不确定且不具特异性。与阿尔茨海默病相比，重症 DLB 患者内侧颞叶萎缩相对不明显，全脑萎缩发生率明显较低。FDG PET/MR 可更好地关联低代谢与脑实质萎缩区域，提高了 DLB 的诊断准确性。与阿尔茨海默病相似，DLB 患者后颞叶和顶叶

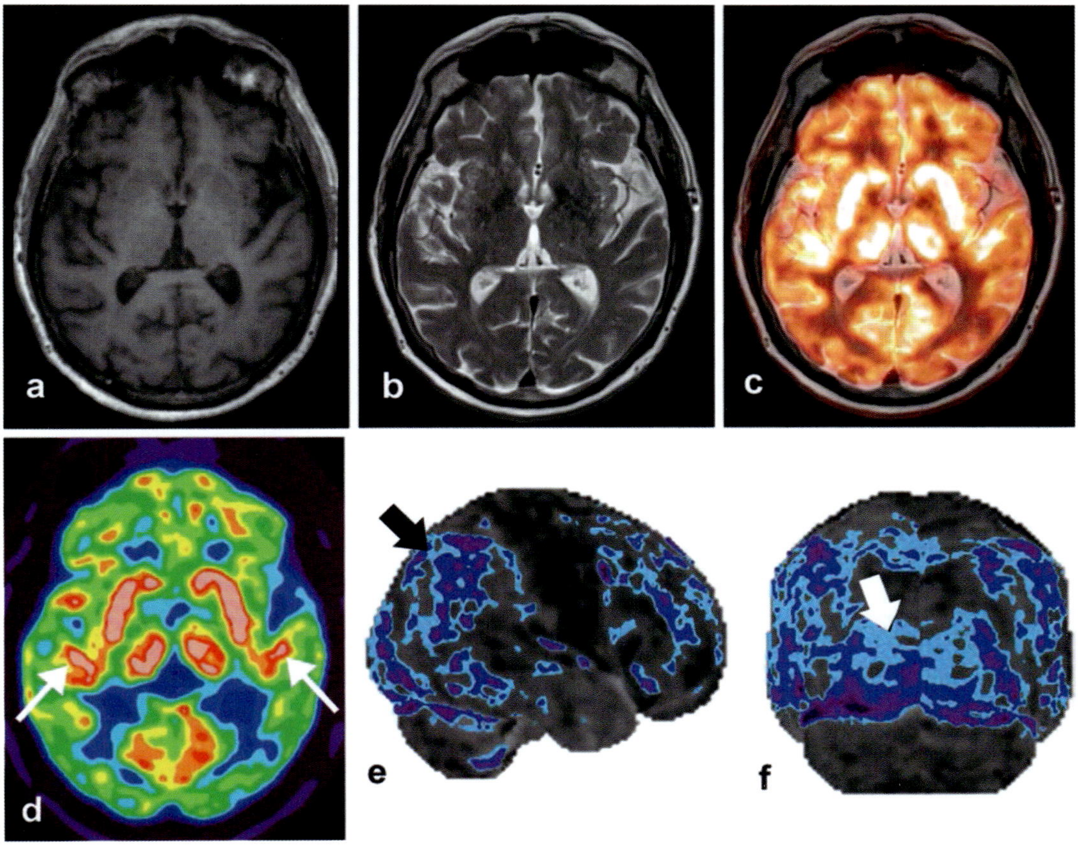

图 129.1 (a)T1 轴位图像;(b)T2 轴位图像;(c)PET/MR T2 轴位融合图像;(d)PET 轴位图像;(e)阈值覆盖 PET 表面再现图像(右侧视图);(f)阈值覆盖 PET 表面再现图像(后侧视图)。

FDG 摄取减少,可同时累及枕叶。FDG-PET 显示的枕叶内侧皮质低代谢可能是 DLB 最特异和最敏感的影像学表现,但并非所有 DLB 患者均出现该征象,特别是缺乏视觉幻觉症状的 DLB 患者。另外,因黄斑变性或视网膜动脉阻塞导致的视力丧失也可能表现为枕叶内侧 FDG 摄取减少,但这些患者不具有 DLB 的其他症状,可作为与 DLB 鉴别诊断的依据。PET 显像无法确诊时,可显示壳核和尾状核活性降低的多巴胺转运蛋白成像有助于诊断 DLB。

(蔡文立 孙华 译)

推荐阅读

Mak E, Su L, Williams GB, O'Brien JT. Neuroimaging characteristics of dementia with Lewy bodies. Alzheimers Res Ther. 2014;6(2):18.

Mollenhauer B, Förstl H, Deuschl G, Storch A, Oertel W, Trenkwalder C. Lewy body and parkinsonian dementia: common, but often misdiagnosed conditions. Dtsch Arztebl Int. 2011;107(39):684–91.

Taylor JP, O'Brien J. Neuroimaging of dementia with Lewy bodies. Neuroimaging Clin N Am. 2012;22(1):67–81.

病例 130

阿尔茨海默病脑淀粉样血管病

Robert Matthews

病史

患者男，76 岁，出现失忆。外院 MR 显示微出血，为评估痴呆而就诊（图 130.1）。

诊断

阿尔茨海默病脑淀粉样血管病。

影像学表现

- T1 图像显示轻度皮质萎缩。
- T2 和 FLAIR 图像可见多个小的高信号，反映小血管病变（细直箭头）。
- SWI 显示多个病灶信号下降，原因是大脑淀粉样血管病变微出血引起的铁质沉积（三角箭头）。
- PET 融合和轴位图像显示，顶颞叶 FDG 摄取明显减低，额叶 FDG 摄取中度下降，这是晚期阿尔茨海默病的特征性征象（弯箭头）。

讨论

脑淀粉样血管病（CAA）是一种以 β-淀粉样蛋白沉积为特征的脑血管疾病，淀粉样物多沉积于脑皮质和软脑膜中小动脉壁的中层和外膜中，引起中膜和内膜之间的血管壁纤维蛋白样变性，形成微小动脉瘤，进而导致微出血。CAA 发病率随着年龄的增长而增高。虽然 60~70 岁尸检个体中 CAA 发生率只有 33%，但>90 岁的个体中 CAA 检出率上升至 75%。合并多发性颅内出血、脑容量减少和白质脑病可导致进行性认知功能障碍和痴呆。类似于阿尔茨海默病引起的痴呆，CAA 相关性痴呆可能进展缓慢，且常与阿尔茨海默病关系密切。尸检发现，约 40%伴有痴呆症状的 CAA 患者合并阿尔茨海默病。另外，高达 90%的阿尔茨海默病患者尸检证实合并 CAA 病理改变。然而，在不合并阿尔茨海默病病理改变的情况下，CAA 患者也可能出现痴呆症状，并且可能与小血管缺血性改变有关。CAA 最常见的 MR 表

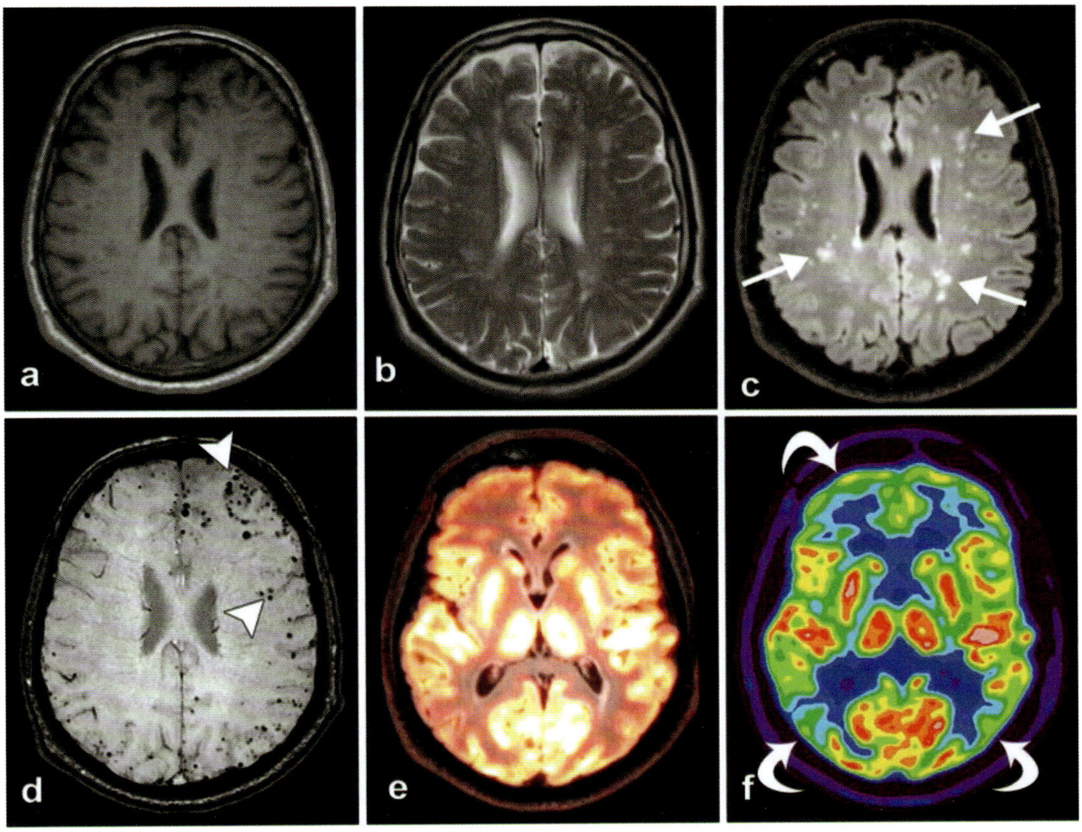

图 130.1　(a)3D T1 轴位图像；(b)T2 轴位图像；(c)FLAIR 轴位图像；(d)磁敏感加权轴位图像；(e)PET/MR FLAIR 序列轴位融合图像(更低层面)；(f)PET 轴位图像(更低层面)。

现为非外伤性颅内出血，病变常位于大脑，少见于小脑，并可合并脑白质病、脑萎缩。颅内出血呈皮质-皮质下分布，一般不累及深部白质、基底节及脑干。出血可能是蛛网膜下隙出血、硬膜下出血或脑室内出血。<5mm 的微出血灶在常规 T1 和 T2 图像上很难被观察到，FLAIR 可较好地显示高信号微出血灶，并在微出血急性期最容易观察。显示微出血的最佳 MR 成像序列是 T2 梯度回波或 SWI，病变区域显示为皮质-皮质下信号缺失（因铁质沉积而导致）。脑白质病表现为 T2 及 FLAIR 高信号，是慢性微血管疾病、脱髓鞘、血管炎、炎症后改变甚至肿瘤性病变的非特异性改变。

用以显示淀粉样蛋白的 PET 示踪剂沉积在纤维淀粉样蛋白、血管周围的 β-淀粉样蛋白(CAA 的基本病理)以及脑实质内的 β-淀粉样蛋白斑块中（阿尔茨海默病的标志）。淀粉样蛋白 PET 显像诊断 CAA 的敏感性和阴性预测值均较高，可有效排除 CAA。然而，淀粉样蛋白成像不能区分淀粉样血管病和脑实质纤维斑块，两者在患有或不患有痴呆症的老年人中都很常见。在痴呆症患者中，FDG-PET 显像有助于根据特定的低代谢模式鉴别神经退行性疾病，特别适用于以 β-淀粉样蛋白阳性为特征的痴呆症的鉴别诊断，例如，阿尔茨海默病和路易体痴呆症。在出血量较大的患者中，可以在血管分布中发现与血管性痴呆症相似的局部低代谢区域。应用 FDG 的 PET/MR 可以显示多发性出血、白质脑病和脑萎缩(CAA 的典型 MR 表现)以及累及颞顶叶皮质、后扣带回和楔前区的低代谢(阿尔茨海默病的典型表现),有助于诊断合并存在的 CAA 和阿尔茨海默病。

(黄云超 周智洋 译)

推荐阅读

Baron JC, Farid K, Dolan E, Turc G, Marrapu ST, O'Brien E, et al. Diagnostic utility of amyloid PET in cerebral amyloid angiopathy-related symptomatic intracerebral hemorrhage. J Cereb Blood Flow Metab. 2014;34(5):753–8.

Chao CP, Kotsenas AL, Broderick DF. Cerebral amyloid angiopathy: CT and MR imaging findings. Radiographics. 2006;26(5):1517–31.

Drzezga A, Barthel H, Minoshima S, Sabri O. Potential clinical applications of PET/MR imaging in neurodegenerative diseases. J Nucl Med. 2014;55(Suppl 2):47S–55S.

病例 131

硬脑膜转移瘤

Ana M. Franceschi，Robert Matthews

病史

患者女，74 岁，既往诊断为乳腺癌，突发右眼失明（图 131.1）。

诊断

硬脑膜转移瘤。

影像学表现

• 双侧颞叶（三角箭头）和额叶（细直箭头）区硬脑膜多发转移灶，T1 呈等信号，挤压周围脑实质。

• MR 增强扫描显示病灶明显强化。

• PET/MR 融合图显示，FDG 异常摄取区域与转移灶所在区域一致。

讨论

与较为常见的脑转移瘤相比，硬脑膜转移瘤较为罕见。硬脑膜转移瘤的转移途径可以为颅骨转移瘤直接侵犯、椎静脉丛逆行播散、血运转移或淋巴途径转移等。硬脑膜转移瘤中最常见的原发肿瘤包括乳腺癌、前列腺癌、肺癌和头颈部肿瘤。在转移瘤生长过程中，许多患者通常无任何症状，直至出现头痛、乏力、精神错乱以及局灶性神经功能缺损等临床症状。该病最常见的治疗方法是放射治疗。单发病灶，尤其是在转移瘤发生占位效应时，可以进行手术切除。化疗通常与其他治疗方式联合使用。

MR 扫描时，硬脑膜转移瘤可有多种表现。病灶一般表现为与相邻脑皮质相近的 T1 等信号或稍低信号，T2 呈等信号或高信号，增强扫描后 T1 呈明显均匀强化。在 MR 波谱图像上，硬脑膜转移瘤表现为胆碱/肌酐峰比值增高，脂质峰显著升高，偶尔可见明显的乳酸峰。在进行 PET/MR 神经成像时，转移瘤表现为异常的 MR 信号区域，与异常的 FDG 摄取增强区域一致。仅进行 MR 扫描时，有时无法区分硬脑膜转移瘤与脑膜瘤。脑膜瘤是一种常见的颅内肿瘤，一般表现为良性肿瘤的特点。在这种情况下，PET/MR 提供了一种无创的检测方法，转移灶的 FDG 摄取异常增高，可用于与无 FDG 摄取的良性脑膜瘤相鉴别。

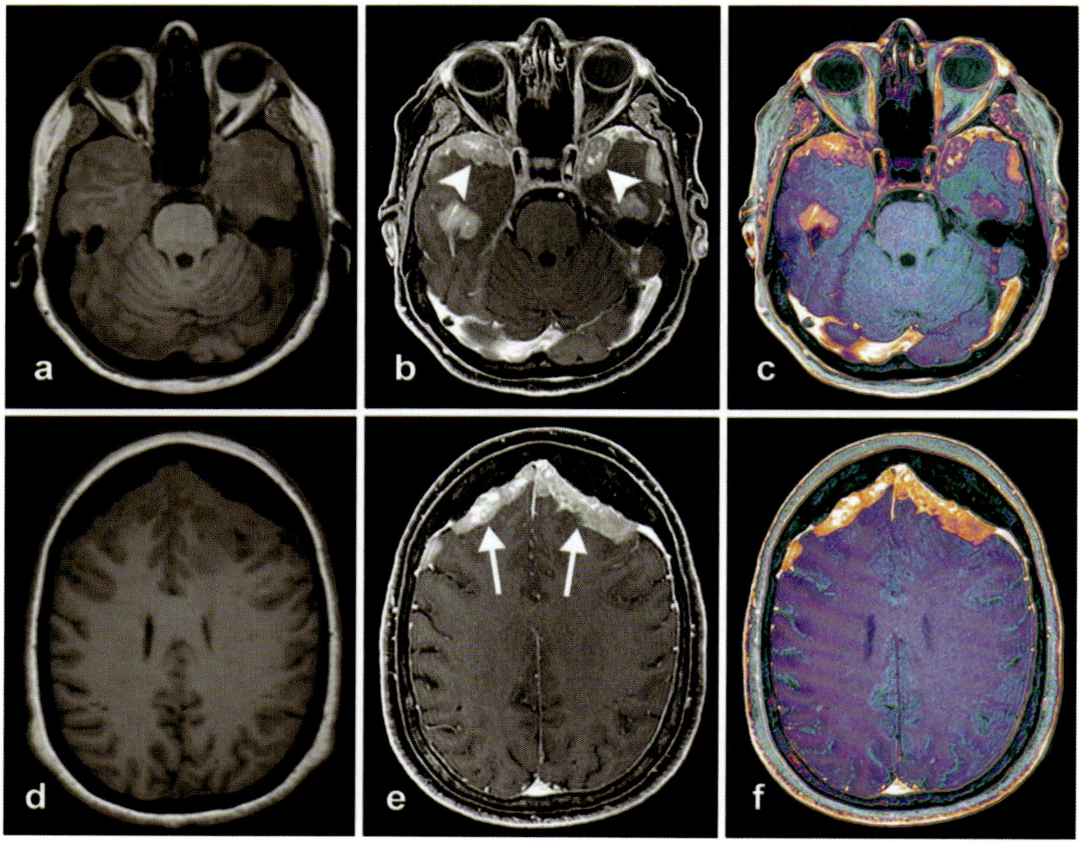

图 131.1 (a)T1 轴位图像;(b)T1 VIBE 序列轴位图像;(c)PET/MR T1 VIBE 序列轴位融合图像;(d)T1轴位图像(较高层面);(e)T1 VIBE 序列轴位图像(较高层面);(f)PET/MR 3D T1 VIBE 序列轴位融合图像(较高层面)。

(孙夕林 黄云超 译)

推荐阅读

Barnholtz-Sloan JS, Sloan AE, Davis FG, Vigneau FD, Lai P, Sawaya RE. Incidence proportions of brain metastases in patients diagnosed (1973 to 2001) in the Metropolitan Detroit Cancer Surveillance System. J Clin Oncol. 2004;22(14):2865–72.

Boss A, Bisdas S, Kolb A, Hofmann M, Ernemann U, Claussen CD, et al. Hybrid PET/MRI of intracranial masses: initial experiences and comparison to PET/CT. J Nucl Med. 2010;51(8):1198–205.

Fink KR, Fink JR. Imaging of brain metastases. Surg Neurol Int. 2013;4(Suppl 4):S209–19.

Rohren EM, Provenzale JM, Barboriak DP, Coleman RE. Screening for cerebral metastases with FDG PET in patients undergoing whole-body staging of non-central nervous system malignancy. Radiology. 2003;226(1):181–7.

病例 132

额颞痴呆

Ana M. Franceschi

病史

患者女，75 岁，出现记忆力减退和认知功能障碍（图 132.1）。

诊断

额颞痴呆（FTD）。

影像学表现

- T1 和 FLAIR 图像显示双侧额叶皮质萎缩（白色直箭头）。
- PET 图像显示额叶的 FDG 摄取明显降低（白色弯箭头），颞顶区摄取轻度降低（白色三角箭头）。
- 数据阈值 PET 表面再现显示 FDG 摄取活性降低（蓝紫色）最多的区域位于额叶（黑色直箭头）和侧颞叶（黑色三角箭头）。

讨论

额颞痴呆是一组以额颞叶萎缩为特征的神经退行性病变的总称，偶尔可累及脑内其他区域，包括岛回和扣带回、基底节区和丘脑。典型的临床表现为行为异常和精神症状，包括语言功能障碍，而短期记忆丧失（阿尔茨海默病的典型表现）则不太明显。多达 20%~40% 的 FTD 患者伴常染色体显性遗传。FTD 患者通常比其他类型痴呆症患者发病年龄低，平均年龄为 40~60 岁。

根据临床症状和影像学表现，可将额颞叶痴呆进一步分为行为变异型（额叶优势）和语言变异型（左颞叶优势）。FTD 的语言障碍也称为原发性进行性失语症（PPA），并且可以进一步细分为语法变体原发性进行性失语症（进行性非流利性失语症，PNFA），语义变体原发性进行性失语症（语义性痴呆）和 Logopenic 型原发性进行性失语症。

FDG PET/MR 的典型表现包括累及额叶和颞叶的选择性萎缩、左右半球受累区域明显不对称以及额颞叶局灶性不对称性病变。尽管额叶和前颞叶受到的影响最大，但包括基底节区和丘脑在内的内侧颞叶区域及皮质下结构也可能受到影响。在 FTD 的行为变异中，这些患者还存在明显的额叶-纹状体通路功能障碍，尾状核头体积明显减小，尤其是与语言变异性 FTD（原发进行性

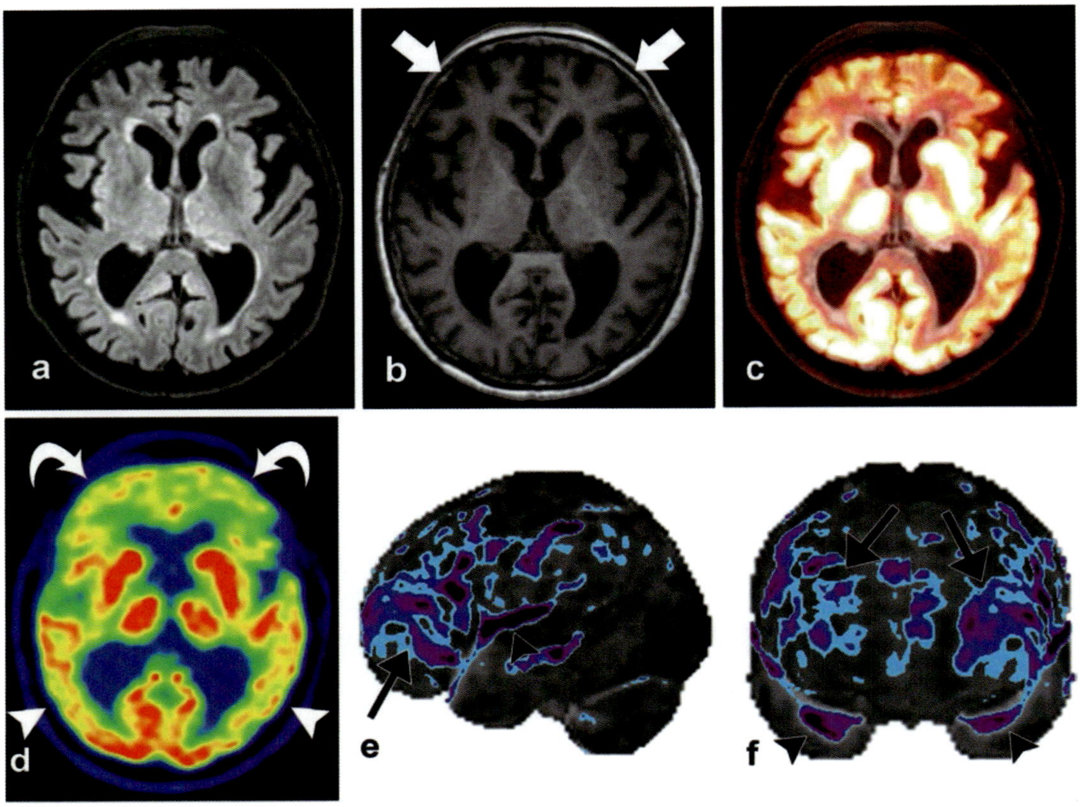

图 132.1 (a)FLAIR 序列轴位图像;(b)T1 轴位图像;(c)PET/MR FLAIR 序列轴位融合图像;(d)PET 轴位图像;(e)数据阈值 PET 表面再现(左侧视图);(f)数据阈值 PET 表面再现(前位视图)。

失语）患者相比，这些特征更为明显。在FDG-PET 功能图像上，与 MR 结构图像上相对应的脑萎缩区域相比,存在明显的代谢降低。随着疾病的进展,大脑体积的萎缩和FDG 代谢活性降低的区域会以更加分散的方式扩散到整个大脑。

（杨聪慧 管一晖 译）

推荐阅读

Agosta F, Galantucci S, Filippi M. Advanced magnetic resonance imaging of neurodegenerative diseases. Neurol Sci. 2017;38(1):41–51.

Gordon E, Rohrer JD, Fox NC. Advances in neuroimaging in frontotemporal dementia. J Neurochem. 2016;138(Suppl 1):193–210.

Kato T, Inui Y, Nakamura A, Ito K. Brain fluorodeoxyglucose (FDG) PET in dementia. Ageing Res Rev. 2016;30:73–84.

病例 133

神经系统结节病

Eric van Staalduinen

病史

患者男,67 岁,近年来小脑病灶大小呈波动性变化(图 133.1)。

诊断

神经系统结节病。

影像学表现

• 轴位图像显示左侧小脑中脚下方异常强化,并延伸至小脑下脚,STIR 图像显示信号增强(直箭头)。

• 左侧小脑脚病变 FDG 摄取异常增高。

• STIR 矢状位图像显示强化的病变累及左侧小脑中脚和小脑下脚(弯箭头)。

• 胸部 PET/MR 融合图像和 MIP 图像显示纵隔和肺门多发高代谢性淋巴结,证实为结节病(三角箭头)。

讨论

结节病是一种不明病因的多系统炎性病变,其特征为非干酪性肉芽肿。神经系统结节病累及中枢神经系统和周围神经系统,5%~16%的结节病患者有临床症状。该病的特征是肉芽肿性浸润,可累及软脑膜、硬脑膜、下丘脑、垂体和颅底脑神经。神经系统结节病的特征是广泛的非特异性表现,包括头痛、疲劳、头晕和发热。孤立的脑神经病变最常表现为面神经麻痹,而影像学上最常表现为视神经和视交叉受累。该病多数患者临床症状轻微,有 67%的患者表现为自限性和单相病程, 其他患者则表现为慢性反复的缓解-复发病程。大多数患者通常对大剂量类固醇治疗敏感。神经系统结节病的并发症包括血管炎、癫痫发作以及脑积水。脑积水常提示预后不良。

MR 是诊断神经系统结节病最敏感的检查手段。静脉注入造影剂后,最常见的影像学表现是基底软脑膜受累伴增厚,呈弥漫性或结节状强化。神经系统结节病也可伴有局灶性肿块或硬脑膜弥漫性增厚。MR 非特异性征象包括 T1 图像上的硬脑膜呈等信号,T2 图像上的硬脑膜和脑实质病变呈低信号。约 50%的患者 FLAIR 图像上可见脑室周围 T2 高信号病灶,而在 DWI 图像上神经结节水肿并未表现出弥散受限。

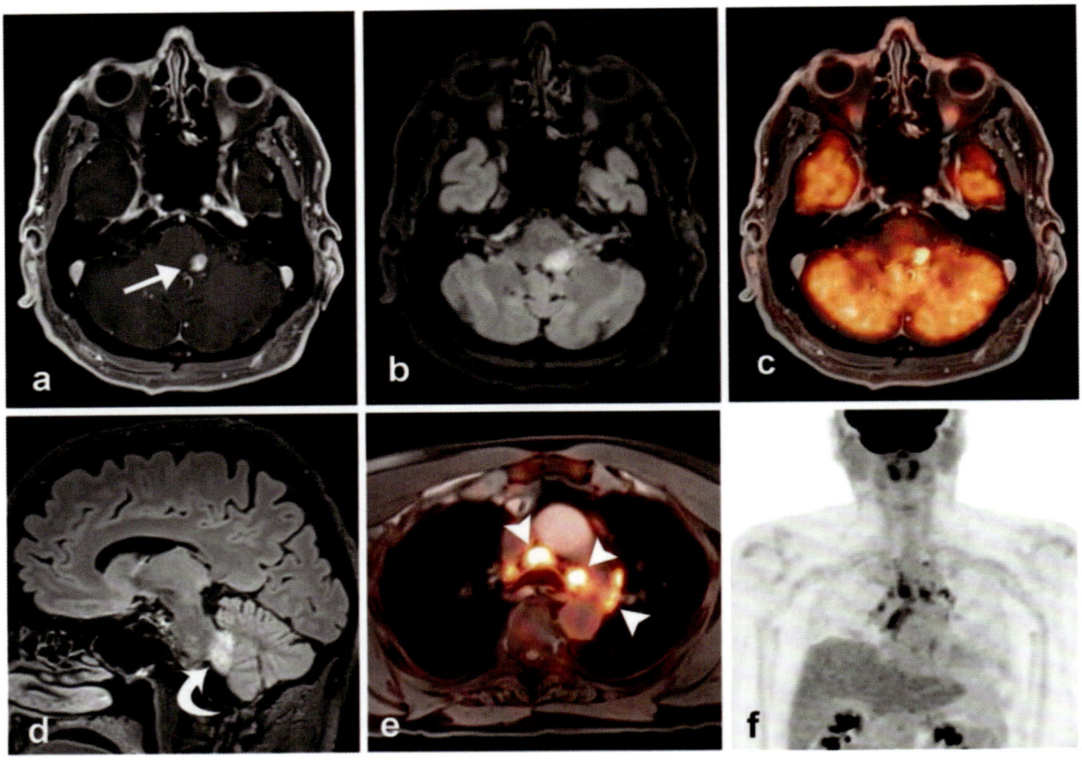

图 133.1 (a)钆对比剂增强 T1 轴位图像;(b)FLAIR 序列轴位图像;(c)PET/MR 钆对比剂增强 T1 轴位融合图像;(d)FLAIR 序列矢状位图像;(e)胸部 PET/MR T1 VIBE 序列快速脂肪抑制轴位图像;(f)胸部 PET MIP 图像。

结节病是一种多系统炎性疾病,因此,脑部病变也可表现出 FDG 摄取增高。结节病的活性通过代谢程度的高低来反映,因此,可观察到 FDG 的摄取程度会随治疗进程而改变。尽管 FDG 摄取异常增加并不能特异性地诊断结节病,但在进行全身 FDG-PET 显像时,结节病导致的纵隔和肺门受累等典型特征有助于结节病的诊断。

(孙夕林 赵升 译)

推荐阅读

Dubey N, Miletich RS, Wasay M, Mechtler LL, Bakshi R. Role of fluorodeoxyglucose positron emission tomography in the diagnosis of neurosarcoidosis. J Neurol Sci. 2002;205(1):77–81.

Hebel R, Dubaniewicz-Wybieralska M, Dubaniewicz A. Overview of neurosarcoidosis: recent advances. J Neurol. 2015;262(2):258–67.

Shah R, Roberson GH, Curé JK. Correlation of MR imaging findings and clinical manifestations in neurosarcoidosis. AJNR Am J Neuroradiol. 2009;30(5):953–61.

Smith JK, Matheus MG, Castillo M. Imaging manifestations of neurosarcoidosis. AJR Am J Roentgenol. 2004;182(2):289–95.

病例 134

肿瘤假性进展

Anuj Rajput,Michael Goodman,Lev Bangiyev

病史

患者男,65 岁,既往诊断为胶质母细胞瘤,接受替莫唑胺和放射治疗(图 134.1)。

诊断

肿瘤假性进展。

影像学表现

- 化疗和放疗后，最初的钆增强扫描 T1 图像显示胼胝体内有 3 处结节状强化病变(直箭头)。
- PET/MR T1 增强融合图像显示增强病变内未见高代谢活性异常。
- 6 个月后随访行钆增强扫描,T1 图像显示之前异常强化的病变消退。

讨论

肿瘤假性进展是指与治疗相关的肿瘤体积增大,而不是真正的肿瘤进展。这一现象常见于高级别神经胶质瘤患者在接受放射治疗、替莫唑胺化疗或联合治疗之后。假性进展的特征为新强化病灶的出现,在解剖影像上常无法与真正的肿瘤进展区分。尽管肿瘤假性进展在 T1 图像上有强化，但通常与 T2 图像上的低信号不匹配，这一特点有助于将其与具有 T2 高信号的真正肿瘤区分开。另外，肿瘤假性进展病灶无 FDG-PET 显像的代谢活性增高、无异常水扩散受限及脑血容量增加。密切的影像学随访如发现可疑病灶消退,则可进一步证实为肿瘤假性进展。

鉴别脑肿瘤(如胶质母细胞瘤)患者治疗后存在肿瘤假性进展还是肿瘤真性进展是一个很大挑战,特别是那些接受联合放疗和烷基化疗药物(如替莫唑胺)的患者。肿瘤假性进展一开始表现为新发强化病灶,在后续的脑成像中其大小或数量会增加。接下来是停滞期,进一步成像后病变的大小和数量会减少。尽管人们对肿瘤假性进展的病理生理学知之甚少,但可能的机制包括少突胶质细胞放射损伤后引起髓磷脂合成破坏以及肿瘤周围血脑屏障通透性一过性增加。肿瘤假性进展常常会给临床评估肿瘤是否进展带来困难,因为在临床疾病进展评估中,增强扫描时病灶强化增加 25%以上即被定义为肿瘤进展(按照 Macdonald 或 RANO 标准)。

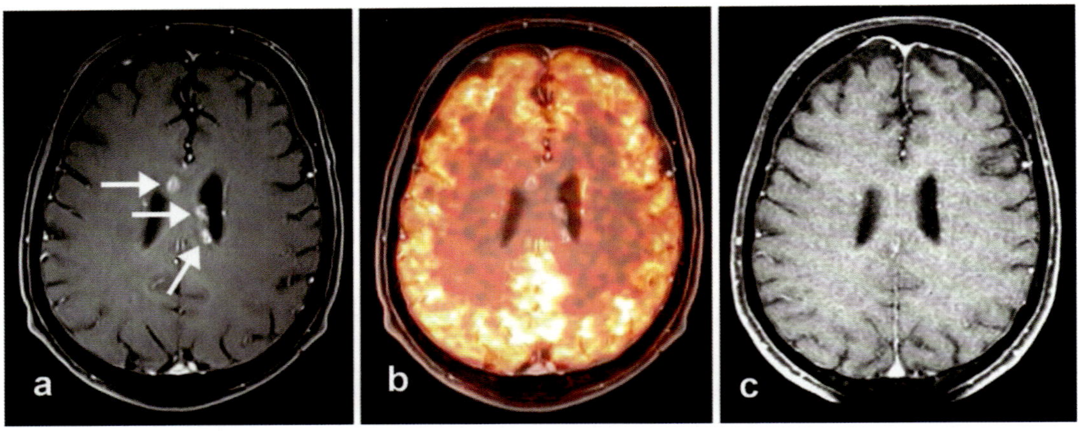

图 134.1 (a)钆对比剂增强 T1 VIBE 序列轴位图像;(b)PET/MR T1 VIBE 序列轴位融合图像;(c)钆对比剂增强 T1 轴位图像(6 个月后随访)。

PET 显像是判断肿瘤假性进展更有效的工具。通常,肿瘤复发病灶 FDG PET/MR 会显示代谢活性增高,而放射坏死病变未见明显 FDG 摄取。然而,由于脑实质的高背景 FDG 摄取, 有时会使 PET 发现低代谢活性肿瘤变得具有挑战性。在此类患者中,需将影像学发现与新发症状或类固醇剂量增加等临床表征评估相关联,有利于准确判别肿瘤真性进展。非 FDG 的放射性示踪剂 (例如,基于氨基酸的放射性示踪剂)已被证明在区分与治疗相关的变化(例如,肿瘤真性进展和假性进展)方面更有效,因此,可作为 PET 显像诊断的另一种备选方法。

(孙夕林 雷玉洁 译)

推荐阅读

Hygino da Cruz LC Jr, Rodriguez I, Domingues RC, Gasparetto EL, Sorensen AG. Pseudoprogression and pseudoresponse: imaging challenges in the assessment of posttreatment glioma. AJNR Am J Neuroradiol. 2011;32(11):1978–85.

Parvez K, Parvez A, Zadeh G. The diagnosis and treatment of pseudoprogression, radiation necrosis and brain tumor recurrence. Int J Mol Sci. 2014;15: 11832–46.

病例 135

语义性痴呆

Lev Bangiyev, Michael J. Hoch, Timothy M. Shepherd

病史

患者女，66 岁，渐进性语言障碍，表现为讲话流利，但忘记人和事物名字（图 134.1）。

诊断

语义性痴呆。

影像学表现

• FLAIR、MPRAGE 和 T2 冠状位图像显示左侧前颞叶严重局灶性萎缩（大箭头）。

• PET 融合图像和 PET 冠状位图像显示左侧前颞叶明显的代谢活性降低（弯箭头）。

• PET 轴位图像显示轻度至中度的整体代谢活性降低。感觉运动区未见异常（细箭头）。

讨论

语义性痴呆是原发性进行性失语症的一种类型，被归类为额颞叶变性的一种亚型，以前称为皮克病。患者最初会表现为对人和事物命名障碍、口语流利度异常、阅读障碍和单词理解困难。语义性痴呆的高峰发病年龄为 45~65 岁。在病程后期，患者表现为去抑制状态，通常为个人信仰的巨大变化。

PET/MR 神经显像表现为特征性的颞叶局灶性不对称性萎缩，前颞叶更为明显，而后颞叶体积无明显变化。典型的病变通常首先起自左侧颞叶。脑实质体积减小或萎缩造成脑沟回加深或脑室系统增宽。“刀片状萎缩”指的是最严重的皮质萎缩，其中脑回明显变薄，脑沟变宽。相应的颞叶在 FDG-PET 图像上表现为代谢活性降低。

随着疾病的进展，最终发展到对侧颞极，进而发展为全脑的实质萎缩和代谢降低。在病程后期，该过程会扩展到上颞叶和后颞叶。颞叶的快速萎缩可用于鉴别语义性痴呆与阿尔茨海默病，后者通常表现为后颞叶和顶叶首先受累。

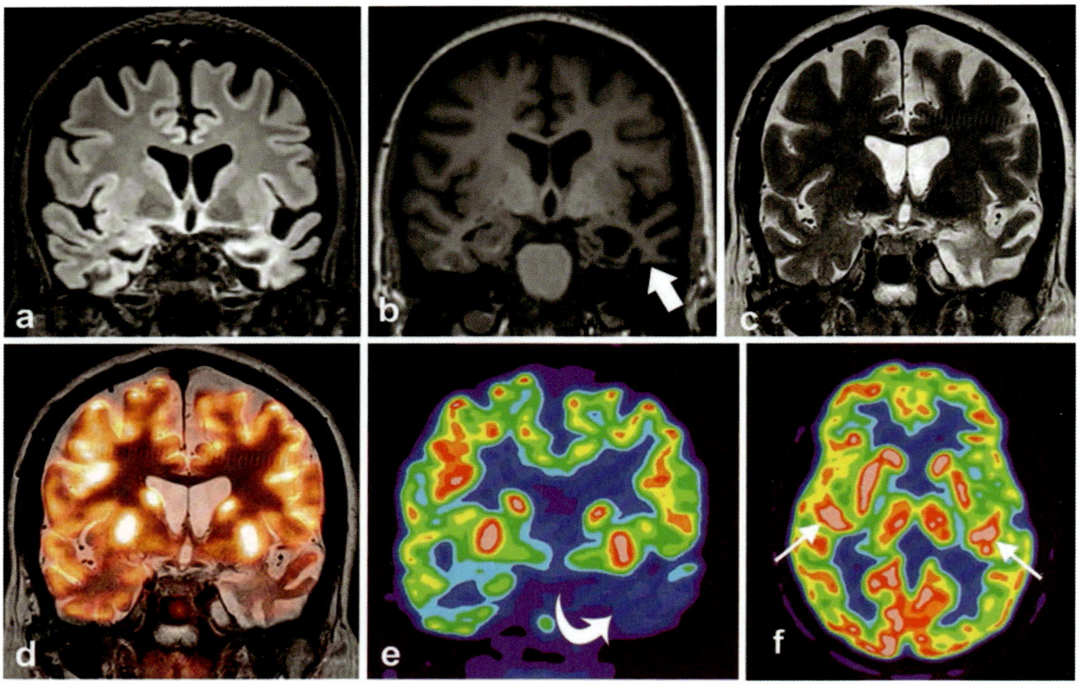

图 135.1 (a)FLAIR 冠状位图像;(b)MPRAGE 冠状位图像;(c)T2 冠状位图像;(d)PET/MR T2 冠状位融合图像;(e)PET 冠状位图像;(f)PET 轴位图像。

(汪春 孙夕林 译)

推荐阅读

Bonner MF, Ash S, Grossman M. The new classification of primary progressive aphasia into semantic, logopenic, or nonfluent/agrammatic variants. Curr Neurol Neurosci Rep. 2010;10(6):484–90.

Diehl J, Grimmer T, Drzezga A, Riemenschneider M, Förstl H, Kurz A. Cerebral metabolic patterns at early stages of frontotemporal dementia and semantic dementia. A PET study. Neurobiol Aging. 2004;25(8):1051–6.

Kruger CE, Dean DL, Rosen HJ, Halabi C, Weiner M, Miller BL, et al. Longitudinal rates of lobar atrophy in frontotemporal dementia, semantic dementia, and Alzheimer's disease. Alzheimer Dis Assoc Disord. 2010;24(1):43–8.

病例 136

正常颅压脑积水

Ana M. Franceschi,Lev Bangiyev

病史

患者男，72 岁，出现亚急性进展性记忆力减退、步态改变和痉挛。既往 MR 检查示脑室轻度扩张(图 136.1)。行 PET/MR 扫描评估神经退行性疾病。

诊断

正常颅压脑积水。

影像学表现

- T1 和 T2 轴位图像显示大脑侧脑室明显增宽。
- 先天性透明隔增宽(直箭头)。
- T1 矢状位图显示胼胝体弯曲（弯箭头)。
- PET 轴位和矢状位融合图像显示脑室扩张，皮质对放射性示踪剂的摄取未受影响。
- FLAIR 融合图像显示脑室周围白质内偶发高信号小病灶，提示慢性微血管病变(三角箭头)。

讨论

正常颅压脑积水(NPH)通常表现为典型的共济失调、痴呆和尿失禁三联征。其中因正常颅压脑积水并发的痴呆被认为是可治疗的。NPH 病因相关的理论很多，但至今没有一种被广泛接受。脑脊液吸收异常可能最终导致该疾病的发生。NPH 患者逐渐表现出的症状可用机械性和缺血性两个主要因素来解释。据推测，导致脑室扩张的高脉冲压力和顺应性降低形成相关的“剪切应力”可能与本病相关。

影像学在明确正常颅压脑积水诊断中发挥着重要作用。对怀疑有 NPH 的患者，应评估脑结构异常，包括导水管狭窄或其他阻塞性病变。影像学检查通常表现为侧脑室和第三脑室的扩张。Evans 指数的测量方法为侧脑室前角最大横径除以同一层面颅骨内板最大横径，比例>0.3 可诊断为脑室扩张。该测量可在 CT 或 MR 上进行。脑室扩张也可表现为与脑沟大小不成比例。其他影像学表现，如颞角变钝、胼胝体弯曲、颅顶部脑沟受挤压以及脑沟不均匀增宽，可提示交通性脑积水。在这些患者中，PET/MR 可用于评

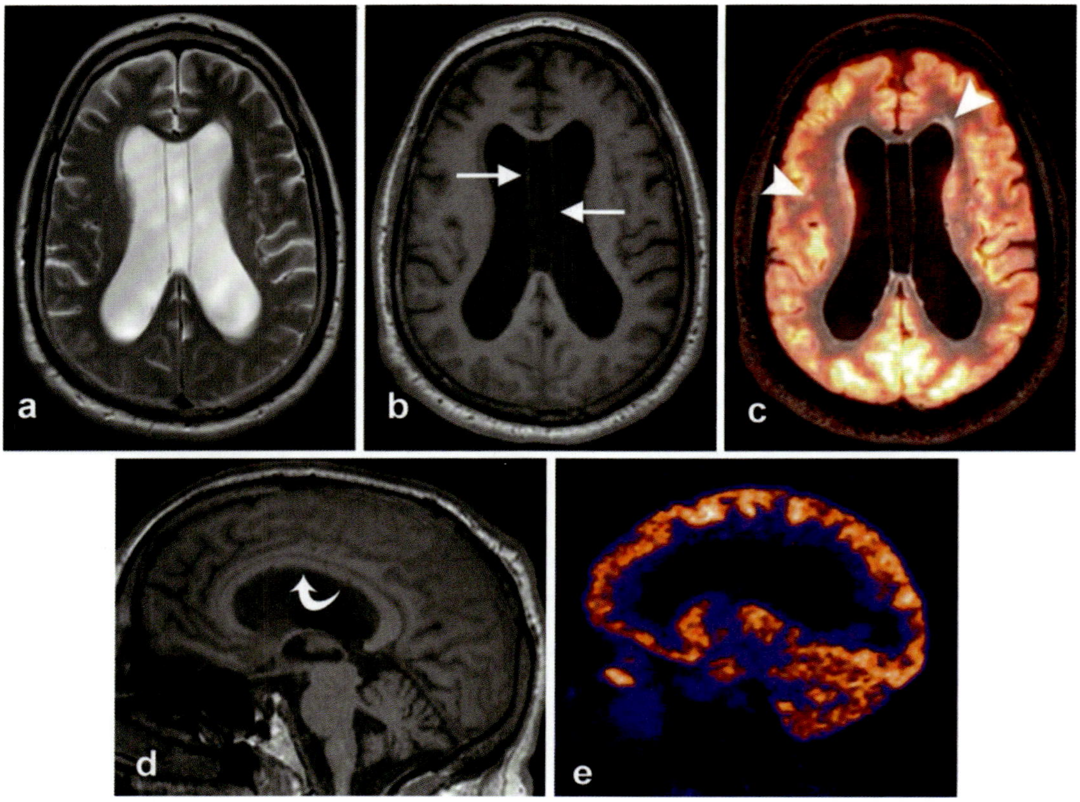

图 136.1 (a)T2 轴位图像;(b)T1 轴位图像;(c)PET/MR FLAIR 序列轴位融合图像;(d)T1 矢状位正中线图像;(e)PET 矢状位侧中线图像。

估可能对患者症状产生影响的神经退行性疾病。MR 脑脊液电影成像技术有利于 NPH 的确诊。NPH 患者每搏量增高常提示脑脊液流动量增加,这可能是由脑室周围组织剪切应力导致。

NPH 最常见的治疗方法为脑脊液分流术。在放置脑脊液分流器之前,可先对患者进行脑脊液放液试验来预测对分流术的反应。脑脊液放液试验为腰椎穿刺大容量的放液,抽取>30mL 的脑脊液或放置腰椎外引流管。试验前后需进行步态测试评估。步态异常和脑室扩张的患者对脑脊液分流的反应最佳。MR 显示白质负荷增加的患者对脑脊液分流疗法欠佳。核医学 ^{111} 铟-DTPA 是脑脊液流动成像一种不太常用的替代方法。

(孙龙 谢燃 译)

推荐阅读

Bradley WG. Normal pressure hydrocephalus: new concepts on etiology and diagnosis. AJNR Am J Neuroradiol. 2000;21(9):1586–90.

Holodny AI, George AE, de Leon MJ, Golomb J, Kalnin AJ, Cooper PR. Focal dilation and paradoxical collapse of cortical fissures and sulci in patients with normal-pressure hydrocephalus. J Neurosurg. 1998;89(5):742–7.

Shprecher D, Schwalb J, Kurlan R. Normal pressure hydrocephalus: diagnosis and treatment. CurrNeurol Neurosci Rep. 2008;8(5):371–6.

病例 137

脑转移瘤

Anuj Rajput, Michael Goodman, Lev Bangiyev

病史

患者女,39 岁, 既往诊断为双侧乳腺癌,颅脑 CT 扫描见可疑病变。

诊断

脑转移瘤。

影像学表现

- 小脑半球环形强化病变(弯箭头),相较于脑实质 T1 呈等信号,T2 呈稍高信号。病变中央可见无强化的 T1 低信号和 T2 高信号坏死区域。
- 小脑蚓部两处强化的实质病灶(三角箭头)。
- PET/MR 融合图像显示小脑半球和顶叶 FDG 摄取增高病变。
- 右侧尾状核头内边缘强化病灶(直箭头), 病灶所在区域 FDG 摄取异常增高,高于对侧尾状核。

讨论

迄今为止,最常见的成人脑肿瘤是脑转移瘤。发生脑转移最多见的原发性恶性肿瘤是肺癌,其次是乳腺癌。其他恶性肿瘤还包括皮肤癌、结肠癌、胰腺癌、睾丸癌、卵巢癌、宫颈癌、肾细胞癌和黑色素瘤等。很大一部分脑转移瘤患者没有临床症状,通常在早期常规影像学检查或后续随访中才被发现。恶性肿瘤患者如出现新的神经系统症状可能是脑转移的征象,需要进一步行神经影像学检查。神经系统症状可包括头痛、癫痫发作、晕厥、局灶性神经功能缺损或视乳头水肿。无症状或有症状脑转移瘤的确诊会改变肿瘤分期,从而改变治疗策略。

MR 平扫或增强扫描是检测脑转移瘤的首选影像方法, 其具有较高的敏感性和特异性。脑转移瘤患者中, 孤立性脑转移约占 50%。脑转移瘤的典型 MR 表现包括 T1 呈等低信号,T2 呈高信号,伴增强后强化。相邻的脑白质常呈 T2 高信号, 与周围的水肿带一致。脑转移瘤常发生在脑灰白质交界区。

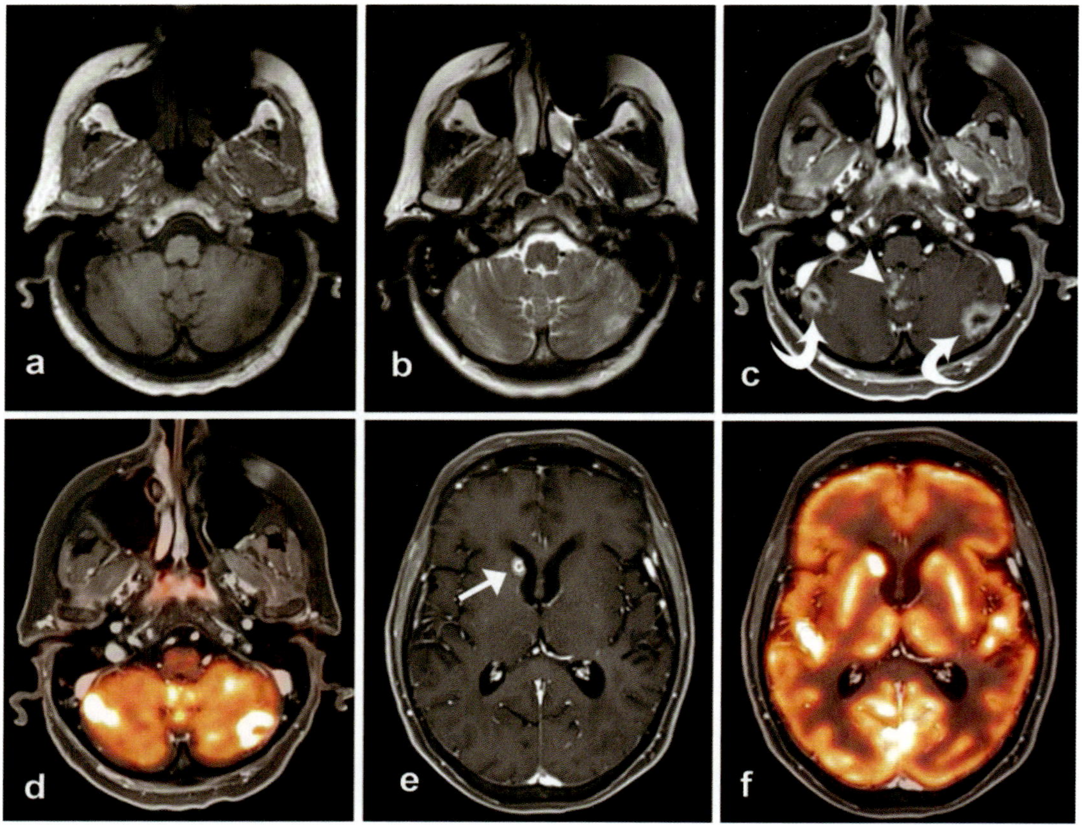

图 137.1 (a)T1 轴位图像(经小脑层面);(b)T2 轴位图像(经小脑层面);(c)T1 径向 VIBE 序列脂肪抑制轴位图像(经小脑层面);(d)PET/MR T1 径向 VIBE 序列脂肪抑制钆对比剂增强轴位融合图像(经小脑层面);(e)T1 径向 VIBE 序列脂肪抑制钆对比剂增强轴位图像(经额角层面);(f)PET/MR T1 径向 VIBE 序列脂肪抑制轴位融合图像(经前角层面)。

PET/MR 已越来越多地用于癌症分期。由于正常大脑皮质对 FDG 的摄取很高,因此,单独的 FDG-PET 检测脑转移瘤的敏感性低于 MR。此外,转移灶也可能与正常脑皮质 FDG 摄取类似,且由于 PET 对比度低,可能会与相邻的脑灰质完全融合,从而无法分辨。另外,FDG-PET 在显示小病灶方面缺乏敏感性。其对直径 1cm 的脑转移性病灶的检出率只有 40%;只有当病变直径>1.8cm 时,检出率才可高达 90%。当与 MR 联合时,癌症患者的 FDG-PET 全身成像野应包括整个头部,而不是常规的 PET/CT 全身扫描方案仅从颅底到股骨中部。这样才能通过整合 PET 获取的代谢信息及 MR 获取的良好的组织边界及特征信息,最终实现对包括脑肿瘤在内的恶性肿瘤成像。

(孙夕林 黄云超 译)

推荐阅读

Boss A, Bisdas S, Kolb A, Hofmann M, Ernemann U, Claussen CD, et al. Hybrid PET/MRI of intracranial masses: initial experiences and comparison to PET/CT. J Nucl Med. 2010;51(8):1198–205.

Fink KR, Fink JR. Imaging of brain metastases. Surg Neurol Int. 2013;4(Suppl 4):S209–19.

Partovi S, Kohan A, Rubbert C, Vercher-Conejero JL, Gaeta C, Yuh R, et al. Clinical oncologic applications of PET/MRI: a new horizon. Am J Nucl Med Mol Imaging. 2014;4(2):202–12.

索　引